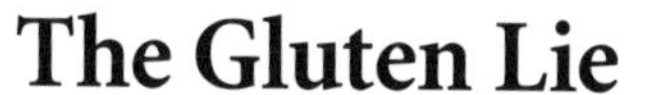

And other myth
about what you eat

Alan Levinovitz, PhD

さらば健康食神話

フードファディズムの罠

アラン・レヴィノヴィッツ 著
ナカイサヤカ 訳

地人書館

グルテンを食べるのをやめれば、一日中絶好調だ。いつだって落ち込んで嫌な感じになるのはグルテンのせいだ。まちがいない。グルテンの定義は曖昧で、悪いものをさすのに使われる。ほら、あれだよ、カロリー。あれはグルテンだ。脂質、あれもグルテンだ。

——映画「ディス・イズ・ジ・エンド 俺たちハリウッドスターの最凶最期の日」でのセス・ローゲンの台詞より

The Gluten Lie
And other myths about what you eat
by Alan Levinovitz

さらば健康食神話——目次

第3章　脂肪の魔術

第4章　砂糖狂い

第5章　塩の罪

第6章　栄養の神話をデトックス

日本語版凡例

・本書は、アラン・レヴィノヴィッツ（Alan Levinovitz）による *The Gluten Lie: And other myths about what you eat*（Regan Arts, 2015）の全訳である。

・本文中の〔　〕内は訳者による補いで、原文にはない。

・本文中（二四六頁まで）に付されている（1）、（2）、（3）、……、は、著者による注があることを示している。それらは、三三二頁～三六三頁に「原注」としてまとめられている。

・二四七頁からの「アンパックダイエット」の本文に付されている（1）、（2）、（3）、……、は、著者による注（原書では脚注）で、それらには引用あるいは参考とした文献があることを示し、それらは、三二八頁～三三一頁に「「アンパックダイエット」参考文献」としてまとめられている。

・二八三頁からの「アンパックダイエット」に付されている＊1、＊2、＊3、……、については、著者による種明かし（解説）が、頭注として当該頁上部に記載されている。

・巻末の「索引」は、原書 Index の項目選択方針を踏襲しているが、日本語版独自のものである。人物名や雑誌目、機関名などの固有名詞、および日本ではなじみのないない用語などには原綴を付した。

・原文中の diet は、日本で普通に使われる〝ダイエット〟（体重を減らすための食事制限）だけではなく英語として幅広い意味を含んでいる。日本語訳の中で多くはカタカナ表記の「ダイエット」としてあるが、文脈に応じて「――療法」などとした場合もある。

日本語版への序文

この本を皆さんにお届けすることができて光栄です。私はこの本が、アメリカ合衆国では悲しいかなすでに蔓延してしまっている問題を回避するお役に立つのではないかと望みを抱いています。私は今までに二回日本を訪問しましたが、日本の皆さんは、私たちアメリカ人のように食べることに対して恐れと不安を抱くまでには至っていないように見えました。アメリカには長く続いてきた国民食がない一方で、長い歴史がある日本食に対して皆さんが大きな誇りを抱いているからかもしれません。あるいは、日本の人々が人間としてアメリカ人よりも健康で元気だからかもしれません。理由が何であれ、アメリカ人は何を食べるべきなのかについて自信を失っていて、身体的な（そして精神的な）問題を解決してくれる「正しい」食べ方を見つけようと、それで頭がいっぱいになっています。

その意味では、私の本はアメリカで進行中の危機を止めに入ろうとするものです。ですから、日本の読者の皆さんにとっては、教訓として機能するかもしれません。食をどう考えるかについて、神話とニセ科学の乗っ取りを許してしまうとどうなるかという実例なのです。

結局のところ、食文化の違いにもかかわらず、どの時代のどの文化にも「身体を癒す食」、「身体を傷つける食」という不合理な食の力に関する考えはあります。これさえ食べれば大丈夫と言う約束と、それをもっともらしく見せる万能食の神話に抵抗できる人はいません。食と神話の中身は文化によってさまざまですが、基本的な要素は同じです。ノスタルジア、純粋さ、単純さ、そして迷信をもっともらしく見せるために科学を使うことです。

ある食物を食べると身体の具合がとても悪くなる人々がいるのは間違いありません。そして、より健康的な食事があるのも間違いありません。カロリーの取りすぎ、アルコール飲料の飲み過ぎはやめた方がいいです。私たちの住む世界では食べすぎ、飲みすぎをやめることがどんどんむずかしくなってきています。食物はとても安くなってきていて食品会社はもっとたくさん食べてもらおうと腐心しています。これは私たちの健康にとって容易ならざるリスクになっていて、私たちはこれに対処しなくてはなりません。けれども対処しようとしてフェイク問題を生じてしまわないように、気をつけなくてはいけません。特定の食物タブー、除去食の強制、奇跡を信じることなどは、有益な反応ではありません。私は、そうしたことで個人やコミュニティーがいかに傷ついてしまうかを、そこから生まれた不安が食文化に干渉して、楽しい食卓が治療の儀式に変わってしまうのをこの目で見てきました。

奇妙に聞こえるかもしれませんし、日本では起こりっこないと思われるかもしれません。そうであることを祈ります。けれどもこの本を読むときに、同じような考えが日本にもないか考えてみて欲しいのです。見つけたらこの考えに抵抗してみましょう。一度これが定着してしまうと、根絶するのはとてもとてもむずかしいからです。

序

昔々、とある毒がありました……

一億人以上のアメリカ人がグルテンを避けたいと考えています。[1] しかも同じ考えの仲間には不自由しません。トークショーの有名司会者、オプラ・ウィンフリーの二一日間クレンジングダイエットはグルテンフリーです。ビル・クリントンの主治医で減量指導もしているマーク・ハイマン医師は「現代のスーパーグルテンは食物の魔物だ」とまで言います。[2] ベストセラーになった『「いつものパン」があなたを殺す』（白澤卓二訳、三笠書房、二〇一五年）の著者で神経科医のデイヴィッド・パールムッターは、グルテンが認知症とアルツハイマーの原因だと主張しています。一〇〇万部を売った『小麦は食べるな！』（白澤卓二訳、日本文芸社、二〇一三年）を書いた循環器専門医のウィリアム・デイヴィスは、この本の中でわざわざ全部大文字で強調して「小麦は頭からつま先まで全身の健康を破壊する[3]」と題した章を書いています。グルテンは、さしずめ食物の大魔王といったところでしょう。

信じられないかもしれませんが、二〇年前には、健康マニアはもちろん、誰一人として、グルテンなんて聞いたこともありませんでした。ベストセラーになったどのダイエット本にも一言も書いていなかったのです。そのころのアメリカに君臨していたのは別の名前の食物の魔物でした。その名をグルタミン酸ナトリウムといいました。いわゆる化学調味料です。

今ならメニューやラベルの「グルテンフリー」と書いてある場所に、その頃のレストランオーナーや食品メーカーはお客様に向けた別の安心アピールを掲げていました。「化学調味料無添加」です。正直言えば、グルタミン酸ナトリウムは安全そうな物質です。一九〇八年にはじめて日本の科学者が海草から抽出したナトリウム塩[4]で、長寿で知られる東アジアの人たちの食事には定番のうまみ調味料です。でも健康に気を配るアメリカ人たちはもっと見識がありました。誰もが新聞を読み、テレビの情報番組を見て情報を仕入れていたのです。新聞やテレビでは、半透明のさらさらした結晶体のうま味調味料の正体が暴かれていました。実は致死性の毒だというのです。一九八〇年代中ごろには化学調味料がひどい片頭痛、過敏性大腸症候群、その他諸々の症状の原因であることは常識になっていました。こんな危険なものを食べて自分の健康をリスクにさらすのはおバカさんと中国人だけだと誰もが知るようになっていたんです。

化学調味料恐怖症騒動は一九六八年四月四日に中国系アメリカ人医師、ロバート・ホー・マン・クォックが、名門医学誌『ニューイングランド・ジャーナル・オブ・メディスン』にある手紙を送ったことがきっかけでした[5]。「中華料理店症候群」と題したこの手紙で、クォックは中華料理店で食事をした後いつも麻痺感、脱力感、発汗を経験すると報告していました。彼は、同僚からは醤油にアレルギーがあるんじゃないかと言われてましたが、それはありえないと知っていたと言います。自分の家で料理によく醤油を使っていましたが、こうした悪い影響は経験していませんでした。

クォックは「原因は不明だ[6]」と認めたあとで、その可能性がある三つの物質を挙げています。料理酒（なぜなら症候群は酔った感じと似ていたから）、グルタミン酸ナトリウム、そして中華料理店の料理に含まれる大量のナトリウムです。

この手紙が掲載されると、大きな反響がありました。『ニューイングランド・ジャーナル・オブ・メディスン』誌には、まるで雪崩のように大量の報告が届いたのです。誰もがこの症状を経験していたのです！　五月には、そうした報告のうち一〇本ほどが掲載されました[7]。レポートを書いた人の多くは信頼できる医師でしたが、それぞれ「中華料理店症候群」の原因として異なったものを挙げていました。一人は、輸入きのこによるメスカリン中毒ではないかと書いていました。別の医師は、検出しにくいお茶のタンニンか中国野菜の冷凍食品製造過程に原因があるのではないかと指摘していました。恐ろしいことに、ある神経科医による報告では、まったく健康な患者で、脳卒中の発作の原因として思い当たることと言えば、その三時間前に中国料理を食べたことしかないというものもありました。

化学調味料が健康に対する脅威として全国的に認識されるまでの拡散スピードは驚くべきものでし

た。時は一九六八年で、当時は情報が広がる手段は電話線と印刷された新聞・雑誌しかなかったのにです。クォックの手紙が公開されて二ヵ月もたたないうちに『ニューヨークタイムズ』紙が「中華料理店症候群――医師たちを悩ませる」という見出しの記事を掲載しました。[8]さらに半年のうちに、権威ある科学雑誌『ネイチャー』に科学者グループの論文が掲載されました。[9]犯人はまちがいなくグルタミン酸ナトリウムだと突き止めたというものでした。そしてこの研究グループは、不安を煽るようにグルタミン酸ナトリウムは中国料理に限らずどこにでも潜んでいるものだと指摘していました。冷凍ディナー、缶詰、調味料、ベビーフードにまで使われているというのです。

この『ネイチャー』誌に論文が掲載された科学者たちは、研究結果に絶対の自信を持っていました。そして若い弁護士であり消費者運動活動家であるラルフ・ネーダーとともに、[10]ベビーフードから化学調味料を排除し、アメリカ食品医薬品局（ＦＤＡ）の「食べても安全な食品リスト」からも削除せよという消費者運動を繰り広げたのです。一九六九年一〇月には圧倒的な世論の圧力に屈したガーバー、ハインズ、ビーチナットの主要ベビーフードメーカーが、[11]それ以降製造するベビーフードにはグルタミン酸ナトリウムを使わないという宣言をしました。クォックの「中華料理店症候群」のレポートから二年後の一九七〇年四月四日、アメリカ学術研究会議（ＮＲＣ）がグルタミン酸ナトリウムについての見解を発表しましたが、「食用に適するが必ずしも乳幼児に与える必要はない」[12]とまるで暗号のような書き方で、人々の安全性への懸念は高まるばかりでした。

さまざまな症状に苦しむ何百万人もの人々は、グルタミン酸ナトリウム過敏症の「発見」で計り知れない安堵感を味わいました。頭痛・胃もたれ・関節痛・冷や汗・乳幼児の急な腹痛、こうした繰り返し起こる不快な症状の謎がとうとう解明されたのです。しかも解決法はわかりやすいものでした。自宅で料理をしているほとんどの人は化学調味料を使ったことはありませんでした。外国から来た恐ろしい感じの名前の化学物質。食品業界の広報部は、冷静によく考えるように呼びかけましたが、これはきっと何か重大なことを隠している証拠に違いありません。そもそも心配する必要がないのなら、なぜ率先してベビーフードに入れるのをやめたのでしょうか？

一方、化学調味料を攻撃する声の嵐の中、早急な判断と体験談を根拠にすることに常に懐疑を抱く科学者たちは、ひたすら検証を続けていました。厳密な研究がいくつも行われましたが、化学調味料パニックの根拠は発見されませんでした。一般の人々が広く信じていたこととは逆に、臨床研究はグルタミン酸ナトリウムは頭痛のような症状を起こさないことを示していました。[13] 現在では、アレルギーの専門家はグルタミン酸ナトリウムへの反応のほとんどはは心理的なもので、身体的なものではないと考えています。二〇一三年版の『食物アレルギー――食物と添加物による有事事象』（これは病院と開業医のための総合的なマニュアルです）によれば、自分はグルタミン酸ナトリウム過敏症だと信じている患者の中に、実際にグルタミン酸ナトリウム症候群の人はほとんどいない[14]ことには疑いがないとなっています。つまり、この頭痛は化学調味料のせいだとあなたが思っているその頭痛は、おそらく普通の頭痛だということです。

しかし、食物過敏症となると、人は自分で下した診断に驚くほどこだわります。グルテンフリーにしたり、化学調味料添加食品をやめたりして体調が良くなった体験が、心理的なものだとは誰も考えたくないのです。問題がそもそも心理的なもので、自分が自分を病気にしていたという考えは、とてつもない不安を引き起こします。生理的な要因ではなく心理的な要因が病気を引き起こしていて、自分は苦しみの原因を悪い食品のせいにして、そういう食品を避けているのだと認めてしまうと、自分がとても脆弱で愚かで弱く、良くなる道を選ぶ精神的鋭さを欠いているかのように感じてしまいます。何よりも心理的なものだという説明は、ときに「気のせい」と表現されてしまうことで、自分の状態が取るに足らないものであるかのように感じてしまうのです。

だから、化学調味料過敏症の神話は生き続けています。自分の体はグルタミン酸ナトリウムに反応すると信じている人たちにとって、アレルギー専門医が長い研究の結果に出した結論は、異端説と紙一重の極端な怒りを引き起こしてしまいます。二〇一四年に健康情報で人気のウェブサイト、「ライブストロング・コム」(Livestrong.com)に掲載された「グルタミン酸ナトリウムは誤解されている?」[15]という記事に対する二つのコメントはその代表的な反応でしょう。

なんという無神経な記事でしょう。私は化学調味料を摂取した時に苦しい思いをし、それに苦しんでいる当事者です。ひどい頭痛を起こし何時間も気分が悪くなります。私にとってこれはいつものことで再現可能なことです。何が引き金になってこの偏頭痛が起こるか発見するまで何年もかかりました。私の症状が心理的なものだとする記事を読むのはとても腹立たしいです。

これはまるで悪魔が良い奴だと言ってるようなものです。息子のお誕生日祝いに中華料理店に行って食事をしたあと店を出ると、息子はすっかりおかしくなって、バックミラーを壊してしまいました。化学調味料に慣れることなどできません。きっぱりやめてしまうか、私がこのブログを読むのをやめるかです。

この二つのコメントに現れているのは、食事に関する自分自身の診断に対する揺るぎない信仰、実際には見当違いであることが非常に多い信仰です。食べたものの影響を理解しようとすると、とてつもなく複雑な作業が必要になります。普通、化学調味料抜きの食事にしようとしたり、グルテンフリー食にしようとしたりすると、食生活が大きく変化します。そのため、本当は何がその結果をもたらしたのかはわかりにくくなります。頭痛は消えましたが、それは化学調味料を抜いたからでしょうか、あるいは家で料理をすることが増えたからなのでしょうか？　さらに、そうしたものを除去した食事で体調が良くなるのがわかると、人は何か力を得たように感じます。そして力を得たように感じればそれだけで心理的に良い方向へ大きく変化したりするので、ことはもっと複雑になります。自分で下した診断が絶対にまちがいないと証明することができない限り、それ以外の説明がある可能性も受け入れられるような広い心でいるほうがよいでしょう。

でも、まちがっている可能性を認めるのはむずかしいものです。中でも自分の体の反応についてまちがっている可能性を受け入れるのはとくにむずかしいことです。そこで私たちは、まちがっている可能性を認める代わりに自分に嘘をつくのです。どんな身体的な症状が、いつ、どのくらい激しく起こったかを思い出せないのに、それがわかっているかのように自分に嘘をつきます。自分が何を食べたか思い出せないのに、それを覚えていると自分に嘘をつきます。これは、自己申告に基づく食物摂取データを使う研究者にとっては、絶えることのない問題となってきました（二週間前に、いったいどのくらいの量の「鶏肉とピーナッツの辛子炒め」を食べたか本当に思い出せますか？　野菜と鶏肉とピーナッツのうちどれを一番たくさん食べましたか？）。そして何よりも、私たちは食べたものとその後に体験した身体症状、精神症状の関係を正確に診断する能力がないのに自分に嘘をつきます。

世界中の科学者はこうした嘘がどれほどありふれているかを知っています。これが食物や薬についてプラセボ対照群研究をする理由なのです。グルタミン酸ナトリウムについても、テストしようとする物質を中立的な物質と置き換えるこうした研究が行われました。プラセボ対照群研究は、ポジティブシンキングやネガティブシンキングの影響と、本当の身体的影響を区別するために必要なのです。

抗不安剤——あるいはグルテンフリーの食事——は、ただそれが効くと信じているだけで気分がよくなることがあります。そして同じ理由で化学調味料によって気分が悪くなることがあるのです。

個人の体験談だけでは、薬や食事の効果の証拠にならないのはこれがあるからです。人々が何かが効いたと固く信じるものが標準医療になると想像してみてください。ルルドの泉から汲んできた聖水が非常に効果のある薬だとされるでしょう。問題行動に対しては悪魔祓いがとても良い治療法だとされるようになるはずです。そして私たちが知ってるような近代的な医療科学は存在しなくなるのです。

経験は期待によって作られ、記憶も改変されるのは誰もが認めるところでしょう。けれども、超自然的治癒に関する物語が、自分自身を騙すことによって生まれる仕組みを多くの人が知っている一方で、自分の食による救済の物語も自己欺瞞が作っているのかもしれないと考えてみようとする人は、はるかに少ないのです。

残念ながら、自分で自分をだましやすい人々は、権威ある人物の嘘にもだまされやすい傾向にあります。一般大衆が病気は悪魔のせいだと信じていた頃、聖水を売るエクソシストは大儲けをしていました。現在、われわれは本物の医者と栄養学者が勧めてくる何千という食事による健康法に狙い撃ちされています。脂肪を溶かす奇跡の薬、デトックススムージー、ビタミン豊富なクコの実、そして比喩的にも、文字通りの意味でもそれを鵜呑みにしています。こうした健康法は大抵スケープゴートがセットになっています。この恐ろしい物質を食べるのやめれば、もうがんになりません。グルタミン酸ナトリウムをやめれば頭痛がなくなります。グルテンをやめればアルツハイマーになりません(その課程で同時に油を溶かします!)。簡単な仕組みです。何かを指差して糾弾し、正しさの物語を語れば、新しい悪魔が生まれるのです。

かつてグルタミン酸ナトリウムは、現在のグルテンのように選ばれたスケープゴートでした。科学論文誌でグルタミン酸ナトリウムの危険性をめぐって激しい議論が続いている間にも、せっかちな医者と熱心な消費者運動の活動家が、まだ議論されつくしていない結論を一般に公表してしまいました。「高潔な研究者が赤ん坊に毒を与えようとしている邪悪な企業に立ち向かっている」という神話的な物語があっという間につくられました。メディア報道は誇張された見出しを使って[16]、この物語のセンセーショナルな魅力を大きくアピールしました。たとえば一九七九年の『シカゴトリビューン』紙の見出しはこうです。「中華料理でおかしくなる?　一番疑わしいのはグルタミン酸ナトリウム」。

疑心暗鬼は雪だるま式に膨れ上がります。グルタミン酸ナトリウムはアレルギーの可能性がある物質から食の大物悪役へと変身を遂げました。一九八八年、救急医療を専門とするジョージ・R・シュワルツ博士が『悪い味――化学調味料症候群』〔未邦訳〕を出版し、化学調味料は次のような病気の原因だと書いたのです。[17]ＡＤＨＤ・エイズ・筋萎縮症・アルツハイマー病・喘息・がん・下痢・うつ病・胃食道逆流症・ハンチントン氏病・多動、高血圧、肥満、パーキンソン病、月経前症候群。

八年後に神経外科医ラッセル・L・ブレイロックがシュワルツの説に手を加え、世界の終わりが来そうな『興奮毒――人を殺す味』〔未邦訳〕というタイトルの本を出版しました。ブレイロックはこの本の中でグルタミン酸ナトリウムの毒性と中毒性について科学的に詳しく解説し、またグルタミン酸ナトリウムが原因となる病気のリストに自閉症を付け加えました。シュワルツが序文を書き、「『興奮毒』は、脳の構造と機能を深く理解する現役の神経外科医が書いた最先端の総合体である[18]」と宣言しました。シュワルツはさらに親たちに向かって子供に毒を与えるのをやめましょうと呼びかけ、ブレイロックの本は将来、歴史に残るような画期的な研究であるとみなされ、私たちの時代を代表するものとなるだろう[19]と予言しました。

シュワルツの予言は実現しませんでした。それどころか、彼は睡眠薬と覚せい剤を違法に処方したことが政府機関に見つかり、二〇〇六年に医師免許停止措置を受けたのです[20]（シュワルツはまだ「メキシコ・カリブ海側」という位置情報のツィッターアカウントで時々呟いています）。ブレイロックは今は反ワクチン運動の片隅にいて、ユーチューブに、たとえば「栄養学とイルミナティの計画[21]」といったタイトルの動画をあげ、自ら出演しています。人々の健康に関するブレイロックの最近の仮説は、政府の飛行機が謎の目的のために秘密裏に蒔いている毒物の雲だという「ケムトレイル」がすべての問題の原因だとするものです[22]。

今となってみれば、こうした男たちは見るからに胡散臭い変人です。でも当時の人々が、真剣に信じるのも無理もありませんでした。「悪い味」でも「興奮毒」でも読者は、専門用語と科学的な引用、そして筆者の医療における血統書が醸し出す抵抗しがたい権威の趣きに圧倒されてしまったのです。一九九一年には人気報道番組の「シックスティ・ミニッツ」がシュワルツを主役に据えて、グルタミン酸ナトリウムの危険性について報じました。[23] アメリカ食品製造業者協会のスポークスマン、ジェフ・ニーデルマンは、シュワルツが番組に登場すれば「消費者が不要なパニックを起こす」[24]かもしれないと抗議しました。しかし、この抗議は、タバコの健康被害の証拠が明らかになってきた時にタバコ会社がやったことと同じだと受け止められて、邪悪な食品会社が消費者から真実を隠そうとしているという物語が強化されただけでした。

この化学調味料バッシング事件は、広く信じられている神話のパワーも利用していました。テクノロジーと近代化が産み出したものは、そもそも本質的に危険なのだという神話です。改めて言われるとバカバカしい話ですが（冷静に考えて二〇〇年前の庶民が使っていた水道水を飲めと言われたら誰でもためらうはずです）、この神話は文化として驚くほど普及しています。人々が病気をどのように理解しているかを研究しているオークランド大学の心理学者ケイス・ペトリーは、私たちが医療やグルタミン酸ナトリウムのような食品リスクを考えるとき、近代化への恐怖によるバイアスとは無縁ではいられないといいます。

「電波や化学物質は目に見えませんが、非常に強力です」とペトリーは説明してくれました。「人はそれをひどく恐ろしいものだと感じてしまいます。自分の健康に関してコントロール不能だという気持ちになってしまうのです」。シュワルツとブレイロックは読者の近代に対する恐怖を巧みに引き出しました。『興奮毒』は不気味な書き出し部分に「化学物質」という言葉を二回も使っています。

食品に添加された化学物質があなたの子供の脳を損傷すると誰かに言われたらどう思いますか？　そしてこの化学物質があなたの子供の神経系の形成過程に影響を与えることで、後に学習障害や感情障害を持つと言われたらどう思いますか？

ブレイロックが、化学調味料を糾弾するのに使う技術的な事例を理解するのに苦労している一般の人々も、ブレイロックが言わんとしていることは容易に理解できたはずです。近代的な物質（化学物質、添加物、保存料、ワクチン、グルタミン酸ナトリウム）は、そもそも危険な物質なのだというメッセージです。

度重なる科学的な検証にもかかわらず、グルタミン酸ナトリウムには毒性があるというデタラメは今も信じ続けられています。科学者研究者はこのうま味調味料が寿司からドリトス（トウモロコシで作られたスナック菓子）に至るまですべてのものに使われていて、他の物質よりも危険だということはないと繰り返し繰り返し述べています。二〇一四年には世界最大の科学学会であるアメリカ化学会が、まるでダメ押しのように、消費者にグルタミン酸ナトリウムは完璧に安全であると保証するような短いまとめ動画まで制作しました。[25] しかしオンライン検索をかければ、シュワルツとブレイロックの根拠もない警告を丸写しで繰り返しているような記事がいくつも引っかかってきます。「ハフィントンポスト」のある記事など、[26] グルタミン酸ナトリウムを「キッチンの戸棚に潜むサイレントキラー」と呼んでいました。また別の記事は「子供が慢性的に化学調味料を摂取していることがわが国の学力テストの点数が落ち続けている理由かも知れない[27]」と書いています。思わず 笑ってしまいますが、驚くようなことではありません。本物の信者にとって「神話」は常に科学的事実よりもずっと尊いものなのです。

本当の意味で身体的、精神的に健康に良いものを探し求めているのならば、私たちは自分の恐怖の奴隷でいてはいけないし、すっと簡単にわかるような答えを知りたいという欲求に捕らわれていてはいけません。自分たちの無知を正直に認め、自分がしばしば自分自身をだますことを認識しましょう。そして他の誰かが（たとえ医療薬学の専門家であっても）自分の無知と弱さを認めようとしないときには彼らの嘘を見抜く術を学びましょう。

悲しいかなグルタミン酸ナトリウムの話は栄養科学の世界では例外ではありません。善意の医師たちは、いつも食物についての証明されていない結論に飛びついています。メディアは「邪悪な大企業と戦う正義の使徒の物語」をいつも探していて、サプリ商人とダイエット指導者はいつも非論理的な一般大衆を食い物にし続けています。私たちの感じる悪い食物への恐怖が、しっかりとした科学によって裏打ちされていたら、どんなに良いでしょう。でも本書を読めばわかるように、これほど真実から遠いものもありません。グルテン、脂肪、砂糖、塩について、私たちが信じていることのほとんどは事実に基づいていないし、強力な食物の神話、迷信、嘘は、現代科学の進歩にもかかわらず何世紀も変わらないままなのです。

この本は「変わろう」という呼びかけです。毎日、毎食、口にしている食品は、生命エネルギーを与える神秘の秘薬でもなければ、死をもたらす毒薬でもありません。食料品店は薬局ではなく、台所がサイレントキラーで溢れているわけでもないのです。そして偽りの約束や根拠のはっきりしない科学で生計を立てている詐欺師たちの正体を見抜きましょう。いまこそ食物の魔物に命を与えている偽りや嘘を暴き、魔物を葬り去る時なのです。

第1章　空想科学は空想のまま

辟穀（へきこく）——五穀を断つ

私は宗教学の学者です。私の仕事は聖なる文書——神話、歴史、戒律、預言——を読むこと、そしてそれらの意味するところと、なぜ当時そういうものに説得力があったのかを探り出すことです。私の専門は中国思想ですが、仕事にはその他の宗教文化の考え方についての知識も必要になります。宗教学の研究者なら誰でもそうです。たとえば、ノアの方舟の話について考えがまとまらないときには、同じような洪水についての神話を検証するとうまくいくことがあります。バビロニアのギルガメッシュ叙事詩には箱舟の話と動物を救う話がセットになって含まれています。あるいはヒンズー教のマハーバーラタ〔ヒンドゥー教の聖典の一つ〕では、英雄は動物だけでなく世界の穀物とその種を救います。この話が歴史上の異なった時期にさまざまな文化において繰り返し語られているのは、洪水神話は神罰と世界の浄化のメタファーとして読まれるべきものであるということで、古代に洪水が起こった記録ではないということなのです。そして、北アメリカで洪水についての忘れられた神話が再発見されたとしても、グランドキャニオンに赴いて方舟を探すのは時間の無駄だということです。

一般に宗教と科学はまったく別の説明システムであると理解されているので、私の専門は、これからお話しようとしている栄養学とは無縁だと思うかもしれません。グルテン、脂肪、砂糖、塩をめぐる現代の議論は科学的なもので、宗教的ではありません。関係しているのは腸内細菌とグルコースで、神と悪魔ではないし、論拠となっているのは査読のある研究論文です。私がこの本を書くにあたってインタビューをした専門家からは何度も何度も繰り返し、いったいなぜ本来の研究分野とこれほどかけ離れた題材について書くことになったのかと聞かれました。

私の答えは単純です。聞かれるたびに、古代中国の五穀断ちをする行者[1]について話しました。食事療法家がたいていそうであるように、この行者たちは、同じ時代の料理文化を馬鹿にして笑いました。革命的な食事が病気を治癒すると約束して、早々に信者を実質的なカルト宗教に改宗させてしまいました。そしてもちろん、彼らはまちがっていました。フードファディズム〔体によい流行の食物に飛びつくこと〕を理解し、その正体を暴くための鍵は、おそらく、科学ではなく、むしろ歴史なのです。同じ原形の神話と同じ迷信をたくさん見れば、新しい食事療法の主張は洪水神話にとてもよく似たものに見えてきます。

それでは五穀断ちの行者はどうなったのでしょう。二〇〇〇年前、中国の文明を規定していたのが黍(きび)、稗(ひえ)、麻、稲、豆の五穀でした[2]。古い歴史書〔『礼記』、前漢時代の儒教の経書で五経の一つ〕では、農業を受け入れ穀物を栽培するかどうかで、文明人か野蛮人かを決めていました。祈祷のための詩〔『詩経』、中国最古の詩集。五経の一つ〕では穀物を神々になぞらえ、人の暮らしの基礎として褒めたたえました。五穀を断つことはまったく冒涜的なことだったのです。

しかし、やがて道教へと発展していく教団を始めた少数の道士[3]は、五穀を「命を切り落とす鋏[4]」と呼んで、同時代の人々を憤慨させました。この過激な教えによれば、因習的な中国の食事は「腐っていて内臓を汚し、病気を招き、寿命を縮める」というのです。不老長寿を求める人々に、行者は野生の植物を集めて食べ、特別なミネラルと、錬金術で作り出した仙薬を飲むように勧めました。この厳しい食養生の素晴らしい結果は、仙人の伝記の中に記されています。完璧な健康、永遠の若さ、不死、空を飛び瞬間移動する能力[5]。

古代中国の人々は馬鹿ではありませんでした。病気にならない空とぶ錬金術師の信頼性を疑っている人はたくさんいたのです[6]。しかし、論理に基づけば逆だという証拠があるにもかかわらず、辟穀行者の哲学は人気になっていきました。それはそのころの食事療法のブームを作り出すものは（今と同じように）事実ではなく神話だったからです。道教信者の場合、穀物を断つことは当時の文化の拒絶と、神話的な楽園への帰還の約束を意味していました[7]。苦しみ、病、死はその時代に深く根付いたものでした。そして行者は農業以前の過去の楽園についての魅惑的な創作物語を使って自分たちの食修行を説明したのです。

穀物が中国文明の料理のシンボルだった時代に、道教信者は穀断が当時の諸悪から逃れる鍵だと論じました。その後、穀物食にとって代わって、肉食が象徴的に重要な地位に置かれるようになると、道教信者のタブーは五穀から肉と血に移ります。[8]（科学ではなく）現状の拒否がその時々の食物禁忌を決めていたのです。そして、禁止食物が変化しても、楽園に戻る方法としての食事法という原形神話は、永遠の若さと完璧な健康という偽りの約束とともにずっと変わりませんでした。

過去の楽園の神話は、さまざまな文化と世代に渡って繰り返し現れる非理論的な信仰の一つで、私たちの食べ物への態度にも影響を与え続けています。アダムとイブはエデンの園で菜食だったから菜食が良いとするものから、トラのペニスのエッセンスはインポテンツを治すとするようなものまで、食習慣の歴史は迷信と呪術的思考で溢れ返っています。一度採用された習慣は個人のアイデンティティの重要な一部分となり、疑問を持ったりやめたりするのはむずかしくなります。経済学者の間では「埋没費用の誤謬」として知られた現象です（日本では「コンコルド効果」としてよく知られている）。あなたが何らかの除去食を始めようと決断する時、そうすると公に宣言することで、あなたは何らかの犠牲を支払うことになります。除去食をやめれば、この自己犠牲は無駄だった、自分の判断はまちがっていたと認めることになります。そう考えるのは不愉快なので、たとえ（そんな除去食は）不必要だというエビデンスが出てきても、それを続ける方に傾くことになります。

道教信者が穀物を拒否したように、食物を拒否することは、自分が優秀な人々のグループのメンバーであると考える助けにもなります。これは人類学者が採集しているさまざまな文化の食べ物を使った侮辱の言葉[9]からもわかります。「肉食野郎」「豚喰い」「サツマイモ喰い」「ウミガメ喰い」「カエル喰い」「イナゴ喰い」「象喰い」「糞喰い」などなど。禁じられた食物を食べ始めるのは、劣っている、汚いとされるグループのメンバーになるという意味なのです。

科学の進歩によって、人々が食物について信じていることや神話や迷信を克服したと考えたいところです。結論から言えば、現在、食べ物が健康的かどうかは、宗教的な書物よりも科学研究によって決まっています。説明をするのは、司祭の衣をまとった人たちではなく、白衣を着た人たちです。長寿についての信頼できるデータが長寿の行者についての話に、取って代わりました。宗教機関ではないＷＨＯ（世界保健機関）やＦＤＡ（アメリカ食品医薬品局）のような世俗の権威機関が、油脂、塩、砂糖の最大摂取量の基準を決めるときには、私たちは、きっとこの数字はエビデンスに基づく知識を反映しているんだろうと推測します。

現実には、科学的に確立された事実は、私たちの食に関する判断に影響を及ぼす多くの因子のほんの一部にすぎません。現代アメリカの食についての論説は、法的、科学的論説を含め、道徳的宗教的な言葉遣いで溢れています。食物は「自然」か「人工」で、「良い」か「悪い」です。悪い食物は食べた人に害をなすかもしれませんが、「恐ろしく」美味しく、「心やましい」喜びをもたらします。一方で良い食物は「丸ごと」で「本物」で「純粋」です。こうした言葉は科学的な議論よりも修道生活の規律書や哲学論文により相応しい（「本物の食物とは何を指すのだろうか？」）ように思われます。

こうした言葉遣いは私たちが持っている食に対する信仰を表しています。あるとき、産直市場で、ジュースを売っている人にジュースって「加工」されているのかどうだろうかと聞いたことがあります。これはまた、食についての議論でよく使われる非科学的で曖昧な定義の形容詞です。一瞬ショックで沈黙したその女性は、その後私に向かってフルーツをジュースにしても加工食品になるわけではないと力説しました。加工食品を作ることができるのは大きな会社だけだと言って譲らなかったのです。しかも、食品を加工することで加工食品になるのではなくて、化学物質と添加物があるかどうかで決まるのだというのです。

私はもう一押し、彼女がオプションで入れているプロテインパウダーは化学的な添加物ではないのかと尋ねてみました。

そこへ、日焼けして骸骨みたいにやせた女性客が横入りしてきました。

「簡単なことよ」と、彼女は私をじっと見つめて言いました。「加工食品は邪悪なの」。

加工食品は邪悪。自然食品は善。これは宗教的な呪文です。食物や世界を二元的な教訓に従って分割する単純な昔話の濃縮バージョンです。本物の栄養科学は、他の科学と同じように過度な単純化を避けようとします。「自然」と「加工」は科学的な分類ではありませんし、どちらかが善でどちらかが邪悪でもありません。こうした用語を使うべきなのは行者や導師で、医師や科学者ではありません。

それなのに、なにをどう食べるかについて、ほとんどの人が科学的だと考える判断をするときに、疑問を向けられることもなく、この分類が使われてきたのです。

食べ物神話の進化

食べ物について現代人が信じていることはポール・ロジンの研究の大きなテーマです。ロジンはペンシルベニア大学のひげもじゃの生真面目な心理学者です。ロジンといえば一番有名なのはフードライター、マイケル・ポーランの二〇〇六年のベストセラー・ノンフィクションのタイトルになった『雑食動物のジレンマ』〔ラッセル秀子訳、東洋経済新報社、二〇〇九年〕というフレーズを作り出したことでしょう。ロジンは私たちが食べ物を認識するときに迷信が及ぼす影響について広く論文を書いています。

「これは巨大な問題なのです」と私に話してくれたロジンは、証明する必要さえない明らかな事実について、繰り返し説明しなくてはならなかった人らしく強い怒りをひめた口調で言いました。「ナチュラル好きは宗教のようなものです。天然殺虫剤とやらが、そんなものがあるとして、人工のものよりずっと危険だという証拠を見せても、何の役にも立ちません。誰も耳を傾けようとしないんです」。

不自然な現代と過去の自然な楽園の神話的な物語は、今もまだ圧倒的な説得力を持っています。アダムやイブのような宗教的な登場人物はもはや説得力のある主人公だとは言えませんから、ダイエット指導者は、その代わりに森の中を楽しげに走りながら木の実を集め、イノシシを狙って槍を投げる原始時代の農業以前の筋肉ムキムキの祖先たちを登場させます。彼らには糖尿病や自閉症の心配など何もありません。過去の時代の料理で使われた食物は良い食物です。それに比べて現代の生産物は、化学調味料、穀物、フルクトース〔果糖〕を大量に含んだコーンシロップ、遺伝子組み換え作物、ファストフード――これらは罪から生まれた毒のある果実、大食品会社という名前の恐ろしい神が授けてくれる魅力たっぷりの供物なのです。

科学的な語り口が現代の食物に対する恐怖の非科学的なルーツを覆い隠しています。私たちはグルテンや生成された砂糖を消化するようには進化してこなかったという言い方は、神がこれらを禁じたという言い方よりももっと事実に即しているように聞こえます。しかし、科学的な語り口を使っているからといって科学的な見識に基づいているというわけではありません[10]。科学に基づいていない食生活のアドバイスが、非科学的な神話を書き直すような、まったく新しい言葉を使うことはまずありません。

科学的なトレーニングは、食物神話の力に対抗する抵抗力にはなりえますが、どうやっても強い免疫を保証するものではありません。科学は現実を理解する方法であり、道徳的な判断と直感ではなく、観察と実験に基づいています。しかしながら科学を行うのは人間です。そして人間は非論理的なモチベーションを避けることはできません。研究者と医師は他のすべての人たちと同じように、死と病気を恐れています。人々をそうした不必要な苦しみから救いたいという願いを持ってその職業を選ぶ人もたくさんいます。それゆえに、市民と政治家が公衆衛生上の問題について抗議の声をあげるとき、医療専門家は、自分の知識を大げさに言ったり、食生活を変えることが健康に及ぼす影響の可能性を誇張したりします。世界を食生活の法則によって癒そうとする試みは、いつだって人々にとてもアピールします。この法則が時を越えた神話や直感的な迷信にうまくはまるときは特にそうです。その結果はいい加減な科学です。いい加減な科学者は疑わしい物質を見つけ出し、自分が見つけたものを保証してくれる研究を行い、そしてあっという間に、科学コミュニティの尊敬すべきメンバーが認める新しい法則が生まれます。曰く、塩を食べ過ぎてはいけない、油を食べ過ぎてはいけない、砂糖を食べ過ぎてはいけない、グルテンを食べてはいけない。

もちろん健康のニュースに十分気を配ってる人ならば誰でもこうしたルールが信頼できないものであることは知っています。一九八四年の『タイム』誌の伝説的な表紙は[11]、目玉焼きとベーコンで作ったしかめっ面に「コレステロール――悪いニュース」という見出しが添えられたものでした。その三〇年後、同じ雑誌がしかめっ面に代わってくるっと丸まったバターに「バターを食べよう」と見出しを変えて掲載しました。二〇一二年の『ロサンゼルスタイムズ』紙の見出しには「すべての赤身の肉は危険であると研究によって判明[12]」とあります。二〇一三年のＢＢＣの健康ニュースによれば、

「肉の脂身は不当にも悪者にされた」[13]とのこと。そして『ニューヨークタイムズ』紙の赤ワインに含まれる有機物であるレスベラトロール（ポリフェノールの一種）についてのニュースはこんな具合です。

肥満マウスの寿命伸びる[14]
メタボリズム対策としてのレスベラトロールに限界[15]
レスベラトロールに新しい楽観論[16]
ワインの成分は健康に良いわけではないらしい[17]

健康食品と呼ばれているものも例外ではありません。二〇一四年、『ヴォーグ』誌が原始食ダイエットの指導者ローレン・コデインの「キノア（アカザ属の植物、キビ、ヒエ同様穀物に分類される）は避けた方が良い」という発言を引用しています。[18]では、われわれは何を食べれば良いのでしょう。バターをつけたパンと赤ワインでしょうか、それともキノアとレモン水？（気をつけて。レモン水は歯のエナメルを溶かすそうですよ）

ここで問題になるのは、二つ三つ研究をしたところで何かを証明したり決定的な結論を出したことにはならないということです。良い栄養科学は、いくつもいくつも研究をかさね長期間にわたってゆっくりと蓄積されてきたデータに基づいたものでなくてはいけないというのは科学者自身が一番よく知っています。一つしか発表されていない研究に対して栄養学者はきわめて疑い深く接します。あるいはそうしなくてはいけません。これについてはスタンフォード大学教授ジョン・P・A・ヨアニディスの有名な論文「なぜ、ほとんどの発表された研究結果はまちがっているのか[19]」に感謝を述べなければならないでしょう。ヨアニディスの結論は、論文の題にあるように、なぜ、バターやワインその他の食品について最新の新聞の見出しに乗るような研究のちゃぶ台返しが起こり続けるのか、そこで何が起きているのかについての答えを教えてくれます。実のところ、ちゃぶ台返しは起こっていません。なぜならば最初から確立された結論が出ていないからです。

この後の章で明らかにしているように、多くの研究者はグルテンや脂肪、砂糖、塩の健康への影響の不確かさについてすでに認めています。彼らは正直です。砂糖の毒性や穀物の危険性について自信たっぷりに話す熱心なダイエット指導者たちは、その分野の現状を誇張しているのです。そして科学における誇張とは嘘に等しいものです。問題があるのは栄養の科学的研究ではありません。問題はこの分野での発見の力強さを誤って説明する人々にあるのです。

皮肉なことに、私たちの科学に寄せる信頼が、栄養についての嘘を見極めたり退けたりするのをむずかしくしています。食物は簡単な研究対象に思えます。人間を月に送り込み、心臓を移植することができて、遺伝子を操作することができるのであれば、野菜を食べることと寿命の関係を簡単に解明することができるはずです。ワインが心臓病のリスクを減らすのか、あるいは赤身の肉を食べることが大腸がんを増やすのかを明らかにすることには何もむずかしいことはなさそうですよね。ワインを飲み赤身の肉を食べる人たちを調べ、飲まない人食べない人と比べればいいだけです。簡単でしょ?

現実には、おそらく医療科学の中で栄養科学ほどむずかしく複雑なものはありません。この複雑さは私たちが何をどのくらい食べるべきかという終わりのない議論を作り出してしまっています。食事についての高品質の研究を計画することはとてつもなくむずかしいのです。対照群のためにどうやってステーキのプラセボを作ったら良いのでしょう。大きな母集団における生活習慣と食事の影響についての研究もまた同じようにむずかしいものです。データ収集は記憶と自己申告という悪名高く信頼できないデータに頼っています。そして、たとえデータが正確であったとしても、……えーと、計算式をひねり出し、データポイントのセットを除外して、ディファレント・ファクターをアイソレートすると、突然、菜食主義は寿命を長くしている結果が、骨密度を下げているという結果になったりするのです。

こうした研究デザインと分析の手に負えない問題を扱いつつ「理想的な食事」を研究する栄養学者は聖書の時代からたいした成果をあげていません。ヘブライ語の聖書によれば預言者ダニエルとその仲間のイスラエルの人々はバビロンの王に幽囚されたことがあります。モーゼが定めた食の規則に忠実で不浄を恐れたダニエルは、おそらく世界で最初に記録された除去食のテストの要望を出しました。

「あなたの下僕を一〇日間にわたって試してみてください」とダニエルは獄卒〔牢獄で囚人を取り締

まる役人〕に言いました。「食べ物として野菜だけを飲み物として水だけをください。私たちがどうなるかを王宮の食べ物を食べている若い男たちと比べてください。そしてその結果によってあなたの下僕をどう扱うかを決めてください」。獄卒は願いを聞き入れました。そして一〇日後、ダニエルとその友は「王宮の食べ物を食べているどの若い男たちよりもより健康でより肥えているように見えました」（ニキビが治ったとは書かれていませんが、おそらく直ったのだろうと予想できます）。〔これは、聖書の『ダニエル書』の冒頭、バビロンの王が「体にニキビなどがなく、見た目が美しく、聡明で、知識が豊富で、思慮深い、王の宮に仕えるに足る若者」を下僕に迎えようとする場面〕

二〇世紀以前の菜食主義者たちは、このダニエルの話を自分たちの食事が優れている証拠として利用していました。現代の菜食主義者たちは菜食と瞑想の推奨者として有名なディーン・オーニッシュ博士のような人々をあげます、オーニッシュは著名な医学雑誌に自分の食養生法がいかにがんと心臓病を防いだかという研究を発表しました。ニュースメディアやテレビ番組はオーニッシュの方法を科学的に証明された若返り法と褒めちぎっています。[20] なぜなら、道教の行者や聖書の預言者とは違って、オーニッシュは科学者であり医師だからです。しかし、経歴に反してオーニッシュの研究にはダニエルがやったことと同じような根本的な問題があります。調査主任が自分の研究の成功に対し大きな投資をしていること、プラセボ対照群がないこと、そして他の研究者が結果を再現できていないことです。どちらの場合も、野菜の本当の力と、野菜の力を信じていることの影響を分離することができていないのです。

科学的に証明された食事法がまちがいで、バカバカしいものだったことは、過去に何度も何度もありました。二〇世紀の初めの頃、健康指導者のホーレス・フレッチャーが咀嚼法を広めました[21]。これはタンパク質の少ない食事を飲み込む前に何百回も噛むことで健康になれるというものです。四〇代で肥満になっていたフレッチャーは「偉大なる咀嚼者」として、自分が咀嚼法によって劇的に体重を落とした感動的な物語を語りました。痩せただけではなく、とてつもなく体調が良くなったのです。これを証明するためにフレッチャーはエール大学で筋力テストを受けました。このテストで五〇歳の彼は大学の運動選手よりも優秀な成績を収めたのです。そして、これでもまだ不十分だとでもいうように希望者に自分の大便のサンプルを送りました。彼の「消化の燃え殻」が「清浄でまるで湿った粘土ほどの不快さ」しかなく、「ホットビスケットよりも臭くない[22]」ことを実際に見せるためです。自然は咀嚼しないものを罰すると臭くない大便をして億万長者となった人物は唱えました。

このアドバイスは、今となってはばかばかしいばかりでしょう。ですが、この教えの信者にはジョン・D・ロックフェラー、フランツ・カフカ、経験心理学のパイオニアであるウィリアム・ジェイムズなどがいたのです[23]。あるいは、現代の最新の食事療法の信者たちは歴史に学んでいて、いずれ自分たちが「偉大なる咀嚼者」の弟子たちと同じようになるかもしれない、ということをわかっていると思うかもしれません。でも、彼らは学びません。研究は発表され続け、派手な見出しは踊り続け、ダイエット本はベストセラーになり続け、そして最新の食の流行が真実を証明しているという私たちの信仰は揺らがないのです。

同じことが化学調味料やグルテンのような悪魔の食物についても言えます。健康と生活習慣に関する人口全体にわたる〔母集団全体の〕研究は一定の成功を収めています。最も顕著なのはタバコが肺がんを起こすという発見でしょう。けれども栄養疫学において「次のタバコ」を探そうとする試みの成果は驚くほど貧弱です。がん疫学のジェフリー・カバットは著書『健康リスクの誇大宣伝』〔未邦訳〕の中で、単刀直入にこう言っています。「タバコと肺がんのような〝簡単に手が届く果実[24]〟はもうとっくに判明済みです。その他のリスクファクターについては、確かな因果関係を成立させるのはとてつもなく困難なのです」。

腹八分目は、何千年もの間、常識的に推奨されてきた月並みなアドバイスです。そして、この賢者の食事法に、宗教と同じく科学もまた、どんなに厳しく調べてもぼろが出ないような、さらなるアドバイスは何一つ付け加えることができないでいるのです。もし、そうではないという人がいたら、とても好意的に評価しても、エビデンスを誇張していると言っていいでしょう。そして、思い出してください、科学において誇張はまったくの嘘と同じなのです。

こうした嘘は誤解を招くだけではありません。私たちの文化と健康にとって害悪になるのです。人々は死と病気を免れたいという希望のもとに、光り輝く笑顔と見事に割れた腹筋をアピールしながら、革命的な「科学に基づいた」さまざまな健康へのルートを約束する伝道師におもねり、次から次へと新たな食物タブーを採用し続けます。これは臨床心理学者が摂食障害につながると宣言している習慣です。ジャーナリストのマイケル・ポーランは、「食事は、食べ過ぎず、植物中心に」と語って有名になりましたが、そのはるか以前の二〇〇四年に「アメリカという国自体が摂食障害だ[25]」と愚痴っています。ポーランはホーレス・フレッチャーのばかばかしい咀嚼法を例に挙げて、アメリカ人がフードファディズムと食物恐怖症に喜んで身を投じることについて考察しています。

「衝撃的なのは」とポーランは書いています。「アメリカでは、なにもかもがひっくり返ってしまうような栄養学的な揺り返しがごく簡単に起こるということです。科学研究論文一つ、新しい政府ガイドライン、医師免許を持った孤立した変人が一人いれば、国全体の食事は一夜にして変化してしまいます」。また、ポーランは、人々が五感によってではなく、カロリーや炭水化物や脂肪量や一日あたりの推奨許容量などの数字に頼よって食物を選ぶようになってきている傾向についても嘆いています。彼がイメージするのは、人々が食べ物を医学的な価値ではなく味で選ぶ未来です。そうした時代になれば、古人類学や栄養学の専門家ではなく、家庭料理の達人が理想的な食べる人になるでしょう。

私たちが、店で売っている食品は食物悪魔やサイレントキラーだらけだと信じている限り、そういう未来はやってきません。もし、本書を通じてグルテンや脂肪、砂糖、塩への恐怖の背後にある神話と迷信をあきらかにすることができれば、きっと、こうしたいわれのない中傷を受けている食品を、そして食品全般を恐れずにすむでしょう。

恐怖がなくなれば食事はもっと楽しくなるだけではなく、もっと健やかになります。ポール・ロジンが人々に気づいてほしいというように「食品について心配するのは、人にとってよくないこと」[26]なのです。アメリカでお腹まわりが太くなったり、心臓発作が増えたりする原因は、何を食べるかよりも、いかに食べるかなのです。いつも何かを心配し、栄養で頭がいっぱいで、ひたすらカロリーを計算し、食品のラベルをチェックして、食事を制限して、あげくの果てに、その反動で暴食をする。人々は自分の口に入るものを警戒していますが、そのせいで心に入ってくるものへの警戒がおろそかになっています。ジャンクフードを食べないようにしている一方で、質の悪い科学を過食しています。

本当の魔物は食物ではなく、空想の作り話の方なのです。少し昔のアメリカの香具師や、古代中国の五穀断ちをする行者のように、最新の健康法の導師と政府ガイドラインは一緒になって私たちの文化を大昔から続く代り映えのしない嘘の新バージョンで汚染しています。曰く、グルテンは過去の楽園ではなく、堕落した現代のものだ。脂肪を食べると脂肪が付いて太る。精製糖は「不自然」だ。大食品会社は、化学調味料入りのベビーフードで赤ちゃんを殺そうとしている。こうした嘘が作り出すのは、食べ物に対して麻痺を起こさせるような不安と、途切れることなく流れてくる何を食べるべきかについての相矛盾する主張です。そして、結果としてこれは人々の科学そのものへの信頼をむしばんでいくのです。

もうたくさんです。私たちの文化を癒すためには、歴史と懐疑主義の健全な助けを借りて、常識となってしまっているアメリカの食物神話に対抗しなくてはなりません。最初は変な味がするかもしれません。でも心配は御無用。きっと、最新の栄養ナンセンスを笑い飛ばせるようになって、夕食を心静かに楽しめるようになり、生まれ変わったように感じるまでそれほど時間はかからないでしょう。

第2章　グルテンの嘘

グルテンの嘘つきたち

クリスティン・ボールヒーズにとって、思い出せるもっとも古い記憶は、痛みで体を二つ折りにして両親の手を握ってトイレに座っている自分です。クリスティンの幼年期は病気と苦難の連続でした。乳児期のコリック〔特に理由なく、赤ちゃんが日中、激しく長時間に渡って泣き続けること。「黄昏泣き」とも呼ばれる〕、繰り返す咽頭炎、絶え間ない腹痛、過敏性大腸炎、食道逆流。小学六年生の時には脚にひどい発疹が出て、高校時代には甲状腺の腫れが起こりました。

「医者からはIBS（過敏性大腸症候群）です、乳糖不耐症ですと言われました」とクリスティンは私に話してくれました。「ある胃腸科医は検査結果を見ながら、〝あんたどうかしてる〟と言いました。はっきり覚えています。大学四年生の感謝祭の日でした。その医者は、私に頭がおかしい、狂ってると言い、自分で乗り越えなくては」と言ったのです。

クリスティンはジェイムズ・マディソン大学に在学中に、合計七人の医師に診てもらいました。痛みと腹部の膨満を治して人生を取り戻してくれる医師がいるのではないか、との希望を抱いて、大学のあるバージニア州と自宅のあるニュージャージー州を何度も行き来し続けたのです。そして、卒業式直後のある朝、彼女は電話で起こされました。最後に検査を受けた検査室の医師からの電話でした。

「そのお医者さんは〝われわれが思うに、たぶんまちがいなく、あなたはセリアック病という病気だ〟と言いました。そして、〝インターネットで調べてみて〟と言ったのです。説明もサポートも何もありませんでした。（電話を切って）買い物に行こうと決めました。どこかで何か食べたいと思ったけど、何を食べたらいいかわからなくなって、試着室で泣いたのを覚えています」。

クリスティンは、遺伝的にグルテンとグルテン類似のタンパク質が危険な自己免疫反応を引き起こす病気になりやすい人たちの一人です。強い胃腸の痛み、皮膚の発疹からある種のがん、不妊症、神経障害になりやすいことなど症状はさまざまです。研究によれば、アメリカ人のほぼ百人に一人、三百万人が[1]セリアック病（ＣＤ）の影響下にありますが、診断を受けているのはわずか一七パーセントで、つまり二百五十万人のアメリカ人がセリアック病未診断のまま暮らしていることになります（日本での患者数には諸説あるものの、数千から数万人に一人の極めて稀な病気とされています）。これは非常に大きい数で、全米セリアック病啓蒙財団（National Foundation for Celiac Awareness, NFCA）はこの数字を減らそうと絶え間ない努力を続けています（クリスティンは現在ＮＦＣＡの健康管理構想部長です）。

さらに、これよりもやや多い数のアメリカ人でセリアック病ではないのに、グルテンを食べた後に関節痛や疲労感、頭がはっきりしない感じ、手足のしびれなどを感じる人々がいます[2]。この非セリアック病グルテン過敏症（ＮＣＧＳ）と呼ばれる症状はいまだに論議の元となっています（ＮＣＧＳについてはこのあと詳しく取り上げます）。

とはいえ、セリアック病と非セリアック病グルテン過敏症だけでは、反グルテン感情の驚くほどの流行を説明できません。業界のアナリストによれば、アメリカ人のほぼ三分の一が、グルテンを減らしたい、または完全に避けたいと考えています。これは、小麦を原料とするすべての食品を避けるということで、相当の犠牲を払う必要があります。たとえば、ＮＦＣＡが一般的な原因食品の一部をリストにしています。ラビオリ、蒸し団子、クスクス、ニョッキ、ラーメン、うどん、蕎麦、クロワッサン、ピタ、ナン、ベーグル、コーンブレッド、マフィン、ドーナッツ、プリッツェル、ゴールドフィッシュクラッカー、グラハムクラッカー、ケーキ、クッキー、パイ、ブラウニー、パンケーキ、ワッフル、フレンチトースト、クレープ、クルトン、醤油、ホワイトソース、ビール。

これに加えて、グルテンフリーで食べる人はさらなる慎重さを身につけなくてはいけないし、どこまでも用心しなければなりません。ポテトチップス、トルティーヤチップス、サラダドレッシング、フレンチフライ、代用肉、チーズケーキ、そして事実上、どこのレストランの料理にも、一見グルテンフリーに見えて実際にはグルテンが入っていることが多いのです（カトリック信徒なら、ミサの聖体拝受のウエハースもチェックする必要があります）。

切実に、食の楽しみを失いたくないと考える人々が多いので、世界的なグルテンフリー食品市場は約四〇億ドル規模にまで成長しました。二〇一九年には七〇億ドル近くに達するだろうと予想されています。[3] 今やウォールマートの多くの店舗で、一番良い場所がグルテンフリー製品専用売り場となっています。グルテンフリーの多様多種なドッグフードまで購入可能です。獣医学の研究者によれば犬のグルテン過敏症はアイリッシュセッターでしか確認されていないというのにです。[4] そしてこうしたグルテンフリー生活は高価です。二〇〇八年の二つの大規模チェーン食料品店に関する研究[5]では、グルテンフリー食品は同じような普通の食品よりも平均で二四二パーセント高価でした。

ではなぜセリアック病や非セリアック病グルテン過敏症でもない八〇〇〇万人以上のアメリカ人がこんなにむずかしくてコストがかかる食事療法をやりたいと熱意を持っているのでしょう。人々の興味を駆り立てている源をたどると、ウィリアム・デイヴィス医師とデイヴッド・パールムッター医師の著作が引き起こした大影響に行き着きます。大ヒットベストセラー『小麦は食べるな』（白澤卓二訳、日本文芸社、二〇一三年）と『「いつものパン」があなたを殺す』（白澤卓二訳、三笠書房、二〇一五年）です。デイヴィスとパールムッターによればグルテンを避けるべきなのはセリアック病ややグルテン過敏症の患者だけではないのです。彼らの衝撃的な説によれば、グルテンを含む小麦は次のような多数の慢性病などを引き起こし、または症状を悪化させるのだといいます――ADHD、アルツハイマー、関節炎、自閉症、がん、心臓病、肥満、統合失調症、そしてあなたが心配したことがあるほとんどの不快な症状。デイヴィスは『小麦は食べるな』で次のような特徴的な文章でこう主張しています。「エストロゲンの増加、乳がん、男性の乳房肥大はすべて職場で振舞われた二袋のベーグルが原因なのです[6]」。

『小麦は食べるな』と『「いつものパン」があなたを殺す』の主張は、アメリカ農務省と主流医療の医師たちは、長らく食品加工業界から資金提供を受けていて、タバコ以来最大の健康スキャンダルの共犯者となっているというものです。彼らは、これは科学的に明らかなのだと言います。命の糧のパンは、実は死の糧なのだというのです。ビールを飲むたびに、あるいは小麦トルティーヤを食べるたびに自分に毒を、コカインよりもずっと依存性が高く、ずっと危険な毒を与えていることになっているというのです。一連の参考文献からの印象的な引用と、レプチンやグリアジンといった技術用語満載の本からは、小麦食でデブったあなたのお腹がベルトの上にはみ出してくるみたいに、科学的な誠実さが滲み出してきます。大勢のアメリカ人がグルテンを減らさなくてはと思い込んでも不思議はありません。

われわれはもう少し賢くあるべきでしょう。たとえば、最近のグルテンをすべての元凶のように扱う動きは、グルタミン酸ナトリウムを見当違いに悪魔扱いしたことと妖しいまでに似ていないでしょうか。あっという間にメディアのお気に入りになった二人の医師は、どちらも自分の専門領域では指導的な立場にはないし、栄養学分野ではどう見ても専門家とはいえません（デイヴィスは心臓が専門でパールムッターは神経科医です）。テレビとラジオのインタビューではパールムッターの今までの怪しげな著作――一般向けの科学本で、不安を煽り実現できないような約束に満ちている本については誰も触れませんでした。『脳をよくする本』〈未邦訳〉の中で、パールムッターは「携帯電話で脳がフライになるだろうか？」[7]と問いかけ、「ほとんどまちがいなくなります。時計付きのラジオも脳に悪影響があります。[8]気をつけて！」と答えています。『幼稚園までに賢い子を育てる』〈未邦訳〉の副題は「IQを三〇点上げ、子供の天才遺伝子のスイッチを入れる[9]」と保証しています。では、パールムッター先生、グルテンについても教えてください！　グルテン除去食で子供のIQは上がるのですか？

さらにウェブサイトを見に行きましょう。[10]パールムッターの肩書きは「エンパワリング（力を与える）神経科医」となっていて、訪問者はパールムッター・ブランドの栄養サプリ、たとえばエンパワリング・ブレイン・フォーミュラ（七三ドル九五セント）のような製品を選べます。それだけではありません。ウィリアム・デイヴィスのウェブサイトではデイヴィスは自らを健康改革運動家だと宣伝しています。こちらでは訪問者は料理のレシピや、ドクター・オズ・ショーに出演しているデイヴィスの動画を見て、彼が運営するキュリアリティという月額制の健康サロン（会費は月九ドル九五セント）に申し込むこともできます。キュリアリティ・ドット・コムの通販セクションは見るからに制作途中ですが、メンバーはディスカウントで魚油や家庭用血液検査セットを買うことができます。
まちがってはいけません。この二人は医師免許を持ってはいても、煽り屋で科学者ではありません。引用文献や専門用語にあふれていますが、二人の本は読者を心底怯えさせ、著者がお金を儲けられるように設計された、巧みに人を操る、口先のうまい非科学的な誇張で溢れています。ショッキングなのは二人の説く主張ではなく、これほどたくさんの人が彼らの言うことを真面目に信じてしまったことでしょう。

神話の力

神話の力について知っておくと読者がなぜ簡単にだまされてしまうのかを理解するのに役に立ちます。デイヴィスとパールムッターの本の最初の一文は気味が悪いほど似ていて、まるでニセ科学の神話創作マニュアルから丸写ししてきたようです。

『小麦は食べるな』では「両親の、祖父母のアルバムをめくってみるとみんながどんなに痩せて見えるかにショックを受けるでしょう」と書かれています。

『「いつものパン」があなたを殺す』では「おじいさんやおばあさん、あるいは、ひいおじいさんやひいおばあさんに、〝子供の頃、みんなはなにが原因で死んでいたの?〟と尋ねることができれば、〝寿命〟と答えるでしょう」と書いています。

もちろん墓地を歩けば、今よりもずっと多くの幼児と子供たちが死んでいた曽祖父の時代の小さな墓石に胸をつかれるでしょう。古い写真アルバムをめくれば、鉄の肺の中に横たわっているポリオ患者たちの写真にいきあたります。ワクチンのおかげでこうした問題には私たちは直面しなくてもよくなりました。そして現代人は腸チフス熱や赤痢、コレラの心配などしたことがないでしょう。一九〇八年に政府衛生局が水道水を塩素という恐ろしい化学物質で消毒するようにしたからです。デイヴィスとパールムッターは、言語道断にも、過去の現実を誤って伝えています。そしてこれから見ていくように、現在の事実についても同様のことをしています。贔屓目に言っても『小麦は食べるな』と『「いつものパン」があなたを殺す』は根拠のない推測、都合のいいデータのつまみ食い、自信過剰の仮説の寄せ集めです。厳しく言えば、不正な療法、職業的な専門家仲間たちから非難を受けるはずのインチキ薬の文章版と言ってもよいものです。にもかかわらず、この二人は何百万ドルを稼ぎ、宗教的な情熱を持って彼らが救い主だと信じる熱心な信者を集めています。パールムッターのウェブサイトに寄せられたあるコメントは「あなたの本は今や私の聖書となっています。文字通り私の生活を変えました。お礼を言っても言い切れません」と熱い調子で書いています。[11]

そろそろ人々が彼らを無視できるように偽預言者の正体が晒されるべきときでしょう。そうして初めて、グルテンの真実を理解し、しっかりした科学に基づいた食生活に対する判断ができるようになるのです。

本物の専門家はグルテンについてどう言っているのか?

パールムッターとデイヴィスを批判すれば、宗教的冒涜の罪を犯すリスクがあることは知っています。この二人に命を助けられたと考えている人々は、何千人もいます。あるいは、読者の皆さんの中にもいるかもしれません。もしかしたら、あなた自身が小麦を断って体重を減らしたかもしれませんね。あなたは、パンとパスタなしで健康になり、前より幸せになったと感じているかもしれません。

二人の本は読んでいないけれど、セリアック病の検査を受けて、お医者さんから違うと言われているにもかかわらず、グルテンフリーにしてすごく安心しているかもしれません。あるいは、専門家からお腹の調子が悪いのは気のせいですよと言われることにうんざりしているかもしれません。ひょっとしたら、グルテンのことを知る前から、醤油の中に隠されていたグルテンで何度も繰り返しお腹がおかしくなっていたと固く信じているかもしれません。

もし、そうであってもどうか私の言うことに耳を傾けてください。あなたの頭がおかしいとも思いませんし、体の具合が悪いのを否定したりはしません。下痢は現実に起こっていて、頭の中だけにあるわけでもありません。ここでグルテン過敏症は存在しないと宣言しようとも思っていません。私は、ソーシャルメディアに広く出回っているものを含めて、調査論文によって非セリアック病はフェイクだと証明されたという記事を信じていません。実際、私はこうした報告の元ネタである論文著者の一人、ピーター・ギブソン博士と広範囲にわたる話をしてきました。彼の研究はそんなことは結論付けていないという確認をしているのです。

しかしながらギブソンをはじめ、数え切れないセリアック病とグルテンの専門家はデイヴィスとパールムッターの説を丸ごと拒絶しています。胃腸病の専門医は、ほとんど一人残らず「グルテンフリー食」を「試してみる」ことを勧めていません。シカゴ大学セリアック病センター医療部長のステファノ・グアンダリーニ博士は、二〇一三年にきっぱりと「必要がない人にとっては健康的な食事ではない[12]」と言っています。彼の意見ではパンをやめてグルテンフリー歯磨き粉を探す数百万人は「本質的に流行を追っているだけ[13]」です。

私たちはセリアック病の治療に力を尽くす彼のような専門家を信頼すべきではないでしょうか。少なくとも自称健康活動家や「エンパワリング脳サプリ」みたいなものを宣伝して儲けている神経科医と同じくらいには信頼してもいいのではないでしょうか。

そしてグルテンフリー食にするときは用心すべきだと注意を促しているのはグアンダリーニだけではありません。実際に患者の健康状態が良くなるように心を砕いている医師は、制限食に無駄なエネルギーとお金を費やしてほしくないのです。二〇一三年の時点での研究成果を反映した論文集『グルテン関連障害の診察ガイド』では「(治療法に)従うのに負担が大きくなることもあり、生活費がかなり嵩むことになる[14]」ので、治療を始める前に確実にセリアック病だという診断を得ることを推奨しています。診療ガイドの序文はグルテンがアルツハイマーと統合失調症を進行させるという説は――『「いつものパン」があなたを殺す』の説!――「特に議論の余地がある[15]」としています。また、非セリアック病グルテン過敏症については、多数の「空想[16]」に取り巻かれているので、症状に対して、注意深く科学に基づいたアプローチをすることを推奨しています。

ここで取り上げる専門家たちは大食品会社の手先ではないし、保守的な考え方によって無力になってしまっただまされやすい医師でもありません(さらにいえば、サプリとグルテンフリー料理本を口上よろしく売り込むウェブサイトも運営していません)。この診療ガイドは胃腸科専門医でマサチューセッツ総合病院粘膜免疫学および生物学研究センター及びセリアック研究診療センター長のアレッシオ・ファサノによる編集です。ファサノは世界でも最も影響力の強いセリアック病研究者の一人で、非セリアック病グルテン過敏症を認識するべきだとざっくばらんに主張しています。『小麦は食べるな』と『「いつものパン」があなたを殺す』の最後についている分厚い引用文献リストにはファサノが指揮した研究がいくつも引用されています。

どちらかといえばこの診療ガイドは非セリアック病グルテン過敏症(NCGS)のエビデンスにつ

いて過大評価しているかもしれません。この病気についてまるまる一章を当てており、カルロ・カタッシ医師とアナ・サポーニ医師が「（NCGS）患者におけるグルテン除去の効果は、プラセボ効果だけでは説明することはできない」[17]と書いています。この結論を裏付けるものとして、ふたりはプラセボ対照無作為二重盲検研究（食事療法研究における黄金基準と言ってよい研究法です）で、グルテン過敏による過敏性大腸炎類似症状は、プラセボ群よりもグルテンを摂取した被験者の方が多かったと結論している[18]論文を引用しています。この論文はオーストラリアのモナシュ大学の研究でかなりの注目を集めたものです。カタッシとサポーニをはじめとする多くの研究者は、非セリアック病グルテン過敏症が、少なくともそのうちの一部分は身体的な状態であることを裏付けていると受け取りました。セリアック病ではない人のグルテン過敏症は心因性ではないと科学的に提示されたのです。

しかし、この診療ガイドが印刷工程に入った後にモナッシュ大学の同じ研究グループが、もう一つ別の研究を行ってまったく違った結論に達しています。さらに厳密な実験デザインのもとで、自分は非セリアック病グルテン過敏症だと申請した患者に対してグルテンは何の影響をも及ぼしていなかったという結果が出たのです[19]。研究グループの仮説では、グルテン過敏症はフォッドマップ（FODMAPs――F＝発酵性、O＝オリゴ糖、D＝二糖類、M＝単糖類、P＝ポリオール）と呼ばれる特殊な炭水化物に対する過敏症と混同されているとしています。フォドマップは小麦、ライ麦大麦などに含まれていますが、グルテンフリーで健康的な食品であるはずのブロッコリー、ニンニク、タマネギ、リンゴ、アボカドなどにも含まれています。別の言い方をすれば、非セリアック病グルテン過敏症だと思っている人は、パンだけではなくサンドイッチの中身の方に反応している可能性があるのです。

モナッシュ大学の研究は、二つともアルフレッド病院胃腸病学部長及モナシュ大学教授のピーター・ギブソンが指揮しています。ギブソンはメディアの誇張を切り抜け、この水掛け論の本当に意味するところをはっきりさせようとしてきました。

「オーストラリアの研究者は心変わりしたと言われました」とギブソンは私に訴えました。「一般の人々は、科学とは何かがわかっていないのです。私たちは心変わりをしたのではありません。より多くのデータを出しただけです。伝道をするために研究者になるのではありません。そんなことをすれば自分のデータを誤って解釈することになります。私たちは真実を求めているだけで、いまのところ真実はまだ表面しかわかっていないということです」。

低フォドマップ食事療法の開発に助力してきたギブソンが、二つ目の研究の結果に興奮したのは理解できます。グルテンフリーを選ぶ人々の一部に、低フォドマップ食事療法が適している可能性を提示しているからです。けれども私と話している間、ギブソンは何度もまだ何も証明されていないと繰り返し強調しました。そしてパールムッターとデイヴィスの著作のような本を許す気はまったくありませんでした。エビデンスを湾曲し、人気取りで、純粋に科学的発見のために力を注いできた科学界にはほとんど何も寄与しない本だからです。

「こうした本は通常、説得力があるように書かれています」とギブソンは言いました。「けれども科学を不適切な方法で使っています。ニセ科学と言わざるを得ません。〝これが〟原因で〝これが起こった〟、なぜなら〝こうしたことが〟観察されているからです。実際には、こうしたつながりは非常に弱いのに、そこから驚くような物語をつくるのです。本の内容のほとんどは体験談とほら話です。

真実を探る

ギブソンのように最前線でグルテンの研究をしている科学者によれば、『いつものパン」があなたを殺す』と『小麦は食べるな』の結論は早まったもので無責任だといいます。しっかりした科学的事実に基づいているから説得力があるのではなく、むしろ強力な神話を補強し、単純な食事療法でさまざまな健康問題を解決できると約束しているから説得力があるように見えるのです。

これらの本が産みだした帝国の正体を暴くのは極めて重要です。正しく科学的な記録を残しておくという意味だけでなく、不安を煽るレトリックは人々を身体的にも精神的にも病気にするからです。ごく少数の人たちにとっては、グルテンフリーの食事療法は有益です。ですが、それ以外の人々にとっては、グルテンの危険性を過大に述べることは、「ただ仮説を述べているだけ」で終わりません。むしろ積極的に有害なことをしているのです。皮肉なことに、食物に対する不安はグルテン過敏症だとされる症状とまったく同じ症状を引き起こすことがあるのです。ある食物が元凶であると主張することは、摂食障害の発症と悪化に貢献してしまいます[20]。そして一番心配なのは「真当な知恵」よりも科学的検証を経ていない「革命的な真実」の方が上位にあるとする詐欺師たちの論理が、子供たちへの予防接種を拒否するというような危険な行動に、正当性を与えてしまうことです。「どうして学会の太鼓持ちを信じるの？　大製薬会社が沢山の薬やインシュリン、ワクチンを私たちに注ぎ込み続けられるようにしている連中と、毒性のあるグルテンの入った食品を食べろと言ってるのは同じ連中ですよ。ね？」。

不安商法の商人や偽りの希望を支持したい人は誰もいないでしょう。私たちには実際に自分の体に何が起こっているのかを知る権利がありますし、何も問題がないのに自分の大好物を諦めるなんてありえません。本章でのちほど説明するように、もし食品不安が健康を損なうのだとすれば、ハンバーガーのパンがサイレントキラーだとみなす必要などないのです。これから書くことが、あなたがグルテンを取り巻く嘘を認識する助けになればと願っています。嘘とはあなたが自分自身についている嘘、そして友達や家族やメディア、無節操な医療専門家があなたについている嘘です。

これは厳然たる歴史で、作り話ではないので、可愛い原始人たちが自然の産物だけ食べてアルツハイマーにもならず、大腸過敏症に苦しみもせずに暮らしていた過去の楽園の話は出てきません。農務省や食品衛生局の陰謀も出てこないし、奇跡の療法も出てこないし、簡単な答えもありません。ここには真実だけがあります。われわれがどうやってグルテンを怖がるようになり、そしてなぜ大多数の私たちにとっては、その恐怖は事実に基づかないものなのかという話です。

私自身、自閉症や、アルツハイマーや、がんや、関節炎のような病気の原因として糾弾できるたった一つの栄養学的なスケープゴートが提示できればどんなによかったかと思わずにはいられません。「なぜ私や私が愛する家族は苦しんで死ぬのですか?」。これは人間の持つ問いの中でも最も切迫したものでしょう。そして化学調味料でも、グルテンでも、ほかのなんであっても、単純な食物が原因だという答があれば私たちは安心することができるのです。残念なことに、こうした単純な答えは本物の解決法ではありません。『「いつものパン」があなたを殺す』の副題には「小麦、炭水化物、砂糖に関する驚きの事実――あなたの脳の静かな殺人者」とありますが、真実はこの本の言っていることは嘘で、最新の科学でも私たちが一番心配していることがなぜ起こるかはわかっていないのです。

だからといって希望がないわけではありません。真剣に真実を見つけたいと考えている疲れを知らない科学研究者のおかげで、医学知識は常に前進を続けています。二〇一三年一二月、C型肝炎治療薬としてソーホースビルという名の薬が認可されました。この治療薬は九割以上の治癒率[21]を持ち三二〇万人のアメリカの肝炎患者にとって人生を変える大発明となりました。二〇一四年九月には俳優クリストファー・リーヴの息子が、背骨の損傷に対する治療に大きな進歩をもたらした硬膜外刺激について発表しました[22]。首から下を二度と動かすことはできないだろうと言われた四人の若い患者が立ち上がり、腰や足やつま先を動かすことができるようになったのです。彼らは腸と膀胱のコントロールも、生殖機能も取り戻しました。

今、私がこれを書いている間にも、クリストファー・リーヴの財団は一五〇〇万ドルの寄付を集め、この治療をさらに三六人の麻痺がある男女で試そうとしています。もし、『小麦は食べるな』を買った人たちが、代わりにお金を寄付していれば、この研究はとっくに必要な資金を得ることができていたでしょう。そしてグルテンフリー食事療法の学術的な研究をするためにかかるお金はもっとずっと少なくて済みます。同じ額のお金があればモナシュ大学セリアック病研究治療センターあるいは最近セリアック病の患者に鉤虫を感染させることでグルテンへの耐性を目覚めさせることを研究者たちが発見したジェームズクック大学で、一〇〇近い研究に資金提供できたはずです。

私は、将来のある日、非セリアック病グルテン過敏症についてもっと詳しいことがわかり、また、効率的にセリアック病を治すことができるようになると確信しています。また私はアルツハイマー病、自閉症、がん、そして他の難病に関して医学が大きな一歩を達成する時が来るとも確信しています。しかし、現在でも、小麦を諦める必要などありません。「エンパワリングな健康指導者」ではなく研究者を信じましょう。そしてもし研究者を信じられないのであれば、歴史が教える教訓を信じましょう。グルテンフリーに切り替えることで男の人のおっぱいみたいな贅肉が落ちたり、子供の自閉症が治ったりすることはありません。歴史によれば、このセリアック病への治療法が根拠のない万能薬や痩せ薬として喧伝されたのは、これが初めてのことではないのです。

この万能薬の栄誉を担うのは、なんと、バナナです。

セリアック病小史

一八八七年、ロンドンの病児病院の医師サミュエル・ジーがある疾患を「セリアック疾患」と名付け、最初の包括的な解説を書きました。セリアックはギリシャ語で腹腔の疾患という意味です[23]。ジーは、「白っぽい臭い大便」を特徴とする激しい消耗性疾患に苦しんでいる人たちがいることに気が付いたのです。患者はほとんどが子供たちで病状はひどいものでした。筋肉痛、虚弱、食欲の激しい上下、発育不良。「病気の進行は非常に遅い[24]」とジーは書いています。「患者が生きるのびるにしろ、死亡するにしろ、何ヵ月も何年も病気に苦しむことになる」。

病気の原因は不明で、ジーは推測することしかできませんでした[25]。それでも結論として「患者の治療法があるとすれば食事療法だけだろう」と書いています。ジーの食事療法は「牛乳、果物、野菜を禁止」、「ロバの乳が良い」、「薄く切ってよく両面を焼いたパン[26]」、さらに「毎日最上のオランダ産ムール貝一クォート」というのまでありました（これはある時成功したものの、その後再現できなかったそうです）。

ジーのあと、セリアック病について最も影響力があった説明は、医師でコロンビア大学教授のクリスチャン・ハーターが著した一九〇八年の本、『慢性腸内感染による幼稚症について』〔未邦訳〕でしょう。しかし、ふたりのパイオニアの成果にもかかわらず、この「ジー・ハーター病」という病気に対して、医療界はずっとその正体をつかめないままでした。研究者は、ウイルスから細菌感染、さらに肝臓や膵臓の機能不全にいたるまで、さまざまな仮説を提示しました。また、セリアック病の患者の排便に過剰な脂肪が見られることから、治療には低脂肪食が良いのではないかと考えられました。一九三九年にイギリスでの七三の事例を調査した研究[27]では、ビタミンを加えた低脂肪食が最も良い治療だと結論付けています。

この謎を解き明かしたのはオランダの医師ウィレム・ディッケでした。ハーグのジュリアナ小児病院の医療部長だったディッケは一九三二年、小児科医学会に出席してセリアック病に興味を持ちました[28]。その学会である医師がパンを食べたあと、セリアック病患者の下痢が悪化することを報告していました。そこでディッケは小麦除去食の実験を始めました。それぞれの食べ物に対して患者がどう反応したかを注意深く記録したのです。一九四一年、ディッケは自分の成功事例について報告論文を書きました。「私はシンプルな食事を提供しました[29]」とディッケは書いています「パンやラスクを一切含まないものです。一日二回温かい食事を与えても問題は起きませんでした。三食目は甘いまたは酸っぱいお粥（一切小麦粉を含まないもの）です」。

セリアック病と小麦粉を結びつけたのは革命的な仮説でした。さらに、第二次世界大戦末の出来事でこの説が証明されました[30]。一九四四年末、ドイツ軍のオランダの港封鎖と厳冬で、オランダ西部が

「オランダ冬の飢餓」と呼ばれる飢饉に陥ったのです。どこでも子供たちが飢えていました。けれども皮肉なことにセリアック病の患者は病状が良くなっているように見えました。一九四五年、パンが空輸され、飢餓の冬は終わりました。お腹をすかせた子供たちには天の恵みでしたが、それまで小麦粉を食べることができなかったセリアック病の患者は、このパンで病状を再び悪化させたのです。

第二次世界大戦後、ディッケとオランダの研究者たちは実験を行い、グルテンがセリアック病の吸収不良の原因であることを明らかにしました。これで患者の大便に含まれている油の原因が、食事中の余分な脂質ではないことがわかりました。さらに、一九五六年にイギリスの医師マーゴット・シナーが先駆けて使った腸内生検カプセル[31]が、セリアック病患者の腸内粘膜がグルテンで変化しているという決定的な証拠をつかみました。まもなく医療界では国際的にセリアック病に対してグルテン除去食という治療法が行われるようになりました。

いや、正確には、「国際的な医療界のほとんどでは」というべきでした。アメリカではディッケのアプローチに大きな疑念が持たれていたのです。アメリカの医療界は、著名な医師であり、セリアック病研究者のシドニー・V・ハスの強い影響を受け続けていたからです。現在は脚注で引用されるぐらいの位置に落ちていますが、ハスはバナナ食事療法というセリアック病治療法の先駆者でした。初出は一九二四年の『アメリカ小児病ジャーナル』誌でした[32]。現在から見ればハスのバナナについての仮説は時代遅れですが、彼の食事療法についての物語は予言的だと言えます。

グルテンフリーってバナナ？

二〇世紀が始まったころ、ユナイテッド・フルーツ・カンパニー〔ブランド名「チキータ」〕はバナナの生産量とアメリカへの出荷量が増大した分を補おうと、積極的な広告戦略を開始しました[33]。この頃にはバナナはもうエキゾチックな高級果物ではなくなっていたので、ユナイテッド・フルーツは、医師と栄養士のバナナはスーパーフードだという証言を使うことにしました。いってみれば二〇世紀初頭のクコの実やアサイー〔ニボンモドキ、アマゾン原産のヤシ科植物〕のようなものです。一九一七年に業界が出版した冊子『バナナの栄養価』には『アメリカ医師会誌』掲載の「この果物は自然の状態で事実上無菌かつ抗菌包装されているのです[34]」という熱烈な推奨文が掲載されています。当時、数多くの食事療法指導者がバナナの治癒力について述べていました[35]。ハス医師がこれをセリアック病の患者に試してみようと考えたのはきわめて論理的なことでした。彼はそこで少数の患者に厳密なバナナと牛乳、そして肉のだし汁とゼラチンと少量の肉を補った食事療法を初めました。

結果は驚くべきものでした。治療を受けた一〇人の子供のうち八人の症状が劇的に軽くなり、身長も体重も急激に増えたのです[36]（ハスによれば死亡した二人は彼の食事療法に従わなかったといいます）。ハスの一九二四年の論文は、驚くほど詳しい表と食事療法の栄養学的分析、そして目ざましく変貌を遂げた治療前と後の子供たち[37]の写真も添えて、こうした結果を大げさな表現で説明するものでした。

ハスの若い患者たちが実際に奇跡的な回復を経験したというのは十分あり得ることです。なぜなら彼らはグルテンを食べていなかったのですから。けれどもハスはセリアック病におけるグルテンの役割を知らなかったので、バナナには炭水化物を加水分解できる特別な酵素が含まれていて、[38]これが甘蔗糖を転化糖に変えるのだという根拠のない仮説を考えつきました。グルテンの除去ではなくこの酵素が子供たちの回復の主な要因だと考えたのです。

ハスがセリアック病の子供たちの治療に成功したことで、バナナとバナナ食療法の人気はますます高まっていきました。(有名医大の)ジョンズ・ホプキンス大学で、ジョージ・ハロップ博士が簡易版のバナナ食療法を糖尿病患者に対して試してみたところ、[39]糖尿病は治らないままでしたが、体重が大きく減りました。ハロップはこの研究結果を一九三四年に発表しました。[40]予想通り、大衆は熱狂しました。

一夜にしてバナナとスキムミルクのダイエットは大人気の減量法になりました。現代の糖質制限やグルテンフリー愛好家のように、バナナダイエットファンはバナナダイエットの力をうんざりするほど賞賛しました。あるミルウォーキーの新聞はバナナダイエットをしている女性は「空腹を感じることはなく、おなかがすいて苦しんで、食欲に負けそうになるあの感覚を味わうことはない」と記事に書いています。[41]信じられないことに、この減量法は今でも大手の健康ウェブサイトでお勧めされています。「ライブストロング・コム」(Livestrong.com)には、「バナナダイエットは劇的に痩せられますが、イライラがつのることがあるかもしれません[42]」とあり、「バナナで便秘になることがあるので、たっぷり水を飲みましょう」と勧めています。

バナナがダイエットフードとして魅力的だったのは、この当時バナナがすでにスーパーフードだとされていたからです。ハスがバナナ食事療法を開発した後、ユナイテッド・フルーツは、セリアック病と戦えるバナナの力を利用して健康一般に良い食べ物なのだと主張しました。一九三一年に、ある有名なハーバード大学医学大学院教授が、バナナに関する医学論文は科学論文というよりも「ユナイテッド・フルーツの広告のように見える[43]」とコメントしています。けれどもこうした医学界の意見は「バナナ、病気の子供を助ける[44]」といった熱狂的な新聞の見出し（一九三二年の『ニューヨークタイムズ』紙）にかき消されてしまいました。こうした記事によって疑うことを知らない大衆はバナナの驚くべき力をさらに確信し、自分たちも、とバナナの治療効果を大喜びで一般化していったのです。

第二次世界大戦はバナナの宣伝にさらなるチャンスをもたらしました。アメリカの果物輸送船は軍用の輸送船に改装され、鉄道網は軍用の輸送で満杯になり、バナナが品薄になったのです。『ニューズウィーク』誌と『ニューヨークタイムズ』紙は、セリアック病の幼児に食べさせるために必死になってバナナを求め、何時間も近所の店から店へ探しまわる母親たちを描写しています[45]。そして、この直後にハス医師が書いた手紙が『タイムズ』紙に掲載されました。それは「ユナイテッド・フルーツは事態に対応すべく可能な限りの手を打っている[46]」と人々に請け負うものでした。この当時、セリアック病はとても稀な病気だと思われていたので、ユナイテッド・フルーツはセリアック病の治療についての記事を、もっと一般的なバナナは健康的だという主張で補足しようとしました。栄養素密度やカロリーやビタミンが高濃度含まれていることをくりかえし訴えたのです。

この戦略は当たりました。セリアック病を癒す能力を根拠の一つとしたバナナの神秘的な力は、驚くほど長続きしたのです。一九六〇年代初頭に活躍していた小児科医ウィリアム・ブラディは、母親たちに「赤ちゃんには生後四、五ヵ月ではなく、四、五週間からバナナを与え始めなさい[47]」と助言する新聞記事や本を書いています。それが虚弱で病気がちで栄養不足の赤ちゃんがまちがいなく元気になるプログラムだというのです。バナナが健康に良いという体験談はふんだんにあります。「ミネソタ州の母親が」とブラディは意気込んで書いています。「三人の赤ちゃんに生後二週間ほどでバナナを与え始めました[48]」。結果は？「どの子も黄昏泣きも、便通剤も、浣腸も、座薬とも無縁で、生後五週間から六週間ごろには一晩中起きずに寝るようになりました」。バナナはセリアック病の治療から、黄昏泣きを予防し、小さな赤ちゃんを一晩中寝かせる奇跡にまで起こすようになったのです。

しかし、ユナイテッド・フルーツにとっては残念なことに、オランダでのディッケの調査でバナナには特別の力がないことがわかってしまいました。ハス医師の治療法の効果は、偶然グルテンを避けることになったからだったのです。ハスは当然のことながら、治療の先駆者としての地位を手放そうとせず、新たな治療法の発展に最後の最後まで抵抗しました。グルテンフリー食事療法は失敗する傾向があると主張し、対症療法であってその背後にある原因から治しているのではないと論じたのです。これは標準医療を非難するときにしばしば使われる論法です。「バナナ療法だけが」とハスは言っています。「後戻りしない恒久的な治癒をもたらすことができるのです[49]」。

現在のセリアック病患者なら誰もが知っているように、ハスはまちがっていました。現時点ではセリアック病は不治の病です。わかっている唯一の治療法はグルテンを避けることです。バナナは悲しいかな、ただのバナナです。私たちもその程度は学んできました。しかし、私たちは懐疑的になる能力を習得しそこねました。バナナ食療法を見てみましょう。元々はセリアック病患者のための治療法だったのが、流行のダイエット法になりました。人々はセリアック病に効果があるのなら、それとは関係していないさまざまな症状を治すのにも役立つと信じるようになってしまったのです。どこかで聞いたような話ですよね?

セリアック病治療法から何にでも効く治療法へ

アメリカの医療界は、その治療法の考案者のように、バナナへのこだわりはなかったので、ハス医師を置き去りにして、セリアック病の正しい治療法としてグルテンフリーを採用する方向へ動きました。奇妙なことですが、アメリカのセリアック病患者にとってこの方針転換は悲惨な結果になりました。ユナイテッドフルーツが広告でセリアック病に触れるのをやめたので、アメリカの人々はセリアック病についてほとんど完全に忘れてしまったのです。一九六六年から一九九五年の期間にセリアック病についてアメリカ人が書いた研究論文は全体の一パーセントだけでした[50]。一九六四年にハスが亡くなってから一九八〇年までの間に、新聞や雑誌の記事でこの病気が取り上げられることはありませんでした[51]。結果として数百万人のアメリカ人が正しい診断を得られず、患者は潰瘍性大腸炎、クローン病、過敏性大腸症候群、その他の食物不耐性だと誤診され、深刻な合併症や不必要な手術に至るというような結果を招きました。

そうした患者の一人がニュージャージー州の主婦エレーヌ・ゴッシャルの娘でジュディという名の四歳の女の子でした。ジュディは一九五五年に深刻な慢性腸疾患と下血に苦しむようになりました[52]。専門家の診断は難治性潰瘍性大腸炎でした。ゴッシャルは娘が神経性の疾患と発育不全に苦しむのをなすすべもなく見ていました。最初の診断から三年後ステロイド治療や他の薬物治療の効果がないとわかった時、医師たちは残された治療法はジュディの結腸を手術で取り去り人工肛門にすることだけだと告げました。ジュディがセリアック病かもしれないと考えた者は一人もいなかったのです。グルテン除去食も試していませんでした。

必死で別の方法を探し求めたゴッシャルは、九二歳のニューヨークの開業医シドニー・V・ハスにたどり着きました。ジュディを見るや否やハスはバナナ食事療法を始めるように言い、一〇日もしないうちにジュディの体調は良くなり二年後には症状が消えていました。

ハスの食事療法はゴッシャルの娘を手術と死の可能性から救いました。ゴッシャルがハスの仮説の熱心な支持者になったのはなんの不思議もありません。標準医療の医療機関から何度も裏切られていたゴッシャルは、当然ながら標準医療に失望していたので、すでに広く受け入れられていたディッケのグルテン除去食事療法を科学的知見としてはなく、性格的な欠陥によるものとして非難しました。医師たちが知的な怠慢からディッケの方法に引き寄せられたと責め[53]、セリアック病はグルテンフリーで治療するべきだという考え方を拒否したのです。

ハスの死から四年後の一九六八年、ゴッシャルは夫に促されて復学し、生物学士を取得後、栄養生化学及び細胞生物学で修士号を取得しました[54]。その後自分の研究に基づいて二冊の本を書きました。一九九二年の『食物と腸反応』〔未邦訳〕、そしてベストセラーとなった一九九四年の『危険なサイクルを断つ』〔未邦訳〕です。『危険なサイクルを断つ』では、ハスに触発されて、芋類や米などほとんどの炭水化物を除去する非常に限定的な食事療法である「特定炭水化物食療法」だけが本当にセリアック病を治療できると主張し[55]、さらにほとんどの「標準医療」の医師たちを困惑させる他の症候群[56]、クローン病潰瘍性大腸炎、炎症性腸疾患、過敏性大腸炎、非特異性慢性下痢症、肥満、てんかんのような脳機能障害も完治できると書いています。この本の最新版では自閉症についての一章が加えられていて[57]、特定炭水化物食療法は自閉症の治療に効果的であると断言しています。

過去の楽園神話

ゴッシャルの本の主張は、わかりやすいものです。質の悪い栄養科学によく見られる古典的な神話を引き合いに出しているからです。

特定炭水化物食療法は生物学的に正しいのです[58]。なぜなら人間という種にとって適切なものだからです。食べて良い食物は、主に古代の人類が農業を始める前に食べていたものです。何百万年もの間、人間が食べ、進化してきた食物は、主に肉、魚、卵、野菜、ナッツ、あまり甘くない果物からできています。（中略）過去一〇〇年間の食品中の複合糖と化学添加物の増加が、私たちの深刻な腸障害から肥満、そして脳機能障害に及ぶ健康問題の大幅な増加につながっています。自然淘汰が機能するには十分な時間がなかったので、私たちは現代的な食事を食べるようには適応していないのです。

ここで簡潔に述べられているのが「過去の楽園の神話」です。この神話は過去一〇年のすべてのベストセラー・ダイエット本の基礎となっています。原始人のように食べなくてはならない原始食ダイエットから、デイヴィスとパールムッターが勧める小麦と穀物を除去した食事療法まで、現代的なものは危険で不自然だという考えであり、そしてあまたの恐ろしい異常に対する解決策は、過去の楽園の生活スタイルに戻ることだとする神話です。これはセリアック病の食事療法であったものを、万能食事療法に変えることを正当化しています。そして人々は、これを鵜呑みにしたのです。

まさに同じ神話の力が、グルテン入りの穀物を食べることに反対する最初の本一冊分の主張を生み出しています。二〇〇二年、ジェイムズ・ブラリー博士とロン・ホーガンが『危険な穀物』〔未邦訳〕を出版しました。[59]『小麦は食べるな』や『「いつものパン」があなたを殺す』の中では言及されていませんが、この本には現代の反グルテン論説のすべての種が入っています。第一章は「穀物と人間――進化上のミスマッチ」と題されています。また別の章は「脳障害とグルテン」となっていて、後にパールムッターが一冊の本として書いた概要がすべて描かれています。著者の二人は「モルヒネそっくりでモルヒネのように効く」[60]という「オピオイドペプチド」を持ち出しています。後にデイヴィスは『小麦は食べるな』の中でこれを選び出して、現代のフランケン小麦の存性を想定しました。

こうした「科学的事実」に照らして、ホーガンとブラリーは、全員ではないにしても、かなり多くの人がグルテンフリー食をとることで利益を得られるとしています。この本にはグルテンフリーのすべてが述べられています。同じ考え方、そして同じ科学的エビデンスも。このデイヴィスとパールムッターを一〇年も前に先取りしている革命的な先覚者はいったい何者なのでしょう。この二人は何十年もの経験と十分な実績を持った研究者なのでしょうか。

現代人を脅かす健康問題について革新的な論考を共著しているにもかかわらず、私はどの研究機関でもブラリー博士という名前を見つけることができませんでした(二〇一四年の彼のLinkedIn(ビジネス向けのソーシャルネットワークサービス)のプロフィール[61]では、かつてメキシコのティファナにあり[62]、現存していない北米幹細胞研究センター所長となっています)。

しかし、ブラリーの共著者ロン・ホーガンの所在を突き止めることはできました。ホーガンは現在もウェブサイトでコラムを書いていて、セリアック病患者会のイベントで講演しています。「実質的にほとんど私が本を書きました。ブラリー博士はプロモーションを担当するはずでした」ホーガンは私にそう語りました。「私が原稿を書いて、ブラリー博士に送って、そして博士が目を通すわけです。博士は編集・校正の段階でたくさん形容詞を書き加えました」。

ゴッシャルのように、ホーガンが本を書いた理由はとても個人的なものです。彼は人から「感情的で、選り好みが激しく、いつも機嫌が悪く、人から注目を集めたいと考えていて、そしていつも自分が病気だと思い込んでいる[63]」と言われ続けていました。腰と足の痛み、手の震え、胸焼けにずっと悩まされていましたが、誤診続きで病院を渡り歩いていたのです。一九九四年にようやくセリアック病だと診断され、グルテンフリー食にした途端すべての症状が消えました。

ホーガンは弟のジャックもセリアック病のような症状に悩んでいることを知っていました。そして検査を受けるように勧めましたが、ジャックは聞き入れませんでした[64](誰か一人がセリアック病だと診断された家族ではよくあることです)。その後ホーガンの弟は非ホジキンリンパ腫で死亡しました。

これは、治療を受けていないセリアック病患者では相対的なリスクが一般人よりも四倍高くなるがんなのです。

弟の死に衝撃を受けたホーガンは、セリアック病と穀物を食べることのリスクについて一般に広めることをライフワークとすると決めました。彼は、エレーヌ・ゴッシャルと同じように、大学に再入学し修士号を取得しました。そして、彼もエレーヌと同じように標準医療に対する不信を募らせていたのです。この不信は、ある病理医が彼の娘がセリアック病だと診断することを拒否した時にさらに悪化しました。セカンドオピニオンの医師が娘の状態を認めるまで「数ヵ月に渡る鬱と無気力、腹部の痛みが起こりました」[65]と彼は書いています。『危険な穀物』の出版は誰も解決してくれない問題を自ら解決し、家族の苦しみと死の埋め合わせをしようとしたホーガンなりの方策だったのです。

ホーガンと同じような経験をした人は、実は多いのかもしれません。線維筋痛症[66]、過敏性大腸炎症候群[67]、糖尿病[68]、アトピーその他の症状[69]で苦しむ人たちの中に、かなりの確率でセリアック病患者が含まれていることが調査で明らかになりつつあります。もしセリアック病の推定発生率が正しいならば、(アメリカでは)症状に苦しむ人のうち一七パーセントしか診断されていないことになります。とすると、グルテンフリーにすることで体調が奇跡的に良くなった人たちの多くは自分の病気に正しく対応しているわけです。こうした場合、グルテンフリー食の改善力は嘘ではありません。命を救う科学的な事実なのです。

けれども、グルテンフリーに改善力があったとしてもそこまでです。現在明らかになっている事実によれば、大多数の人にとってグルテンは毒ではありません。グルテンは自閉症、アルツハイマー、ADHDの原因にはなりません。小麦大腸炎もグルテン脳炎も起こしません。そんなものは存在しないからです。ホーガンとゴッシャルは憤りを抱く一般人なので、彼らが何であれ自分たちを苦しめたものを悪く言うのはわかります。けれども（グルテンを悪く言う）一億人のアメリカ人はなぜ同じことをすることになってしまったのでしょう？

なぜ私たちはグルテンの嘘を鵜呑みにするのか

二〇〇〇年代初頭、グルテンを含んだ穀類の弊害について、慢性の健康問題に悩む人々の間にある噂が流れ始めました。[70] 理屈は単純で、でもまったく非論理的なものです。それは、ある病例である治療法が奇跡を起こすのならば、他の病気でも同じように奇跡を起こすだろうというものでした。慢性病を治療しようとしている人たち、そしてその家族が、グルテンフリー・ダイエットを想像可能なすべての健康問題の解決法として売り込んでいるホーガンが説くような仮説に出会いました。ゴッシャルとホーガンの個人的な物語は、具体的な助けは何も提供できないでお高くとまっている保守的な医師たちへの不信感を含めて、人々に共感を呼びました。自閉症症状や学習障害がグルテンフリー食で解決したという子供たちに関する希望に満ちた体験談が流布しています。信じがたい出来事ではありません。診断されていないセリアック病では、頭痛、痺れ、けいれん発作、機嫌の悪さ、行動障害などの症状を示すことがあるからです。

そうした体験談の中で、最も有名なのは元『プレイボーイ』誌のプレイメイト、ジェニー・マッカーシーのものでしょう。二〇〇四年、マッカーシーの幼い息子エヴァンは何回もけいれん発作を起こして自閉症だと診断されました。何人もの医師を尋ね歩き、何時間も「グーグル検索大学[71]」を受講した挙句、マッカーシーはグルテンフリー食とカゼインフリー食（カゼインは牛乳に多く含まれているたんぱく質です）を実行しました。「そしてエヴァンはとてもとても良くなったの」とマッカーシーは自分の体験を本『言葉よりずっと大切なもの――自閉症と闘いぬいた母の手記』（増賀知佳子訳、WAVE出版、二〇〇九年）の中に書いています。この食事療法は広く人気を集めました。

一方、ダイエットの導師たちはこれを好機とみて、昔から人気がある低糖質アトキンス式ダイエットを新しい神話と新しい悪者で手直しして、新装版として売り出しました。二〇〇三年、インターネットの有名人で、ナチュロパシー・ドクターのジョセフ・マーコラが、『ノーグレイン・ダイエット――炭水化物依存を克服し一生スリムでいよう』（未邦訳）を出版しました。反ワクチン派でFDAから数え切れないほどの警告をもらっているマーコラは、ウエスト周りを脅かす穀物とグルテンの危険性についての推測をこの本の中にたっぷりと詰め込みました。この本はまだ売られていますが、一般の人々に対しセリアック病とグルテン過敏症についてひどくまちがった情報を伝えています

（「グルテン過敏症と言われる軽いセリアック病は人口の一五パーセント程度の人に見られる」[72]——これは大嘘です）。ここでも過去の楽園についての神話が現れ、『小麦を食べるな』に出てくる祖父母の時代についての文が、一から十までほぼそっくりそのままでてきます。「私たちはもう祖父母のように安らかな夜の眠りや綺麗で汚染されていない飲み水を当然のように享受することはできません」[73]。

それだけでも流行が続くのには十分でしたが、グルテンフリーが本当に爆発的に人気を集めたのは、多くの人から崇拝される人々がこの食事療法を始めてからでした。有名な医師たちではなくセレブたちでです。セリアック病患者のエリザベス・ハッセルベックは人気トーク番組、「ザ・ビュー」の元司会者です。ハッセルベックは二〇〇八年に『Gフリーダイエット——グルテンフリー・サバイバル・ガイド』〔未邦訳〕という本を書きました。この本の影響で、セリアック病ではない人々もグルテンフリーを採用しようと考えるようになりました。「Gフリーで最高にスリム」という章で、ハッセルバックはグルテンフリーダイエットはほとんどの人に良いもので[74]、もし自分がセリアック病でなかったとしてもGフリーを選ぶでしょうと書いています[75]（ちなみに、その次の章は「自閉症との関係」です）。ジェニファー・アニストンは二〇一〇年[76]に毎日の食事を普通の夕食一回と一四瓶のベビーフードダイエット[77]にするダイエットの一部としてグルテンフリーを始めました。オプラ・ウィンフリー、ビクトリア・ベッカム、グイネス・パルトロウ、マリー・サイラス、みんなグルテンフリーは誰にとってもよいものだとほのめかしてきました。たとえば、マリー・サイラスはツイッターでこう呟いています。「みんな一週間はグルテン抜きを試してみるべきよ。[78] お肌の変化、体と気持ちの健康にはびっくりだから、きっとあなたも続けるわ」。

科学者と医者にとっては、奇跡の食事療法の物語は称賛ではなく冷笑を招くだけです。モナシュ大学非セリアック病グルテン過敏症研究グループのピーター・ギブソンとグルテンフリー・ダイエットや減量、一般的な健康問題について話したとき、ピーターは「体に悪い食品」を避けることと関係なく、こうした体験談の説明がつく説を披露してくれました。

「すごくありそうなのは、私自身が何度も気がついて、家族と一緒に実行していることです」とピーターは言います。「出前とか、持ち帰りのファストフードをよく食べていて、自分たちの食生活が全然良くないと心を決めます。そこでグルテンフリーの記事やなにかを読んで、新鮮な野菜を買って、自炊するようになると食生活全体が良くなります。グルテンを悪者にするのは簡単ですが、（食生活を見直してグルテンフリーにしようとしたことで）改善されている点を他にも一〇〇ぐらいは指摘できるでしょう」。

簡単に言えば、グルテンを避けることは自炊してジャンクフードを減らすことを言い換えたに過ぎない場合があるということです。自分の好物を減らしたい人はいない。だが、体重を減らしたいというだけではうまくいかない場合、その好物が自閉症、認知症、アルツハイマーの原因だと考えることで、自分の食生活を変えるのに必要なパワーが得られるのです。

ギブソンのような専門家はプラセボ効果とノセボ効果の力についても警告しています。プラセボ効果は、治療そのものの効果ではなく、良いことが起こると期待することで、ある治療にプラスになる結果がもたらされるというものです。鍼治療、鎮痛剤、抗うつ剤、ある種の手術など、研究によれば、人々は針を刺さない鍼治療やただの砂糖玉の錠剤、嘘の手術などの治療の偽物版に対して症状が良くなったと反応することが研究で明らかになっています[79]。

ノセボ効果は逆方向のプラセボ効果です[80]。最初に記録されたのは、偽薬を飲んだ患者が、きっと薬を飲むと気分が悪くなるだろうと予期して、実際に副作用で苦しむことになった時です。現在、科学者は共通して、人々が心理的な食物アレルギーを訴えているときに、ノセボ効果を考えなくてはならないと認識しています。二〇〇九年の乳糖に関する研究では五四人の乳糖不耐性の記録がある患者のうち一四人が砂糖玉を飲んだ後に症状を訴えたと報告されています[81]。彼らは乳糖不耐性なのですが、きっと症状が出るだろうと予期していたので気分が悪くなったのです。モナシュ大学が発表したグルテン過敏症の研究でも強いノセボ効果が観察されています[82]。

グルテン不耐性とグルテンフリー食療法の分析では、どれでもかなりのノセボとプラセボ効果が存在することを知っている必要があります。マスメディアやソーシャルメディアで常にグルテンの恐怖が補強され続けている状態では、グルテンに対するノセボ反応がかなりあることが予期されます。このことは研究者も気がついています。二〇一三年のこの分野のレビューではグルテン専門家の四人が生理的非セリアック病グルテン過敏症は人口の〇・六三パーセントから六パーセントの割合で存在するだろうが「多くの場合グルテン過敏症はグルテン摂取に対するノセボ効果によって引き起こされる架空のものである[83]」と言っています。また彼らは同時に除去食療法がプラセボ効果を生むだろうと強調しています。研究によると、治療が有名で、高価で、非常に儀式的である場合には、プラセボ効果が増します[84]。多くのグルテンフリー食療法やほとんどの除去食療法は、この基準を満たしています。

すでに見てきたような、化学調味料過敏症におけるプラセボ効果とノセボ効果の力は、教訓とするべきでしょう。化学調味料と同じように大衆がグルテンの害を期待してしまっているところへ、肩書のある医師でありながら、実際は儲け主義の非科学的なデマ屋たちが煽ったのです。こうした医師たちは、人々の心の奥底に根付いた現代化と科学技術に関する不安を利用し、すべての問題のただ一つの原因を指摘し、やさしい解決法を提示します。サイレント・キラーと奇跡の食事療法についての物語を紡ぎ、やがて偽りの希望を売る商人に転身します。そして自分たちが作り出した問題を、自分たちで癒していくのです。

化学調味料とグルテンは同じではありません。すでに言及しましたが、何度でも言いましょう。化学調味料と違い、グルテンはセリアック病を持つ何百万もの人の健康と命を脅かします。化学調味料過敏症はほとんどが心因的なものである一方で、非セリアック病グルテン過敏症については、まだ判断は下されていません。非セリアック病グルテン過敏症は存在しないという人は『「いつものパン」

があなたを殺す』や『小麦を食べるな』の著者たちと同じくらいの嘘つきです。デイヴィスやパールムッター、化学調味料叩きを始めた連中が医療専門家として無責任で不名誉であることは疑う余地がありません（これは科学的なコンセンサスだといってもよいでしょう）。しかし、ゴッシャルとホーガンの苦しい体験と仲間の患者を救おうとする尋常ならざる努力[85]については同情の余地があります。

とはいえ、同情にも限界があります。ある種の人々にとってはグルテンは本当に危険なので、グルテンフリーの空騒ぎも許そうと思ってしまうかもしれません。気まぐれなセレブと大げさな本が人々の人生を変え、グルテン不耐性に対する認識を高めました。エビデンスを歪め、グルテンの害を過剰に言いつのったのはまちがいありませんが、特に問題はないのではないでしょうか。

いいえ、問題はあります。

嘘が現実になるとき

現在、科学的な文脈で「コカコーラ事件」と呼ばれている出来事は、一九九九年六月八日にベルギー、ボーネムの小さな学校で始まりました[86]。一〇人の子供たちが謎の病に倒れ、スタッフが原因を探ったところ、共通していたのはその日にコカコーラを飲んだことだけでした。学校には看護師が一人常駐しているだけだったので、学校管理者は子供たちを地元の病院に送り、報告によればその後教室を訪れて誰がコーラを飲んで気持ち悪くなったかと尋ねました。最初に倒れたのは一〇人でしたが、その後夜までに二三人、次の朝にさらに四人増えました。症状は腹部の気持ち悪さ、頭痛、むかつき、不快さ、呼吸が苦しい、震え、めまいでした。問題が発生したとの通報を受けたコカコーラ・ベルギーは、即座に子供たちが飲んだのと同じ生産ラインのすべての製品をリコールし、メディアに広告で頭痛、気分の悪さ、腹痛を起こすかもしれないと警告を出しました。

この当時、ベルギーはすでにダイオキシン危機という健康恐怖に振り回されていました。その年の二月に、発がん物質と疑われていた[87]ダイオキシンであるポリ塩化ビフェニールとポリ塩化ジベンゾフランに家畜用飼料が汚染されていたのです。汚染はこの情報がジャーナリストに漏れた五月末まで秘密にされていて、報道は卵、鶏肉、乳製品、肉の大量リコールを引き起こしました。怒りに燃えた消費者、ジャーナリスト、活動家は現代の食と化学物質の安全性について声高な公開討論を始めていました。

これが新しく報告された食品汚染に対して過剰反応が起こる背景となりました。コカコーラ事件に深く関与したベルギーのある研究者グループが、事件を振り返ってこう書いています。「ダイオキシン事件でリスク受容に大きく影響するいくつもの要因が重なりました[88]。（政府の失敗や現代の食品生産法についての）怒り（ごく少量の化学物質が健康に被害を与えると言う）恐怖、そして（有害物質が見逃されてるという）コントロールの欠如などの要因です」。

新聞、雑誌、ラジオ、テレビは即座にコカコーラ中毒とダイオキシン事件の類似点を挙げました。

死んだ鶏の写真と破壊されているソーダ瓶の写真が隣り合わせに掲載されました。六月一一日、コカコーラは製品リコールの範囲を広げ、六月一四日、ベルギー中でコカコーラの販売が中止になりました。電話相談が始まってからの一二日間で症状が出たという人たちから九四三件の電話がありました。

しかし、実際には製品の汚染はありませんでした。コカコーラによる内部調査では「品質の悪い二酸化炭素」および輸送用木質パレットに使われていた防カビ剤による汚染の可能性を示唆していましたが、政府が指名した独立調査委員会は別の結論を出しました。コカコーラ製品に生理的な反応を起こすどんなエビデンスも発見できなかったというのです。七月三日、調査委員会は医学雑誌『ランセット』の編集部宛に調査結果を投稿しました。「報告された苦情の驚くべき一貫性[89]、不安の内容と現代食品の安全性に関する大騒動が示しているのは、集団社会性疾患であったという診断である」。

集団社会性疾患（Mass-sociogenic illness）は二種類の嘘が複合されて起こります。外部からの危険についての誤情報（コーラに毒が入っている）と、この危険の効果についての自己欺瞞（コーラで気分が悪くなった）です。これは記録の多い現象で、少なくとも一五世紀まで遡ります。ある尼僧のグループが、自分たちは悪魔に取りつかれたと信じ込み、動物の真似をし[90]、性器をむき出しにして、罵り言葉を叫び、性交をしているように腰を揺らしたという記録が残っています。現代では、人々は健康を害する要因として魔物を考えることはなくなっているので、代わりに化学物質、細菌、ウイルス、といった目に見えない現代的な敵役が登場しています。一九八五年には、存在しない「毒性ガス」にさらされたと報告があったことで、シンガポールの高校の生徒たちが寒気や頭痛を感じたり、気分が悪くなったり、息苦しくなったりしました。[91] 一九八九年にはテネシー州の高校でも同じことが起こり、[92] その後も定期的に同じような騒ぎが起こり続けています。これが誤情報の力です。安全なコーラを飲んでいても、きれいな空気を吸っていても、病気のうわさを聞いたことで、気分が悪くなることがあるのです。

もう一つの古典的な集団社会性疾患は「風車症候群」です。これは風力発電の風車が起こす低周波音が頭痛や他の健康に悪影響を与えるという信頼性に欠ける仮説です（この症候群は英語圏の国々では広く公表されていて、[93] 風車の近くに住む人の多くが症状を報告しています。英語の話者が少ない国では事実上そうした苦情はありません）。オークランド大学の研究者グループが、風車症候群の仕組みを研究するために、[94] 二つの被験者グループの一方に前もって低周波音にさらされると症状が出ることを強く印象づける文章を読ませ、もう一方には症状が出ないことを印象づける文章を読ませました。その後二重盲検法を用いて、被験者も研究者も誰が本当の低周波音にさらされているかわからないようにして、両方のグループを本物の低周波音と、偽の低周波音にさらしました。事前に症状が出るという印象を持たされた被験者は本物の低周波音のあるなしにかかわらず多数が強い症状を報告しました。一方、症状が出ないという印象を持った被験者は何も報告しませんでした。

「予想が原因で症状が起こることがある」と研究グループの一人ケイス・ペトリーは話してくれま

した。風力発電風車症候群と、勉強中の病気に関連した症状に襲われる医学生病を比較して、「病気につける名前でさえ影響する」とペトリーは言いました。「筋痛性脳脊髄炎があると告げると、慢性疲労症候群だと言われた時よりも気分が悪くなるんだ。そっちのほうが医療用語っぽくて、もっと本物に聞こえるから」。

ペトリーが説明した影響はノセボ効果で、集団社会性疾患も大規模なノセボ効果だと考えることもできます。そう考えれば、新聞記事とニュースショー「シックスティ・ミニッツ」によって裏付けられた化学調味料を過剰に警戒するような姿勢が集団社会性疾病に似た化学調味料過敏症の流行を作り出し、他の疑いを招きそうな食品に関しても同じことが起こりうると説明できるでしょう。実際ハーバード大学の医師で医療社会学の教授ニコラス・クリスタキスはピーナッツ・アレルギーに関してこれとまったく同じ主張をしています。彼が二〇〇八年に『イギリス医療ジャーナル』誌に掲載した見解は[95]、詳しく引用する価値があります。

あるものに致死性の危険が潜んでいるとイメージすると不安が掻き立てられます。それが幼稚園でおやつを食べるというような無邪気なことであればなおさらです。そして不安な人々の近くにいることで自分の不安も高められてしまいます。学校におけるピーナッツ・アレルギーについての心配をMPI(集団心因性疾病)の一種であると考えるのは二つの意味で有用です。まず、大勢がピーナッツを避けると、今までピーナッツに触れていなかった子供が、逆に過敏性を獲得してしまう結果になります。フィードバック・ループを通じて、忌避の方針が止めようとしている流行を産みだしてしまうのです。一万人以上の子供を対象にした最近のイギリスの研究では、早期にピーナッツに触れると、アレルギーのリスクは増えるのではなく、減るのが明らかになっています。二つ目は、ピーナッツに触れないようにしようとする善意の努力が、実際は過剰な反応を煽っているということです。なぜなら親たちにピーナッツは明らかに存在する危険だというメッセージを送っているからです。これによってより多くの親に心配するように勧め、炎上に燃料を注ぐ結果になっています。また、より多くの親に検査を受けようと思わせ、弱く危険のないピーナッツ〝アレルギー〟までも見つけることになるのです」。

集団社会性疾患は現実に存在します。不安と、ネガティブな予想は人々を病気にします。この事実には、グルテンや他の食物の見せかけの誇張された危険を、私たちがどう評価すべきかについての意味深い含蓄をもたらしてくれます。コカコーラ事件が起こった背景となる社会的状況を考えてみてください。怒り、恐れ、コントロールの欠如。これらはグルテンに対して不要な警告を発している人々に共通する要素でもあります。本であれ、新聞記事であれ、ソーシャルメディアであれ同じです。「科学者と政府は真実の公開を拒否している、なぜなら彼らは業界の金で汚れているからだ」、「グルテンはごくわずかな量でも依存と肥満を呼び、脳を傷つけ、癌、アルツハイマー、自閉症を起こし、目に見えないけれどあなたを破壊する」と私たちは聞かされてきました。

こうした話はセリアック病を否定していないし、非セリアック病グルテン過敏症も否定していません。けれども、誇張したデマ商売は、巨大食品会社や巨大製薬会社への怒りと、現代的な恐怖に強く影響され、健康を損なうことを予想して心理的に反応している人々と、患者の区別をむずかしくしてしまいます。

さらに、メディアやソーシャルメディアのヒステリカルなエコーチャンバーで増幅された『危険な穀物』や『小麦は食べるな』、『「いつものパン」があなたを殺す』などの本で歪曲された情報やまったくの嘘に繰り返し触れることで、グルテンへの弱い反応がさらに悪化している可能性を考えないのは愚かというものでしょう。気分が悪くなったり、頭痛やめまいなどが薬ではなく本や記事によって起こっているとしても、そうした症状への心配が少ないわけではありません。私たちは危険な嘘と誤った説明の副作用に対して、危険な薬品の副作用に対するのと同じようにガードを固めなければならないのです。

ダイエットはタブーな言葉

一般の人々に食事からグルテンを除去するように勧めることは、特に体重増加と結びつけて推奨することには、もう一つの致命的な副作用があります。それは摂食障害です。アメリカ人の拒食症、過食症、過食性障害〔嘔吐や下剤の使用といった拒否反応を伴わない過食。むちゃ食い症候群とも呼ばれる〕の生涯有病率の推定[96]は女性でそれぞれ〇・九パーセント、一・五パーセント、三・五パーセント、男性でそれぞれ〇・三パーセント、〇・五パーセント、二・〇パーセントです。こうした摂食障害の患者は死亡率がかなり高く、中でも拒食症と過食症は致死率が四パーセント程度[97]と致死的です。アメリカでは、毎年食物アレルギーで死亡する人全員よりも摂食障害で死亡する人の方が一〇倍も多いのです[98]。

「グルテンで深刻な体重増加が起こると確認[99]」、「小麦があなたをデブにする三つの隠されたわけ[100]」などと言った見出しに晒され続ければ、平均的なダイエッターはグルテンフリーで痩せる方法を選ぼうと考えるでしょう。そこで、専門家に心配はないか聞いてみました。

「どんな制限ダイエットでも、傷つきやすい人にはリスクがあります」テキサス州オースチンで摂食障害中心に診療している開業医エドワード・タイソンは言います。「私の患者の九五パーセントはなんらかの食品をタブーにするところから始めています。三〇年前はほとんどが脂肪でした。それからアトキンスの糖質、今は砂糖、加工食品、グルテンです」。

摂食障害になる人はたいてい健康や体重を心配して、一種類の食品をやめるところから始めます。けれども、食品制限の理屈は滑りやすい坂道のように歯止めがありません。『小麦を食べるな』や『「いつものパン」があなたを殺す』が言うように、人間はグルテンを食べるように進化してきていないのなら、穀物を食べるようにも進化してきていないわけで、そうなると加工品や人工的なもの、不自然なものを食べていいのだろうかという疑問が湧いてきます。摂食障害に向かいがちな人にとっては、言葉はあまりにもあいまいで、すぐに何が安全な食べ物がわからなくなってしまいます。

「私のところにやってくるころには、何も食べられなくなっています」とタイソンは言います。「乳糖、炭水化物、グルテン、いやまったく、なにもかも全部です。そして彼らはコントロールを失うのが怖いので、そうした食べ物を一種類でも食べようとするだけで怖くなってしまいます。やめた食品を食べることは失敗を意味するからです」。

ハーバード大医学学大学院の心理学准教授でマサチューセッツ総合病院摂食障害臨床及び研究プログラム副所長ジェニファー・J・トーマスも、同じパターンに遭遇すると裏付けてくれました。「研究論文はありませんが、経験をもとに言えば、私は常にこうした病例に出会っています」と彼女は話してくれました。「もちろん、うちの患者もほとんどがこうしたタイプの本を読んでいますし、私はもちろん心配しています。普通の人はこうした厳格なダイエットを続けることはできません。やがて制限した食物を切望するようになり、逆にやめようとしているその食物をドカ食いするようになって摂食障害が悪化します」。

また、トーマスは心理的要因がどのように食物に対する身体的反応と同じ症状を発生させるかも指摘しました。

「パニック発作や他の不安障害の基準を見てみましょう」と彼女は言います。「パニック発作では、下痢や、あるいは吐きそうだと感じてしまいます。元凶だとされた食物への恐怖はこうした反応を起こす原因になります」。

「食物に対する不安は身体的症状を引き起こします。こうした症状をコントロールする一つの方法として不安の元――グルテン、脂肪、砂糖、化学調味料――の除去があるわけですが、また別の方法として、そもそもこうした食物で不安になる原因を作った神話と嘘を除去するというのもあります」。

これは、不安を煽るデマ屋が跋扈している時代にはむずかしい作業です。トーマスのところにたどり着く前に、患者の多くは普通の医師のところへ行って、アレルゲンと疑われる物質について検査を受けています。最も多いのがグルテン過敏症の疑いです。もしセリアック病に関する検査の結果が陰性であれば、そこから摂食障害が始まる可能性もあります。

「患者はほかの、医師ではないアレルギー専門家のところへ行って、何百、何十という食べてはいけない食物のリストを印刷した紙を受け取ります」とトーマスは言います。「食べられるものなんか残っていません」。

タイソンとトーマスによれば、ダイエッターはしばしば食物への恐怖を「食生活習慣」というもので正当化しようとします。脂肪がタブーの場合は、菜食主義やヴィーガンが脂肪除去食を支持する考え方になります。今は、グルテンを含んだ小麦や他の「危険な穀物」の消化について進化論に基づいた説明をする、原始食ダイエットが人気です。

タイソンもトーマスも、菜食であれ、原始食であれ、グルテンフリーであれ、食生活習慣改善の実践者のほとんどが摂食障害を起こさないことを慎重に指摘しています。

「摂食障害はこうしたフードファディズムがあろうとなかろうとずっと存在してきました」とトーマスは言います。「ですが私はこうした食生活習慣は摂食障害の入り口になりうるもので、そして（偏った食事を）続けるのを助けてしまうと考えています。以前は〝ダイエット中なの〟というのは社会的になんの問題もありませんでした。今はもう違います。〝ダイエット〟は禁忌語になりました。現在は〝太るのが怖いの〟と言えば摂食障害じゃないだろうかと心配されます。でも原始人ダイエットやグルテンフリーならだれも咎めません」。

除去食生活が、場合によっては食制限の言い訳として機能するという考え方を、多数の食生活習慣実践者は迷惑だと感じています。ですが、問題を認識する人は増えています。勇気をもって意識向上に努める一人が「原始食栄養士」エイミー・クバルです。資格を持つ栄養士で一〇年以上原始食のコミュニティーで活動してきました。二〇一四年二月、エイミーは有名な原始食のウェブサイトで、自分が拒食症であることをカミングアウトしました。

「私の場合[101]」とエイミーは書いています。「原始食は除去食を正当化する便利な手段でした。私は脂肪に対する激しい恐怖によって摂食障害の世界に入りましたが、原始食ではこの恐怖はなくなりませんでした。少し和らぎましたが、同時に今まで〝安全〟だった食べ物も悪玉になってしまいました。炭水化物、乳製品、豆類、穀類、脂肪は悪玉で、リストはどんどん膨らんでいきました」。

エイミーは自分の体験と原始食コミュニティー一般の印象について正直に話してくれました。「そうね。(原始食ダイエットが)合う人もいるけど」と彼女は言いました。「でも六割から七割は宗教になっちゃいますね。信じて従うことが戒律みたいになる。あれにはグルテン入ってる? これには? 人生がそれを中心に回ります。どこへ行っても食べ物のことを考えるようになるんです。私のクライアントでもレストランや家族や親せきとの会食に自分用の食べ物を持っていく人は増えるばかりです」。

話せば話すほど、エイミーは人々がこうした問題や、自分や周囲の人々の人生に及ぼした影響について知ろうとしないことにイライラしているように見えました。

「秘密なんです。これは触れてはいけないタブーです」と彼女は話してくれました。「一年前、私の体重はだいたい七二ポンド(三二キロ)でした。誰も何も言いませんでした。誰も! 助けになってくれるはずのナチュロパス〔自然療法士〕のところへ行きました。そうしたら彼女は私にクレンズ(食事をジュースなどに置き換えてデトックス〔detoxification の略。体内の有毒物・老廃物を排出するとされる健康法〕させるもの)させたの。クレンズよ! もうちょっと(体重を)取り戻さなくちゃいけないときに便秘解消よ」。

問題の一部は彼女のような人々が自分は食物に対して過敏に反応すると考え始めることで、これで「もうちょっと取り戻す」のは不可能になります。エイミーも標準医療ではないアレルギー専門家のところへ行って血液検査もなしにセリアック病だと診断されました。

「その後は一切グルテンなしです。そのあと、きっと自分はナッツに過敏だと信じるようになりました。それから、きっと乳製品が消化できないんだと信じるようになりました。自分でこう信じるようになると、それは(思った通りのことが起こる)自己達成的な予言になります」。

エイミーはもう乳製品やナッツに過敏ではありません。摂食障害の専門家と一緒に治療に取り組んで乳製品は実際に自分を傷つけることはないと信じられるようになったのです。

「彼は食べて試してごらん、と言いました」と彼女は話してくれました。「そうしたらすっごくバカバカしいことに、気分が悪くならなかったんです。正直言って、グルテンもそうだといいと願っています。考えを変えて食べてみたら、全然大丈夫というようになるのを願っています」。

最初に正しい検査を

体の不調につながりかねない誤診断を受ける、または自己診断するリスクはグルテン過敏症や食物アレルギーに限りません。ノースカロライナ大学医学大学院教授でリューマチの専門医であるノーティン・ハドラーは、専門家としての活動を通して、よくある症状――にきび、頭痛、疲労感、しわ、関節痛が医学的な症状とされてしまうことを批判し続けています[102]。こうしたものが病気の症状だと認識されると、不安症、さらなる痛み、不必要な食事療法、不必要な医療処置につながってしまいます。ハドラーは「普通の」医師は患者にたくさんの薬を出して手術をしたがるという一般的に信じられているドグマを著書『不安という病――過剰治療のアメリカにおける健康の処方』〔未邦訳〕でズバッと一刀両断にしています。彼は、ダイエット指導者であれ、一般的な開業医であれ、すべての過剰診断について批判しているのです。

「検査やラベリングはとても危険です」と彼は私に警告しました。「それで自己イメージが変わってしまいます。それは診断をするのが私でもナチュロパスでも同じです。医者に行くというのはささいなことじゃありません。治療を試してみるというのは、ただ薬を飲むということではなく、その薬が現している考えを受け入れるということなんです」。

ハドラーにとってエイミー・クバルの体験談は大きな勝利を象徴しているかもしれません。自分の診断に疑問を持つ勇気が治癒につながった例です。ですが、こうした体験はめったに起こりません。診断に伴う自己イメージの変化を逆転させるのはとてもむずかしいのです。エドワード・タイソンやジェニファー・トーマスのような摂食障害の専門家は、患者と何時間も個人面談をして、信頼と率直さを育てていきます。自分のアイデンティティ、自分への信頼、金も時間もかかる食事療法の儀式が見当違いだとわからせるには他に方法はないのです。

「除去してきた食品との関係を、もう一度問い直してみませんかと求めることは、改宗しませんかと求めるようなものです」とタイソンは言います。「注意深くやらなくてはなりませんし、長い時間も必要です」。

用心深く進めるという点でタイソンのやり方は正しいものです。集団社会性疾患であっても、調子良く自信満々でやって来て「心配ない。すべては思い込みだ」と叫ぶのもまったく効果的な方法ではありません。集団社会性疾患の専門家で精神科医のサイモン・ウェズリーは、コカコーラ事件のような状況に対して対処するときには思慮深くあることを強調します。

「ある症状がおそらく心因性だというはっきりした公的メッセージは[103]、症状が広がるのを阻止する一助となるでしょう」とタイソンは『ニューイングランド・ジャーナル・オブ・メディスン』誌に書いています。「だが、その反面、もう影響を受けている人たちとその家族を遠くへ追いやってしまいます。これは被害者を責めている、または貶めていると受け取られることなく、科学的な現実を伝達するという困難な仕事なのです」。

いうまでもなく、私自身もまたこの困難な課題に挑戦しているわけです。

さて、科学はすべてに答えられるわけではありません。心因性らしく見えるものが実は身体性であることもあります。これは未診断の数百万人のセリアック病患者にとっての悲しい現実です。悲しむべきことに、医学の歴史は誤って心因性だと診断された身体的性の症状の事例であふれています。多発性硬化症は長い間非常に稀な病気だと考えられてきましたが、実は二〇世紀前半には日常的にヒステリーと診断されてきました。[104] これから先もまちがいなくさらに同じような事例が出てくるでしょう。

さらに、身体症状が誤診された事例があるからと言って、集団社会性グルテン過敏症の可能性を捨てていいわけではありません。プラセボ効果やノセボ効果など存在しないという意味ではないのです。さらにニセ医学詐欺師やデマ屋を信じるべきだという意味でもありません。こうした詐欺師は主流派の研究を使って反主流派的な鬱憤を掻き立て、それを商売道具にして、自分たちが作り出したパニックで儲けているのです。

事実として、パールムッターやデイヴィスは、科学はすべての答えを持っているというふりをしています。対して、主流派のセリアック病専門家は、不確実さを認めようとしています。異端児を気取るダイエット導師たちとは違って、彼ら専門家が示しているのは、注意深さ、厳しさ、謙遜です。そうした態度がデッィケのセリアック病に対するグルテンフリー療法を産みだしたのです。本物の医学の進歩を作っていくのは彼らなのです。

ほとんどの人は何百もの査読論文を読んだり専門家にインタビューしたりする時間はありません。パールムッターやデイヴィスのような人物は、自分の本を科学的な引用だらけにして効率よく自分たちの正体をカモフラージュしています。幸いなことに、もう一つ別のニセ預言者判別法があります。彼らの説教を過去の奇跡的治療法の売人の口上と比較してみればいいだけです。やってみれば、ほとんど変わっていないことに気づくでしょう。二〇世初頭の食事療法の提案者は、まるで信仰療法の治療師のように、自分の療法は、たちどころに人生を変える力があると証言しています。多くの場合、話は自分の個人的な改宗の物語から始まります。食物史の研究者、ハーベイ・レベンスタインの言葉によれば「(彼らは) 提唱する食事療法によって奇跡的に治癒した自分たちの恐ろしい健康問題について語ります。[105] 医療界の現代最高の頭脳も匙を投げるような、不可思議な、あるいはよくある身体的・心理的不調が、ある食物を加えたとたん、あるいは除去したとたんに消えてしまうのです」。『「いつものパン」があなたを殺す』の著者ウィリアム・デイヴィス博士は最近のラジオ討論で自分の食事療法について、[106] まさにこうした信仰復興運動スタイルの主張をしています。

体重が減り、リューマチ関節炎の痛みが消え、多くの自己免疫疾患が減少し、喘息が減り、精神的疾患が減ります。そうです。食事療法として使うこともできるし、痩身の道具として使うこともできます。しかし、同時に健康が変化するのもわかるでしょう。私は人々が死の瀬戸際から回復するのも見てきました。決して誇張ではありません。人々の車椅子が、松葉づえが、歩行器が不用になったのです。人々のインシュリン、一日三度の糖尿病の薬、リューマチ関節炎の薬が不用になり、一日二度の喘息吸入薬が不用になったのです病気で弱っている人たちに奇跡を約束する、これは最悪の捕獲型マーケティングです。それだけでなく、デイヴィスやその他のグルテンマニアにやってみるべきだと勧められるままに人々がグルテンフリーダイエットを「試してみる」のは、これほど多数の患者がいる本物の現実の病気であるセリアック病を「怪しげな病気」にしてしまうことになります。グルテンフリーの食事にするのは娯楽ではありませんし、新しい痩身法でもありません。進化が私たちに命じていることでもありません。グルテンフリーでがんが、アルツハイマーが、自分が恐れる病気が防げるというエビデンスはありません。むしろ摂食障害を起こし、以前にはなかった症状が出てくるかもしれません。

だから、現代への不安を広げたり、奇跡を約束したりしない専門家の言うことを聞く必要があるのです。コロンビア大学医療センターのセリアック病センター長ピーター・グリーン医師はグルテン過敏症なのではないかと疑っている人々に医者に行って検査を受けるように呼び掛けています。[107] セリアック病は遺伝性だと彼は指摘します。自分が患者であるなら、家族はそれを知るべきだと。これは他の専門家も賛成しています。

健康について情報発信する熱意ある医師で、ブログ「反小麦女子の冒険」を書いているプリヤンカ・チューも賛同しています。一〇年前、プリヤンカの六歳の弟プラナフに典型的なセリアック病の症状が現れました。異常な低身長、体重減少、消化器の問題。幸いだったのは、プリヤンカの母が小児消化器専門医で、症状を見てすぐさま食事の問題だと認識したことでした。必要な検査を経て、少年はセリアック病だと診断され、グルテンフリー食に変えて、症状は速やかに改善しました。

この時プリヤンカは一二歳でセリアック病患者には見えませんでした。背は高く少し太り気味で、生活習慣の問題も消化器系の問題もありませんでした。けれども弟がセリアック病だったので、家族全員が検査を受けました。姉のプラジニカも両親も陰性でしたが、プリヤンカは陽性でした（家族はそれ以来毎年検査を受けています。セリアック病はまだ不明な環境要因が引き金になって発症することがあるからです）。

「もし弟に診断が出なければ、私にも診断が出なかったでしょう」と彼女は話してくれました。「まちがいなく、自分の家族への責任があるのです」。

プリヤンカは、さらに自分がセリアック病であることを認識しないままグルテンフリー食を始めた人たちは、自分の深刻な身体状況を過小評価するかもしれないと心配しています。

「グルテンフリーにしなければいけない厳密な理由がなければ、それをさぼってしまうかも知れません」と彼女は言います「それはとても危険です。そしてセリアック病によく伴うほかの状態、糖尿病や骨粗鬆症についても検査をしていない可能性があります」。

つまり、もしグルテン過敏症かもしれないと疑いを持ったら、セリアック病かどうかを、自分のため、家族のため、そして深刻な症状を軽く認識されたくない多数のセリアック病患者たちのためにも検査を受けましょう。そして、メイヨー・クリニックのジョセフ・ムーレイ医師があるインタビューで述べているように、[108] 正しい検査を受けるべきです。ナチュロパス・ドクターやパールムッター博士推奨のサイレックス・アレイ検査のような未承認の診断ツールに頼るのはやめましょう。なぜでしょうか？　アレッシオ・ファサノ医師に聞いてみました。[109]

新しい薬や検査を開発するときには、アメリカ医師会の定めた（従うように求められる）ルールがあります。これは軽く考えてはいけないものです。医療は健康を扱っています。すなわち人類の幸福にかかわっていますから、まちがいなく正しく行うようにしたいのです。新しいツールや新しいバイオマーカー、新しい検査を開発したら、何よりも先にルールに基づいて検証をされなくてはなりません。グルテン過敏症用の検査はこの厳しい検証過程を経ていないのです。

まず最初に検査を、正しい検査を受けましょう。そして、もしセリアック病でなくても、主流医療に失望しないで下さい。逆に、あなたのグルテンへの恐怖は、神話と迷信だけに基づいた根拠のない食物恐怖症の長い歴史の最新のものに過ぎず、この食物恐怖症はあなたの大好物を台無しにして、摂食障害へ導く危険があることを考えて見てください。

結局のところ、肥満恐怖が行きつくところはそこなのです。

第3章　脂肪の魔術

なぜデンマークはデニッシュに税金をかけたのか?

何十年もの間、「低脂肪」という言葉は心臓の健康と減量を意味していました。長生きするため、体重を数キロ落とすために、何百万という消費者が大好物を諦めてきました。脂肪ゼロ・ヨーグルト、ダイエット・ラテ、脂肪の少ない七面鳥のベーコン。食料品店は脂肪たっぷりの美味しい食品の代用品でいっぱいです。そして、私たちは美味しくない代用品をやっとのことで飲み込みます。食品会社は毎年のように低脂肪食品と普通のごちそうのギャップを埋めようと何百万ドルも費やして極地の魚のクローンで作った不凍タンパク質[1]を使って低脂肪アイスクリームの「口どけ」を良くしようとしたり（ユニリーバ）、揚げ油を吸わない特別な衣[2]を使ってフレンチフライを揚げてみたり（バーガーキング）と、いろいろ試みたり（失敗したり）しています。

資料を調べて専門家に相談すれば、脂肪たっぷりの美食を諦めて低脂肪の健康食に切り替えるのは、とても論理的な選択に見えるはずです。アメリカ心臓学会は無脂肪乳か低脂肪乳、「油を使わずに料理した」野菜、脂肪を切り落とした豚もも肉、皮なしの鶏むね肉だけを食べるようにアドバイスしています。[3] さらに料理人は低脂肪ピーナッツバターを使い、バターの代わりに（バター風味の）料理用スプレーを使うべきだと言います。そうすれば心臓病を予防して体重増加を避けることができるのだそうです。[4]

心臓学会はどんな脂肪であっても多すぎるのは良くないと眉をひそめますが、中でも脂肪分子が水素原子で飽和している飽和脂肪酸という脂肪はまちがいなく死につながると断言しています。「確かな科学の何十年にもわたる成果が、飽和脂肪酸が悪玉コレステロールの値を上げ心臓病のリスクを上げることを証明しています」[5] と心臓学会のウェブページには書いてあります。疑いの余地などありません。アメリカ心臓学会にとっては、飽和脂肪酸に関する科学的知見はベーコンを食べ過ぎた後の血管のように固く揺らがないものなのです。

アメリカ心臓学会はまちがっています。確かな科学の何十年にもわたる成果はそんなことは証明していません。これは単に数十年に渡って健康政策担当者が大声で主張してきたことに過ぎないのです。そして残念なことに健康政策担当者はいつもしっかりした科学に基づいて発言しているとは限りません。脂肪について意見が一致していることがあるとすれば、カロリーをとりすぎると体重が増えること、そして脂肪は高カロリーだということです。しかし、飽和脂肪酸の心臓病に対する正確な影響については、とてもではありませんが何かを断言できるような状態ではないのです。高脂肪食の肥満率に対する影響であってもそうです。たとえば、心臓病学会は二〇一二年に『アメリカ臨床栄養学会誌』に発表された研究について触れていません。[6] この研究によれば乳製品に含まれる飽和脂肪酸は循環器疾患のリスクを減じる可能性があり、一方赤身の肉に含まれる飽和脂肪酸は疾患リスクを増やしているように見えます。さらに心臓病学会は二〇一三年に『内科学会誌』で発表された研究にも触れていません。この研究は脂肪を減らそうという呼びかけに疑問を投げかけています。[7]「現在のエビデンスは高度不飽和脂肪酸酸の消費を推奨し、飽和脂肪酸の消費を控えるように呼びかける循環器系疾患のガイドラインをはっきりとは支持していない」と著者は言っています。アメリカ心臓学会は確かな科学による当然の結果として、この食事ガイドラインを巡る明らかな矛盾を無視できると考えているようです。

科学的には不確定であるにもかかわらず、教条主義的な反脂肪の語り口はとても説得力があります。そのせいか、最近、国を挙げて飽和脂肪酸に煙草税や酒税のような「害悪税」をかけることにした国があります。デンマーク国民は他国民と比較しても健康で細身です。[8] アメリカ人の三五・九パーセントが肥満なのに、デンマーク国民で肥満なのは一三・四パーセントだけ。にもかかわらず、デンマーク政府は予防的対策が必要だと感じ、二〇一一年に世界で最初に飽和脂肪酸に税金をかけることにしました。[9] 国民は飽和脂肪酸を二・三パーセント以上含む食用油、バター、チーズ、ベーコン、ソーセージ、ラードに、渋々ながらも余計なお金を払わなくてはいけなくなったのです。ピザや、バタークッキー、そしてもちろんデニッシュ〔パンの一種〕などの加工済み食品も、この成分を含んだものは値上げされました。

アメリカの公衆衛生について主張する有名人たちは、この税金を不確かな科学に基づいた早まった動きだと非難する代わりに、増加する肥満率と肥満に伴う慢性病減少に向けた勇気ある一歩だと褒めました。「デンマークの革命的な実験にお祝いを述べさせてほしい」[10] ニューヨーク大学の公衆衛生学、栄養学、食品学の教授マリオン・ネッスルは書いています。「結果が出るのが待ちきれません」。

結果はがっかりするようなものでした。怒ったデンマーク国民は禁止された脂肪を買おうと国境を越えてドイツやスウェーデンまで出かけていきました。そしてわずか一年後にデンマーク税務省は脂肪税を廃止すると発表しましました

飽和脂肪酸がタバコのように公衆衛生上とてつもないリスクを示しているのであれば、デンマーク政府官僚の脂肪税の試みも正当化されたでしょう。実際、ネッスルなどの税賛成派は、タバコを例にあげて、予想される有益さを説明していました。賛成派があげた根拠は単純明快です。「紙巻きタバコは全世界で害悪税の対象となって成功しています」。タバコの煙は私達の肺を詰まらせ、癌の原因となります。飽和脂肪酸は私たちの身体を余計な塊で詰まらせ、慢性病の原因となります。両方ともが公衆衛生の否定できないリスク要因であり、究極の予防策を必要とします。政治的には脂肪税の根拠は不確かだったかもしれませんが、デンマーク政府と世界の公衆衛生の擁護者たちにとっては、

はっきりとした科学的な根拠があるものだったのです。

しかし、その科学的な根拠ははっきりなどしていませんでした[11]。それどころか、はっきりとしていたことなど一度もないのです。

すべては大嘘だった

一九六〇年代から科学者とジャーナリストは飽和脂肪酸を消費すると肥満になり死亡するという常識的な知恵に疑問を持ち、真偽を追求してきました。肥満が増え続けるアメリカでは飽和脂肪酸は食品ピラミッドのてっぺんに追いやられて消えそうになっています。こうした状況に異議を唱える声は長い間無視され続けてきました。大衆と政治家が飽和脂肪酸を激しく中傷してきたために、科学界における確信のなさがわからなくなってしまっていたのです。脂肪をめぐる不安商法がはびこっていました。一九六五年の新聞記事は低糖質ダイエットを論破するハーバード大学の栄養学者ジーン・メイヤーの言葉を引用しています（このダイエットは）脂肪の消費を増加させるので「ある意味大量殺人に等しい[12]」。その後たった数十年のうちに、アメリカ人と世界の大部分の人々が脂肪の多い肉とバターをタバコと同じぐらい恐れるようになったのです。

ゆっくりと、しかし確実に、懐疑派が声を上げるようになってきました。低糖質ダイエットを大量殺人に、飽和脂肪酸をタバコにたとえることのバカバカしさに黙っていられなくなったのです。最も有名になったのはこの二つをまとめて発表したアメリカ人科学ジャーナリスト、ゲイリー・タウビズでした。「食物と脂肪のわかりやすい科学」「すべて大嘘だったらどうする？」と題した二つの記事で、食物の何が循環器系疾病と肥満の原因となっているかは誰も知らないという説得力のある事例を描いてみせました。[13] 飽和脂肪酸は都合のよいそして現代的なスケープゴートに過ぎなかったと彼は論じています。

タウビズは二つの記事に続き、さらに影響力のあった『良いカロリー、悪いカロリー』〔未邦訳〕という本で、肥満と心臓病について、脂肪ではなく炭水化物を責めています。体重増加の原因についての説には大きな議論の余地がありますが（タウビズ本人もデータが必要だと認めています）、飽和脂肪酸を悪者扱いすることに対する反論は的を射たものでした。飽和脂肪酸を炭水化物で置き換えても循環器系の疾病率はまったく改善されませんでしたし、数々の研究がアトキンス博士と博士の信者たちは頭がおかしかったのではないと証明しています。減量についても、長い目で見たときには、高脂肪食は低糖質食よりも悪いわけではありませんでした。[14] おまけに、食事を切り替えてすぐの時期は、ずっと効果が高いように見えました。今となっては、飽和脂肪酸を完璧な食の魔物として描くのは、もう無理です。

これを見れば、読者の皆さんは、すべての科学者や政策立案者は、飽和脂肪酸の危険性を信じて危険な賭けに出るよりも、その危険性ははっきりしていないと認めるだろうと思うでしょう。けれども、エビデンスに対しては鈍感で、問題をめぐる議論の存在を無視しがちになるという根深いバイアスの証拠があります。二〇一四年六月の『タイム』誌の表紙の主役はシンプルな命令調の煽り文句「バターを食べよう」でした。多くの栄養学者は、飽和脂肪酸を悪玉呼ばわりするのは行き過ぎだが、体に良いわけではないと説明します。ハーバード大学の医師で栄養学者のウォルター・ウィレットはCNNの取材に対して、オリーブ油のような「心臓に良い」植物油の方が、当然ながらバターより健康に良いと答えています。[15] そして激しい意見交換の場となった「ハフィントンポスト」では、イェール大学のデイヴィッド・カッツ博士が低脂肪・高植物食を推奨するのは絶対にまちがいではないと論じました。実のところアメリカ人はオリーブとケールを嫌って飽和脂肪酸を選んだのではなく、ただ、ジャンクフードを選んだのです。カッツ博士が「ローカロリー・クッキーへの大転換[16]」と呼ぶ現象です。では、飽和脂肪酸をけなしたのはまちがいだったのでしょうか？　おそらく「ほとんどまちがいなくバカなことをやったのです[17]」とカッツ博士は言います。でも、またここでも、そうじゃないかもしれません。

「とても説得力のあるデータがあります[18]」と、普段は教条主義的な食習慣のアドバイスに冷静に反対するカッツ博士は書いています。「どんな食品と食習慣が早死にと慢性病のリスクを下げるかと言えば、それは飽和脂肪酸がたっぷり含まれた食事ではありません！」。同様の自信を込めて、アメリカがん研究協会（ＡＩＣＲ）は、ウエブサイトで「多数の研究によれば、植物食中心の人々は（中略）より痩身で、より健康的な生活をし、死亡率が低く、がんと他の慢性病のリスクも低い」と宣言しています[19]。

とはいえ、ＡＩＣＲが好意的に取り上げている研究は、決定打からはほど遠いものです。より痩身でより健康的な生活に導くのは何なのかは、科学的には確定的ではないのです。まず、「より痩身」を見てみましょう。アトキンス式ダイエット、原始食ダイエットの実践者、そしてまた肥満の専門家も、植物中心に食べたほうがやせるという考えに激しく抗議します。すべての栄養学と同じように、痩身の科学は複雑で確実性に欠けるのです。適度な運動の相対的な有効性は、長い間肥満率を下げる鍵だと考えられてきましたが、現在、厳しく再検討されています（『国際疫学ジャーナル』誌の最近の論説は「身体活動は肥満リスクに影響しない——一般向け健康メッセージをはっきりさせよう」と題されています）。ゆっくりと徐々に体重を落とすべきだという知恵でさえ再検証の対象となっています。新しい研究によれば、急激に体重を落とした人のほうが、徐々に体重を落とした人よりもリバウンドしやすいわけではなさそうなのです。誰もがカロリーを減らすことが非常に重要だと一致する一方で、最適の方法をめぐっては熱い議論が続いています。『ダイエットフィックス』〔未邦訳〕の著者で肥満学の権威とみなされているカナダのヨニ・フリードホフに代表される医師たちが、「最適なのは、あなたが長期にわたって続けられる自分に合った方法なのです[20]」と主張するのは、そういう理由があるからです。

低脂肪ダイエットで痩せられるのかという話はここまでにして、より健康になれるのかという話を考えましょう。これもまた、科学的に確かな結論は出ていません。心臓病における飽和脂肪酸の役割がわかっていないのです。ディーン・オーニッシュ博士は心臓病を改善させる上で低脂肪ビーガン食の効果を示唆する研究をしましたが、彼の食事療法は毎日何時間ものストレス管理テクニックを導入するなど決定的なライフスタイルの修正を必要とします。メディテーションや毎週のグループカウンセリング・セッションの有効性なしで、オーニッシュ博士の勧める食事だけで健康状態が良くなると証明する方法はありません。

はっきりとしたエビデンスなしに飽和脂肪酸を責めるのはまちがいです。二〇一三年一〇月『イギリス医療ジャーナル』誌で循環器専門医のアシーム・マルホトラは、医師は心臓の健康状態と動物性脂肪が少ない食事を結びつけるのはやめなければならないと率直に書いています。[21]「最近のコホート研究〔疫学的観察研究〕では、飽和脂肪酸を食べることと循環器の病気の間のはっきりとした結びつきは確認されていません」。

マルホトラの論説はイギリスの政策担当者から強い反発を招きました。イギリス公衆衛生庁（PHE）の長官アリソン・テットストーンは、「政府は豊富なエビデンスに基づいて推奨をしています」[22]。この記事は研究ではなく、意見に基づいたものです」と発言しました。マルホトラはこれに反論しています「独立したエビデンスを分析した結果[23]」と彼は言っています「未加工食品に含まれる飽和脂肪酸は有害ではなく、おそらくは有益です。さらにバター、チーズ、ヨーグルト、卵は、一般に健康的で、有害なものではありません」。

つまり、減量と心臓の健康に関して最適の脂肪摂取量、そしてその脂肪の種類についてのコンセンサスはないのです。これは予想されたことです。栄養科学では不確実性と懐疑主義が基本であるべきです。食事と体重と病気の関係を研究するのはとてつもなくむずかしいことで、しかも本当の意味で、お手本のような対照研究は不可能なのです（さあ、この国の半分の人は三〇年間たくさんバターを食べましょう。そして残りの半分の人たちは菜食にしましょう。そしてこの研究は盲検であるべきです。どちらの半分も自分が何を食べているのかわからないようにしましょう！）。デンマークの脂肪税には確たる根拠はありませんでした。またハーバード大学の栄養学者グループは、新たに健康的な一皿を発表するにあたって、バターの量を限定しましょうと呼びかけるだけの十分なエビデンスを持っていませんでした。バターを食べると循環器系の病気になる可能性は、あるともないとも言えません。

減量についても同じです。現在のところ、体重をコントロールする唯一証明された方法は、ほどほどに食べるということだけです。低脂肪、低炭水化物、低なんとかダイエットを成功させるために共通しているのは、摂取量を減らすことだけです。脂肪なのか炭水化物なのかか、どちらをターゲットとするべきかはまだ研究では実証されていません。これで、話は終わりです。これ以外のことを言う人はおそらく自分に効いたダイエットを薦めているだけ、あるいは商売のためにそれを薦めているだけです。

OK。脂肪を食べたからといって必ずしも太るわけではないのはわかりました。でも、役所の公衆衛生担当者は、ずっと飽和脂肪酸が少ない食事を勧めています。そしてこの「推奨される食事」が極めて不確かなものであることについては説明を放棄しています。健康意識の高い消費者は、まだローファット・アイスクリームを選び、ターキーベーコンを好んでいます。この根強い反脂肪バイアスはダメな科学のせいなのでしょうかそれとも何か他の原因があるのでしょうか？

スケープゴート

タウビズの著作『良いカロリー、悪いカロリー』〔未邦訳〕と、ジャーナリスト、ニナ・タイショルツの『超びっくり脂肪の話』〔未邦訳〕によると、私たちが脂肪を恐れるようになった始まりは、二〇世紀半ばの栄養学者アンセル・キーズにあるそうです。タイショルツは、キーズのひどい人柄を次のように描いています。権力に飢えていて、傲慢で、冷酷で、一度仮説を立てるとエビデンスがどうであれ、それにいつまでもこだわるタイプの研究者。「心臓病だけでなく、肥満も、がんも、糖尿病も、他の病も、すべての慢性病が長年脂肪を食べてきたせいにされたのは[24]」とタイショルツは書いています。「アンセル・キーズが、栄養学主流派にこの考えを植えつけるまで売り込み続けた根性から生じているのです」。

タウビズもこれに同意します。彼が補足するところによると一九五〇年代以前はほとんどの人が肥満は余分な炭水化物摂取によって起こるものだと知っていました。タウビズの本は、これを証明するために一八六三年の肥満についての手紙が痩身法のマニュアルとしてベストセラーになったイギリスの葬儀屋、ウィリアム・バンティングについて検討するところから始まっています。タウビズによれば、バンティングの戦略は、アトキンズ博士やその後の糖質制限食推奨者の方法とほぼそっくりでした。「一日三食、一食当たりおおむね五、六オンス〔一四〇~一七〇グラム〕の肉、魚、あるいは野鳥に、一、二オンス〔三〇~六〇グラム〕の古パンのトーストか加熱したフルーツを添えて食べた。夕方のお茶の時間にはもう数オンスのフルーツかトーストを食べた。その他の砂糖または炭水化物を含むもの、パン、ミルク、お菓子、ビールとジャガイモなどは丁寧に避けていた[25]」。

だがタウビズは低糖質ダイエットが時代を超えて存在していたことを論証しようとする熱意のあまり、バンティングの痩身法の中心となっている特徴を見落としてしまっています。彼の痩身法は低脂質でもあったのです。二〇世紀初頭のダイエット本『いかに痩せて、いかに肉付きをよくするか』〔未邦訳〕は、バンティングのダイエット法は「できる限りのすべての甘いもの、でんぷん、そして**油の多い食べ物を避ける**[26]」必要があると述べています（強調は著者による）。バンティングはバターとクリームを禁止していて、付録で「豚肉は太る性質がある[27]」と書き、またダイエットをする人はサケ、ニシン、ウナギも「脂っこいので」避けた方が良いだろう、と書いています。

どうやら反脂肪バイアスには、アンセル・キーズ以上のなにかがあるようです。タウビズとタイショルツはあたかも現代の脂肪への恐怖が、二〇世紀の筋の悪い科学が伝統的な食生活の知恵に勝利したことに起因しているかのように書いています。しかし、キーズの主張を調べるだけでは、バンティングと彼の同時代人が、なぜ脂肪を食べると太ると考えたのかを説明できません。

実際はバンティング、キーズ、デンマーク政府、アメリカ心臓学会、そしてほとんどのアメリカ人が、とても古い呪術的思考の影響下にあるのです。痩せるといいなと願いながら、まずいアイスクリームや水っぽいヨーグルトや脂肪の少ないバイソンの肉を買うとき、その人は古い、説得力のあるお馴染みの決まり文句「あなたは食べたものでできている」を御神体として祀る神話の信者になっているのです。

私たちはこの神話の歴史的な影響を、自分の命を危険にさらしているのに無視しています。栄養科学の言葉は広大で漠然としていて、激しい議論が起きているため、聖典の言葉のように、何であれ自分のバイアスを裏付けるデータをつまみ食いしやすいのです。脂肪への恐怖を乗り越えて合理的な食の選択をはじめたければ、もっとたくさん研究をするよりも、「あなたはあなたが食べたものでできている」の正体を認識して、脂肪の魔術を信じるのをやめることです。

なぜ魔法がもっともらしく思えるのか

二〇一四年初頭、ほんの一瞬ですが奇妙な中国の犯罪事件が欧米メディアの注目を集めました。欽州市〔ベトナム国境に近い中国の地方都市〕当局がトラ三頭を購入して食べた罪で不動産開発業の男と共犯者数名を逮捕したという事件でした。検察によると、男はトラのペニスを食べ、トラの血を飲むなど特殊な嗜好を持っていたといいます。[28] 共犯者は一四名に及び、密輸業者一名とともに裁判にかけられ、全員が過去数年間に一〇頭以上のトラを殺したとして有罪を宣告されました。

中国の漢方に馴染みがない人にとっては、トラのペニスが好物というのは奇妙に感じられるでしょう。けれども、検察は当然そのことを知っていたはずです。この男が選んだメニューは、今も自然保護や動物愛護の活動家たちを嘆かせている昔からの伝統を反映しているのです。これより一〇年前、『ニューヨークタイムズ』紙に掲載されたアフリカとベトナムのサイとトラの生息数の減少についての記事[29]が、男の動機を完璧に説明してくれます。記事によれば、密猟者が動物の骨、肉、血を台湾、香港、中国、シンガポールに売るために殺戮しているのが生息数減少の原因だというのです。こうした需要は、中国漢方施術者の還元主義的な世界観における強力な神話[30]、「あなたは食べたものでできている」から生まれています。トラの目は視力を向上させ、トラのペニスのスープ煮込みは男性の精力をつけ、熊の掌の柔らかい肉は力を与えると言われているのです。

食べたものの物質的——そして道徳的——な性質を吸収できるという信仰は全世界に広がる迷信で

す。偉大なる魔術の理論家ジェイムズ・フレーザーは、『金枝篇』（邦訳は岩波文庫、国書刊行会など）で、ある効果は原因となるものを模倣するという考え方である「交感魔術」に基づいて、有名な食物ルールを果てなく列記しています。アメリカ原住民はシカ肉を食べると足が速くなると信じる[31]一方で、動きが鈍いクマや、自分の糞の上で暮らす哀れな鶏や、太ってのたうつブタを食べると、頭も体も動きが鈍ると信じていました。トルコでは、話すのが遅い子供には鳥の舌を食べさせました。ズールー族の魔法医は患者に長寿を吸収させようと年老いたカラスの骨をすり潰して処方しました。オーストラリア北部のアボリジニは、高くジャンプできるようにカンガルーとエミューを食べました。インド、アッサム地方のミシン族は、力を守り強めようと男性にはトラを食べさせたましたが、強い意志を持つことを恐れて、女性には食べさせませんでした。

呪術的思考は、ある意味で宗教的な信仰より科学に似ています。魔術を律しているのは、シンプルで直観的にはもっともらしい自然界を神のような超自然的な力抜きで説明する法則です。ビートの汁は赤い。血は赤い。だからビートの汁を飲むと血が補給されるに違いない。これだけ聞けば聞けばいかにもその通りですが、完全にまちがいです。ビートの汁が血に変わると思うのは単なる質の悪いニセ科学です。同じように、昔は楽園だったと思うのも質の悪いニセ歴史に他なりません。

疑いなく、「あなたは食べたものでできている」が真実である場合もあります。たとえば、ニンジンを食べ過ぎると肌が黄色っぽくなりますが、これはカロテン血症という状態です。しかし、物理学の予測が現実になる場合と違い、「あなたは食べたものでできている」は、どれほどもっともらしく見えても迷信であって、科学ではありません。バイアグラが登場して以来、中国のトラのペニスの市場は小さくなり続けています[32]。でも、減量法のバイアグラは発明されていないので、低脂肪商品の市場は健在です。

私たちが感じている脂肪への恐怖の正体を認めなくてはなりません。そうしない限り、「あなたは食べたものでできている」神話が栄養科学を脱線させ続け、ダメな公的政策を産み続けます。一番困るのは人々が七面鳥ベーコンやスキムミルク・ラッテやエディーの低速攪拌アイスクリームを食べざるを得ないようになることです。

脂肪を食べると脂肪がつく

「あなたは食べたものでできている」神話を使って、何をすると太るのかを考えれば、動物の脂肪を食べると脂肪がつくということになるでしょう。そして最古の医学の記録にズバリそのものが書かれています。古代ギリシャの医師ガレノスは紀元二世紀の著作[33]で、太ってる人を、ぽっちゃり、太っている、肥満の三つに区分しました。肥満は、歩いたり、出かけたり、息をしたり、風呂に入ったり、出産したりするのがむずかしく、医療行為が必要だとガレノスは考えました。肥満の患者を痩せさせるための処方はジョギングなどの運動とマッサージと特別の食事でした。「肥満の人は」とガレノスは書いています。「野生動物の肉だけを食べるべきで、理想的なのは山に住む動物である」。ミルクとチーズ、動物の脳、腸、肝臓、脾臓、腎臓は禁止。植物の球根とカタツムリもまた禁ずるべきものでした。

「あなたは食べたものでできている」神話は明らかにガレノスの処方食に大きな影響を与えています。野生の動物は家畜よりも痩せています。山岳地域に住んでいる動物はさらに痩せています。痩せた動物を食べればあなたも痩せたままでいられます。太ったものを食べれば太ります。植物の球根は丸々としていますから、食べればあなたも丸々としてしまいます。カタツムリは脂肪の多い身体の組織を思わせますから、自分の脂肪組織に加えないほうがいいでしょう。もちろんガレノスは自分の処方食が迷信的だとは考えていませんでした。それどころか自分の呪術的思考を合理化するのに、「フモール」という体内の四つの体液が関係しているという当時の最先端の医療科学を使いました（たとえば、彼は肥満は血液が多すぎることで生じると論じました。谷間に住む動物は湿潤な気質なので太っているという具合です）。

ガレノスの時代からずっと後になっても「あなたは食べたものでできている」神話は栄養科学に影響を与え続けました。ルネッサンス時代初期の医師たちは赤いぶどうは血液に良いと言っていました[34]し、イタリアの美食家プラティナ（バルトロメオ・サッキ）は、豚肉は暴飲暴食の原因であると主張し、「豚肉は特に湿潤である」とフモール医学の言葉を使うことで自分の結論を正当化しました。共感魔術の理屈は、ブタは大食漢で、食べるとあなたはブタの大食な性質を吸収するというものです。[35]

この時代、「あなたは食べたものでできている」神話は人々に体内の脂肪は体外の脂肪と同じように振る舞うと考えさせるようになりました。たとえば、一五八〇年に医師エラストゥスは寒い気候は人体の脂肪形成を促進すると書いています。食の歴史を研究するケン・アルバーラが指摘するように、[36]エラストゥスは脂肪細胞の特性と体外にあるバターや他の脂肪の暑ければ液体になり、寒い気温では固体になる特質には連続性があると考えていました。恐ろしいことに現代の私たちの考えもエラストゥスの時代からそれほど変わっていません。「体の脂肪を溶かす」というような表現はダイエットやエクササイズのプログラムではいまだによく見かけます。完全にまちがっているにもかかわらずこの表現は直感に強く訴えかけるので現在も生き残っているのです。ダイエット本は脂肪を燃やす食べ物を勧めます。ニセ医学は文字通り脂肪を溶かすとしてレーザーを売り込みます。脂肪を溶かすレーザー治療は、患者を電球を並べた箱に入れて六〇度の高温に晒させた[37]二〇世紀フランスの医療コンサルタント、レス博士の治療の現代版です。

一七世紀の医師と学者が肥満に対して新しく独創的な方策を開発するころになっても、「あなたは食べたものでできている」神話は最強のまま残っていました。ヨハン・フリードリヒ・ヘルトは、肥満をベルトのサイズ（三六インチ〔約九〇センチメートル〕）で表した最初の人[38]でしたが、下剤、浣腸、発汗剤（汗をかきやすくするハーブ）を組み合わせて処方しました。これらが体内の食物と体液の流れを早くすると考えたのです。ヘルトはまた、塩が油を乾かすのに役立つと信じていて、肥満な人には塩漬け肉をすすめましたが、「あなたは食べたものでできている」説に忠実に脂肪の多い肉の悪口を言っています。フモール医学はさすがにもう時代遅れだったので、油の多い食べ物は消化がむずかしく体に残りやすいという理屈でした。神話を合理化する科学的な言葉は変化しましたが、神話はそのままでした。

少なくともガレノスの時代からは、病的な肥満は医学的治療の対象になってきましたが、一八世紀のイギリスでは、肥満への関心が爆発的に高まりました。歴史学者ルーシア・ダコメは、イギリスの消費者社会が増加する肥満率にいかに直面し、それが現在の愁訴を予見するかのような大衆的アラーミズム（大げさで必要のない警告）に反映されていったかを、年代記としてまとめています[39]。一七二七年の学術論文「肥満症の原因と結果に関する論文」でトーマス・ショートは「われわれの時代よりも肥満症の実例を提供している時代はかつてなかっただろう[40]」と述べています。ショートはこの破滅的な流行に対応するために、フランネルのシャツを着ること、沼地から引っ越すこと[41]などの変わった処方を勧めていました。直感的にわかりやすい「あなたは食べたものでできている」理論も放棄されてはいません。沼地から引っ越すことに加えて、肥満である人々に魚と鶏肉を勧め、脂肪の多い特に子牛肉、豚肉、ベーコン、羊肉などの肉を避けるように[42]言っています。

もしかすると、ショートの処方で体重を落とせた人がいたかもしれませんが、それは脂の多い肉と沼地を避けたからではなかったはずです。「酢やレモンジュースでやや酸味をつけた水[43]」を飲んだからでもありません。これは現代のダイエッターが好む習慣の一つですが、おそらく誰も酸性の液体が体から脂肪を洗い流すという信仰の起源は知らないでしょう。もしそれで成功する人がいたとしたら、ショートが現代でも継続的な体重減少につながる、「ほどほどで、控える[44]」ダイエットというゆっくりとしたメソッドを勧めたからです。

一八世紀を通じて、徐々に肥満が一般的になってくるにつれ個人の体重との苦闘の記録とお決まりの革命的な回復のための処方も増えてきます。これらの処方は細部については驚くほどさまざまですが、脂の多い肉を食べると太るという点では常に一貫しています。イギリスの医師ジョージ・チェインは、肥満を、裕福な者、怠け者、贅沢な者[45]で、最高の珍味、最高に豊かな食と最も大量のワインに彩られている人間だけがかかる新しいイギリスの病と名付けました。彼自身もこの病に苦しみ、ミルクと野菜、種子、パン、あらびきの根菜とフルーツ[46]からなる厳しい食事制限でようやく回復しました。この時代の医学的記録には、同じような事例は豊富にあります。そしてどれも脂身の多い肉と脂肪分の多い乳製品に肥満の原因を置いています。

こうした医師たちにとっては、肉と乳製品の消費に関してはほとんどまったく制限がないアトキンス式ダイエットは馬鹿げたものに見えたでしょう。ウィリアム・ワッドは一八一三年の版を重ねた書物『肥満についての取り急ぎの言及あるいは疾病としての肥満』〔未邦訳〕で、自分の患者の多く、そしてその中でも最も太った患者たちが「動物性脂肪をほしいままに食べる人々[47]」であると書いています。彼の観察では、人々が動物食を食べるのをやめると体重が減り、「菜食の効果について強力なエビデンス[48]」を提供しています。彼が引用している権威の多くも菜食を勧めていました。肉は食べるにしても、油の少ないものを少量だけ、というものです。

けれども、それまでの肥満論者とは違ってワッドは食事の種類が二次的な要因であることに気がついていました。「あなたは食べたものでできている」論による処方は入手できるエビデンスとマッチしていなかったので、気づいて当然です。彼の本には肉をまったく食べないのに肥満になった人々の病例が多く入っています。イタリアの富裕な家[49]で主に植物性の食事を食べている人や熟したサトウキビ以外食べるものがないのに[50]砂糖の季節になると太る中国人奴隷。あるいは、動物性の食事を避けている菜食主義者であっても太るのを否定することはできませんでした[51]。

ワッドは注意深くエビデンスを検討した後、それまでのダイエット指導者たちと袂をわかちます。ある種の食物は他の食物より痩身に効果的だとするのをやめたのです。肥満の減少における動物性食物あるいは植物性食物の効果は、どちらが良いとは言えない、「質ではなく量がただ一つの注意を払うべき点である」と彼は結論付けています。

おそらくそれが結論でしょう。「あなたは食べたものでできている」は、真実ではありません。「あなたはどれだけ食べたかでできている」が真の法則なのです。低脂肪か低炭水化物を選ぶことはできません。量が問題なのです。ワッドの意見は常識に基づいた考え方です。そして、彼の結論は現代の科学が支持する唯一のものです。それなのになぜ未だに油の多い肉が悪玉にされるのでしょう。

高潔な菜食と残酷な肉食

ワッドの本は食の歴史の転換点となる時代に出版されました。偶然にも近代菜食主義のはじまりと同じタイミングだったのです。肥満は近代病であるとの診断は広く受け入れられました。罪深い近代社会とそれに付随する病にうんざりした人々は、いつものように人々が無邪気に暮らし、病気などなかった過去の楽園の神話的な幻想の中に答えを求めました。脂肪の多い肉の有害な影響は、古き良き時代の高潔な菜食の習慣から悲劇的な決別をしたから起こったのだとエレガントに説明されるようになりました。

一九世紀の菜食主義者にとって、肥満は肉を筆頭とするまちがった食物を食べるわれわれに対する新しく最も重い罰に過ぎませんでした。菜食主義者版の過去の楽園では、もちろん植物を食べていたのですが、同時に「あなたは食べたものでできている」理論から強さを得ていました。良くない食べ方、つまり不道徳な食べ方は、あなたの体調を悪くするのです。この理屈によって一八一三年に菜食主義の詩人パーシー・ビッシュ・シェリー〔『フランケンシュタイン』の著者メリー・シェリーの夫〕は『自然食の擁護』〔未邦訳〕を書いています。この本によれば、人間の身体的道徳的堕落は不自然でひどい食習慣が原因だと述べています。「人間と人間が社会的に感染させた動物だけが病む[52]」とシェリーは論じています。シェリーの空想の世界ではイノシシ、野牛、オオカミは寿命か怪我でのみ死ぬが、家畜のブタ、ヒツジ、ウシ、イヌは途方もない種類の病気[53]で苦しみ、彼らの自然を崩壊させた人間と同じく、その苦しみから利益を得る医者がいるのです。肉食の人間は「死の大食漢のポン引き[54]」で、肉を断って長寿だった[55]初期のキリスト教徒を見習わなくてはならないとシェリーは書いています。

『自然食の擁護』の出版の二年後、医師でシェリーの親しい友人だったウイリアム・ラムという人が肉食の危険を一般化するために、肥満と動物性脂肪の間にあると推測された関連を利用しました[56]。

彼の著作『水と植物食と肺病、瘰癧（るいれき）〔結核性頸部リンパ節炎〕、がん、喘息、その他の慢性病』〔未邦訳〕でラムはトーマス・ウッドという粉屋の有名な症例を語っています。ウッドはアルコール度数の強いエール、動物性食品と大量のバターとチーズの食事で非常に太っていました[57]。その後、ウッドは堅パン、小麦粉とスキムミルクか水で作ったプディングという菜食主義の食事にして肥満から回復することができました。これは、ラムにとっては菜食の食事療法で長生きできるようになるという証明でした。「動物性食品は明らかに肥満傾向を生じさせる。わずかな疑いの余地さえない[58]」とラムは警告しています。菜食主義はただ高潔であるだけでなく、がんと喘息を治し、体重を溶かし去ったのです。

シェリーとラムの影響を受けた菜食主義者の中でも最も影響力があったのは、おそらくシルヴェスター・グラハムでしょう。全粒粉で作るグラハム・クラッカーとグラハム・ダイエットの発明者です。一八三〇年代、グラハムは自分が考案した菜食の食事療法を、慢性病、暴力傾向、過剰な性欲の治療法として教えていました。脂肪を食べると脂肪がついて太るように、動物を食べると動物的な傾向が悪化して、食欲と性欲が増加するというのです[59]。この主張を裏付けようと、グラハムは律儀に菜食主義者が長寿で完璧に健康だという逸話を集めました[60]。そして肉に反対する主張を正当化するために、進化生物学をアピールしました。「人には鋭い牙は与えられていない[61]」。とはいえ、グラハムのメッセージの本当の強さは、科学や経験的なエビデンスよりも共感敵で魔術的な思考の説得力にあったのです。そして現在と同じように、当時の人々も魔法を信じたがったのです。

変わる食生活、変わらない神話

ダイエッターの脂肪の多い肉を避けるべしというルールは一九世紀から二〇世紀にかけてのアメリカで多かれ少なかれ変わらぬルールでありつづけました。カリフォルニアの柑橘類栽培者は夕食にグレープフルーツ、トースト、ブラックコーヒー、生野菜を食べるハリウッド式一八日間ダイエットを広めました[62]。シンプルさを求めるダイエッターはさまざまな二種類食品ダイエット[63]を選ぶことができました。コーヒーとドーナッツ、ベイクドポテトとバターミルク、生トマトと固ゆで卵、そしてもちろんかつてシドニー・ハス医師がセリアック病治療に用いたバナナとスキムミルクダイエットもその一つ。グレープフルーツジュースダイエットもありましたし[64]、「笑顔でダイエット」できるワンダーブレッド、「醜い脂肪を燃やす」ウエルチのグレープジュースもありました。アメリカ人は痩身に取り憑かれて、どんなバカバカしいことも信じようとしていましたが、人気のあるダイエットで脂肪の多い肉を食べてもよいものは一つだけでした。パイナップル・ラムチョップダイエットです。酸っぱいパイナップルがラム肉を消化し[65]、太らせる力を中和するという理屈でした（これはミシガン大学とスミスカレッジで一九二〇年代に大流行しました[66]）。

脂肪の多い肉と肥満、不健康さを結びつける長い伝統を無視しては、ハーバード式のバター禁止とアメリカ人の脂肪への恐怖を陰で支えるコアな神話を完全に理解することはできないでしょう。タウビズは、このコアな神話を「変わるアメリカのダイエット物語」として説明していますが、正しいのはその一部だけです。

「変わるアメリカのダイエット物語」は、二〇世紀初頭を慢性病のなかった理想的な時代としてみていて[67]、その後にアメリカの食に容赦なく肉と脂肪が広がってきたことでアメリカ人が衰えさせられたかのように描写しています。この物語は、あまりにも何度も繰り返し語られてきたので、まるで疑う余地のない真実であるかのようですが、この結論は驚くほど実態のない矛盾だらけのエビデンスに基づいています。

この話がアンセル・キーズのような科学者が率いる最近の食物脂肪忌避運動の重要な一部であるこ

とはまちがいありませんが、キーズがこれを思いついたわけではありません。キーズは、多数の先人たちと同じように、脂肪の多い肉を食べるとなった時に、強力な方程式である「あなたは食べたものでできている」に新しいピカピカした科学を纏わせたのです。痩身と健康になるための最良の方法であると菜食を称えるディーン・オーニッシュやキャルドウェル・エッセルスタインのような医師たちもウィリアム・ワッドに耳を傾けるべきでしょう。菜食だけが正しいと優先されるいわれはないのです。研究が（菜食が正しいと）「証明」しているというのは、経験的で証拠不十分な、脂肪、中でも脂肪分の多い肉を食べると太って不健康になるという神話の最新の正当化にすぎません。

科学で呪術的思考への免疫が付くなどと一瞬たりとも思ってはいけません。現代教育を受けたアメリカ人は精力をつけようとトラを食べることはないでしょう。でも、意識していないかもしれませんが、「あなたは食べたものでできている」は、食物の効果を直観的に理解するときに今なお重要な役割を演じています。心理学者のポール・ロジンはこの神話がアメリカの大学生に無意識に影響を与えていることを論証する独創的なテストを考案しました。ロジンと研究グループは「チャンドラン族」という部族社会について狩猟と食生活と家族の説明文を書きました(68)。説明文はどれもそっくりで、チャンドラン族の狩猟対象がイノシシとウミガメだというところまで同じでした。けれども一方の説明文には、ウミガメの狩猟は甲羅が目的で、食べるのはイノシシだけとなっていました。もう一つの説明文にはイノシシ狩りの目的は牙で、食べるのはウミガメだけとなっていました。

チャンドラン族の寿命や機敏さなどについて質問されたとき、ウミガメを食べるという説明文を読んだ学生では長寿でゆっくり行動すると答えることが有意に多く、これに対してイノシシを食べるという説明文を読んだ学生の多くはがっちりした体格と攻撃的な性格が伴うと答えました。「この結果は、レベルの差こそあれ、明らかに被験者が〝あなたは食べたものでできている〟を信じているという仮説と矛盾しない」とロジンは述べています。

また別の研究では、心理学者マイケル・オークスが食品表示で太りやすさを判断している人々にとって、脂肪含有量とカロリーのどちらが重要かを検証しています[69]。オークスが驚いたのは四七キロカロリーのミニスニッカーズ一個が、五六九キロカロリーのカッテージチーズ、ニンジン、ナシの盛り合わせサラダよりも太りやすいと認識されていることでした。それればかりか、誤った認識のほとんどは脂肪含有量によって起こっていました。砂糖の量は同じ結果を起こしていませんでした。「食品による体重の増えやすさは」とオークスは記述しています。「食品の（カロリーを含む）どの性質よりも脂肪含有量を中心に現れているようである」。

二〇〇六年に、マーケティングの教授ピエール・シャンドンとブライアン・ワンシンクはこの現象を「健康ハロ」と名付けました。ワンシンクはコーネル大学の食品及びブランド研究所の所長で『そのひと口がぶたのもと』〔中井京子訳、集英社、二〇〇七年〕と『デザインで痩せる』〔未邦訳〕の著者です。二人は低脂肪ラベルが食品消費に及ぼす影響を実験するため[70]、金色、青緑色、紫色、白色のM&

Msチョコレートを二つのボウルに入れて出し、それぞれに商業デザイン風のラベルをつけました。一つには「M&Msチョコレート新色」もう一つは「新製品　低脂肪M&Msチョコレート」と書いてありました。実験の参加者が低脂肪と書かれたボウルから食べた量は二八・四パーセント多く、肥満の参加者に限れば四七パーセントまで上昇しました。この「健康ハロ」では研究者が「食品がより少ないカロリーを含んでいると消費者に信じさせるようにし、食品が低脂肪だと説明することで、食べてよい量、あるいは適切な量が、そうでないものより多いと信じさせた」ことになります。「あなたは食べたものでできている」神話の歴史的影響を考えると、二〇〇年前でもこの実験は同じ結果を出したでしょう。

脂肪の魔術の危険性

減量に最適なダイエットがどれかはわからないとしても、一つはっきりしていることはあります。栄養科学における呪術的思考の力を認識しそこなうと、現実ではマイナスな結果が出るということです。魅惑的な神話は脂肪に対して非合理的な恐怖を呼び起こし続けています。科学者も政府も大衆も影響されています。結果は矛盾する食へのアドバイスが起こす不協和音です。こうしたアドバイスはどれもがより健康になる役に立っていません。まちがったアドバイスが人々の食習慣を変えてきた結果が産みだした不愉快な現実です。

こうした神話は、さらに明らかに非合理的で破壊的な結果を伴うことも多いのです。常識的な肥満の理解を例にとれば、脂肪を食べると体に脂肪がつくという考えを否定する人々の中にも、肥満の原因は自己コントロールの失敗と栄養バランスの取れていない食事の組み合わせだと考えている人がいます。「あなたは食べたものでできている」神話は「あなた」と食物の選択（自己コントロールの失敗）を強調します。

これは本当に筋が通っていいるでしょうか？ UCLAの社会学者アビゲイル・サガイはそうではないと論じています。[71] 肥満は自己責任であるとする論調の非論理性に光を当てるために、サガイはメディアにおける肥満と拒食の扱いを比較しました。予想通り、肥満については「自己責任の枠組み」が優勢であることがわかりました。[72] 太った人たちは圧倒的に怠け者か無知な人たちとして描かれていました、と、サガイは説明し、ジョージ・F・ウィルの特徴的な論評「セックス、肥満と責任」を引用しています。この論評でウィルは「アメリカ人がどんどん太ってきているのは、無精で自分に甘くなってきているからだ[73]」と力説しています。問題はあなたにあるというのです。

サガイは医療専門家も同じように偏っていると強調します。アメリカの六二〇人のプライマリーケア医師〔総合診療専門医〕についての研究[74]では、三分の一が、肥満の患者は「意思が弱く、だらしなくて怠け者だ」と感じ、半数以上がそうした患者の特徴は「不器用、魅力がない、醜い、あるいは言うことを聞かない」としています。ジョージ・ウィルと太った人を太っていることで責める他の人々と同じように、医師もまた「あなたは食べたものでできている」という暗示にかけられています。あなたが食べ過ぎる原因は、あなたの中にあるに違いない、という暗示です。

拒食については事情が違います。拒食は何を食べないかによって定義づけられているので、「あなたは食べたものでできている」理論は適用できず、メディアの拒食の扱いは環境や遺伝要素が自己責任の物語より優先されているとサガイは指摘します。拒食の人は非現実的な身体イメージを基準にする意思の弱い信者と罵られることは稀です。拒食の人に「さっさと食べ始めろ、怠け者の弱虫め！」という人はいないのです。食べていないとき、責めるべき「あなた」はいません（「誰のせいでもない」は二〇〇五年の『ニューズウィーク』誌の拒食症についての記事の副題です）[75]。でも、肥満については正反対なのが現実で、肥満の人は意思弱く暴食の衝動に服従するように描かれてしまいます。結果は不当な非難と恥です。呪術的思考の影響を受けていないだろうと私たちが信頼している医療専門家の中にもそれはあります。

問題なのは近視眼的な「あなた」への注目だけではありません。肥満を理解しようとする探求においても「あなたは食べたものでできている」神話のせいで、「どの食べ物が悪いのか」という研究と議論が無限に続くという結果になっています。生物統計学者で公衆衛生学の教授、デイヴィッド・B・アリソンに率いられた声の大きい小数派研究者たちはこの論点を拒絶するようになってきました。二〇一一年、アリソンの研究グループは工業化された社会で人間とともに、あるいは人間の周辺で生きている動物――実験用意動物、ペット、ドブネズミなど――についての研究結果を発表しました[76]。「炭鉱のカナリア――肥満流行の多数性についての種横断分析」と題されたこの研究は、過去三〇年間に動物たちの体重が増加してきていることを示しています。餌と生活環境が一定であるはずの実験動物にこうした結果が出ることは予想されていませんでした。動物たちは「人間の肥満の一時決定因子と典型的には考えられている要因が食に影響を与えていないとき（たとえば、自動給餌器がないなど）にも」体重を増加させていました。

食物と体重増加の関係の適切さを問うことなく、アリソンたちは肥満研究者らに何を食べると太るかについて排他的な「あなたは食べたものでできている」モデルを捨てるように呼び掛けています。彼らは、似た働きをする可能性のある要因をいくつも上げています。すべてが経験的エビデンスとより重要なもっともらしさに支持されているもので、中には睡眠負債（睡眠不足が蓄積していくことで心身に影響が出ること）の増加、環境温度変化の減少（エアコンやヒーター）、喫煙の減少、精神安定剤、慢性のストレス、平均出産年齢の高齢化、オビーソゲン（食物容器の製造に良く使われる化学物質で脂質代謝を混乱させると疑われているもの）などが含まれています。

こうしたことすべてから学ぶべきは、「飽和脂肪酸を食べても太らない」でも「意思の力は痩身には無関係」でもありません。食が健康に及ぼす影響を決定し、正しく計ることは途方もなくむずかしいということです。飽和脂肪酸の危険性のように「定説となっている事実」が事実でも何でもなく、不相応な注目度の高さと調査を惹きつけた感覚的にもっともらしい推論でしかないのは極めて良くあることなのです。そのもっともらしさは大体が無意識の神話や呪術的の思考の働きかけから来ています。

公衆衛生の啓蒙者は自分の知識に対する謙虚さを学んで、発言に気を配るべきです。食についての推奨を次から次へと繰り出してもアメリカ人に効果が見られず、怯えと非合理性が増えていくだけだったとしたら、何かを推奨するのは、それが本当にまちがいなく理にかなっているときだけにしたほうが良いのではないでしょうか。飽和脂肪酸をたくさん含んだほどほどの量の食事がアメリカの肥満と心臓病の一次要因だとは誰も考えていません。それに誰もが賛成できる基本的なゴールはすでにわかっています。食べる量を減らしてもっと体を動かせばいいのです。推奨するならそこに焦点を定めるべきです。食事の比率や理想的な運動についての細かい議論を寄せ集める前にすべきことはそれです。そうしないから権威が落ちてしまうのです。適正な脂肪の量に関するルールはしっかりした科学的根拠に基づいていないので、ふらふらと変動してしまいます。アメリカ心臓学会はすべての種類の脂肪の量を一日のカロリーの二五〜三五パーセントにするように推奨しています。[77] 一方、ハーバード大学公衆衛生大学院は「毎日のカロリーのうち健康的な脂肪からとるべき上限」はないとしています。[78] これはアメリカ農政省が数十年続けてきた低脂肪メッセージの真逆です。こうした矛盾は、主流権威の見かけ上の不一致を利用して自分たちのイカサマ説を売り込む反権威ダイエット導師に道を開いてしまいます。少なくとも、ほどほどに食べるという基本的なゴールを達成するまでは、統一した戦線を見せたほうが良いでしょう。ガレノスの時代からきわめて詳細な栄養ガイドを発表したいという主張は科学と政治のキャリアを積んだ人たちの、利益に基づいています。単純な腹八分よりも複雑なガイドラインを発表することは、明らかに公益よりも科学者や役人の利益になるのです。

ですから、次回、バターやパリパリの鳥の皮を食べて罪悪感を感じたら、その罪悪感の源について思い出してみてください。トラのペニスを思い出してください。ガレノスとカタツムリを思い出してください。でも、それを思い出しても神話の力に完全に勝てなくてもがっかりしないでください。なにしろ、食物史を専門とするハーバード大学の科学史学者で「あなたは食べたものでできている」神話の本を書いたスティーヴン・シャピンもできなかったのですから。

「学問的には私はこうしたルールとその不確実さを理解しています」と、シャピンは私との電話インタビューで話してくれました。「学生には歴史を意識しろと教えています。けれども現実の世界では、ヒュームが正しいと思います。哲学者の懐疑主義は自分の研究の外に出ると煙のように消えてしまう」。

シャピンは一息置き、そして、話し出したときには悲しい笑顔が声から見て取れるようでした。

「だから、うちの冷蔵庫にはまた〝バターじゃないなんて信じられない〟〔ユニリーバのマーガリンの商品名〕の箱が入っているんです」。

第4章　砂糖狂い

それならきっと砂糖が悪いんだ！

どうやら、私たちは栄養学的戦争をせずには生きて行けないようです。確かに、医療専門家は飽和脂肪酸の危険性を大げさに言っていたことを認めました。そして確かに、『タイム』誌は、二〇一四年六月に特集記事「脂肪戦争を終わらせる」を掲載しました。でもそれで安心というわけにはいきません。それから二か月もしないうちに『タイム』誌は別の記事「甘さはこうやって毒になる」[1]を掲載したのです。

健康意識の高いアメリカ人にとって記事の内容は常識の再確認でした。砂糖戦争は、その時点ですでに始まっていたのです。過去数年の恐ろしい見出しを見てみましょう。

世界中で甘い飲み物と関連一八万件の死亡例が――『タイム（ウェブ版）』（二〇一三年三月）

砂糖はわれわれを殺している、とてもやすやすと――「サロン・ドット・コム」（二〇一四年

二月）

甘い毒、コカインではなく砂糖が最も常習癖性が高く、危険な物質の一つである理由——『ニューヨーク・デイリー・ニュース』（二〇一四年二月一〇日）

二〇一二年、テレビジャーナリストのケイティ・クーリックがナレーションをするドキュメンタリー「フェッド・アップ（もうお腹いっぱい）」には砂糖を邪悪な毒物呼ばわりするおかしな専門家が登場します。ドキュメンタリーのウェブサイトには、制作者提供の冷静な統計が長々と載っています。[2]

二〇一二年、アメリカ人は五日毎に七六五グラムの砂糖を消費している。これは年に一三〇ポンド（約六〇キロ）に相当する量だ。

一日一本の炭酸飲料を飲むと子供が肥満になる可能性は六〇パーセント増加する。

一日に一杯から二杯の砂糖で甘くした飲み物を飲む人は糖尿病になる可能性が二六パーセント高い。

このウェブサイトでは訪れた人に十日間砂糖抜きチャレンジでデトックスするように勧めています。

監修はマーク・ハイマン医師です。ハイマンはドクター・オズ・ショーにもよく登場しているクリントン家の主治医で、『血糖の解決策――一〇日間デトックスダイエット』〔未邦訳〕の著者でもあります。

デトックス・チャレンジの参加者には毎日、最近の砂糖についての発見の要約が載った電子メールが届きます。その中の一つは、隠れ砂糖について警告しています。なんと砂糖には五六もの別名があります。[3]（宗教好きのあなたのために説明すると、これは悪魔の数よりも一五も多い数です）。[4]ユダヤ教の戒律食の現代版に見られるように、このチャレンジは人々に台所をくまなく探し回って砂糖が添加された食品があればすべて捨てるように呼びかけます。ジャムも醤油もケチャップも、自然の糖分だけしかないはずのフルーツジュースも駄目。代表的なアドバイスはこうです。「砂糖はどんな名前であっても体に毒！」。

習慣性がある！　毒性がある！　危険！　致死性！　誇張のように聞こえますが、こうしたメディアの記事はニュースソースとして科学的な研究と今度こそ本当の大悪党を見つけ出したと保証する医療専門家の意見を引用しています。二〇一四年の初頭、世界保健機関（ＷＨＯ）は科学的な検証によって砂糖の摂取に対する新しいガイドラインを発表しました。[5]理想的には加糖によるカロリーは毎日の摂取カロリーの五パーセント以下であるべきだというものです。摂取カロリーが一日二〇〇〇キロカロリーであるとすれば一〇〇キロカロリー分です。コップ一杯のコーラは一四〇キロカロリーですから、たった一杯コーラを飲んだだけでＷＨＯの推奨より多くなってしまいます。コーヒーや紅茶が好きな人にはスプーンの方がわかりやすいかもしれませんね。ＷＨＯが許してくれるのは一日あたりティースプーン六杯です。

でもちょっと待ってください。もし砂糖が習慣性のある毒物だとしたら、ＷＨＯは甘すぎるのではないでしょうか。コーラをグミキャンディー棒で掻きまわしているような人だけが砂糖の摂取を控えなくてはならないはずがありません。いや、そもそも「控える」というのが論理的な方法なのでしょうか。メディアが伝えるところによると砂糖はタバコやコカインのようなものだそうです。そしてコカインやタバコに「安全な」消費量というのはありません。子供の誕生日のプレゼントにバーボンと紙巻きタバコをあげたりしないでしょう？　だとしたら、そんな毒入りケーキを食べさせるのもやめておいた方がよさそうです。毎日、タバコを一服だけなら吹かしてもいいよとは言わないですよね。ＷＨＯはそれに近いことを言っているようです。どうやら、このショッキングな科学的新発見の光の下で、私たちの料理文化のすべてについて考え直す必要がありそうです。

アリス・ウォーターズは悪魔なの？

実際、もし砂糖が邪悪なら、地域オーガニック農業のパイオニア、有名シェフで食育活動に取り組むアリス・ウォーターズは善人のふりをした悪役ということになります。ウォーターズの多彩な功績の一つに、「食べられる校庭[6]」(ESY、Edible Schoolyard)というプログラムがあります。都会の公立中学の生徒に自分たちのオーガニック菜園で野菜などを育てて学校の調理室で料理してして食べるように勧めるというものです。ウォーターズはESYを「狡猾で」「不誠実な」ファストフード文化[7]に対抗する第一歩と考えています。

「今は健康の異常発生のただ中にいるのです[8]」とウォーターズは言います。「なんとかカリキュラムを学校のお昼ご飯に持ち込むことができれば、子供たちの食に対する考えを変えることができるでしょう」。

でも「砂糖はわれわれを殺している。とてもやすやすと――」という事実はどうなんでしょう? 砂糖アラーミスト〔人騒がせな心配性の人〕が信じるに足るとすれば、カリフォルニア州バークレーの食べられる校庭プログラムの先生たちは、生徒たちが砂糖中毒になるように励ましているとなるのでしょうか。ウォーターズはこの市販されているもっとも強力な未規制食品毒についてカリキュラムの指導者たちに警告したことはまったくないようです。二〇〇四年に書かれたESYの概要は、まるで砂糖の大プロパガンダのように読めてしまいます。[9]「オーブンではアップルクリスプが焼けています。ふつふつと湧き上がるシナモン、砂糖、リンゴのフィリングの香りが空気を満たし、キッチンは暖かく居心地よく感じます」ESYのウェブページには「祝日のためのアップルクリスプ」〔アップルパイの簡易版のような焼き菓子〕のレシピまで載っています。[10]

何の祝日でしょう？　二型糖尿病？　流行性肥満？　現代の若者が直面する最悪の依存症？　典型的なアップルクリスプのレシピは一切れでスプーン一一杯分の砂糖を使います。これはＷＨＯが子供の一日の許容量としているものとほぼ同じです。これにバニラアイスを添えるなんてありえません。手作りであろうがなかろうが、さらに砂糖スプーン五杯分の追加になってしまいます。

幸い、アリス・ウォータースは悪者ではありません。砂糖に中毒性があるという科学的証拠はありません。『フェッド・アップ』誌と砂糖アラーミストが見出しで引用している統計はまちがいで、意味なく人々を怯えさせているだけです。砂糖をめぐる新たな戦いは、脂肪をめぐる戦いがそうだったように、自信過剰の科学者たちとメディアが人々を偽りの恐怖に導いているだけです。罠に落ちてはいけません。歴史と迎合しない専門家の言葉に学べば、きっとおいしいケーキを焼いて、フードファディズムの文化から自由になったことをお祝いしたくなるでしょう。

大手砂糖企業の甘い嘘

現在の砂糖撲滅運動の元を辿ると、ひとりの有名で声高な専門家ロバート・ラスティグ博士に行きつきます。博士はカリフォルニア大学サンフランシスコ校の内分泌学者で小児肥満の専門家です。

ラスティグ博士は二〇〇九年にパワーポイントを使ったプレゼンテーション『砂糖——苦い真実』[11]の動画がユーチューブで拡散されたことでスターの地位に上りました。この動画でラスティグ博士は砂糖についての疑いようのない科学的根拠について述べています。砂糖は「悪」で、「毒」で、「有害」で、「習慣性がある」と。引用文献の羅列と代謝機能についての権威あるレッスンで武装したラスティグ博士は、砂糖は余計なカロリーだから肥満の第一原因なのではなく、常習性があるからだと強く主張しています。ラスティグのベストセラーとなったフォローアップ本『果糖中毒――一九億人が太り過ぎの世界はどのように生まれたのか?』〔中里京子訳、ダイヤモンド社、二〇一八年〕では、全編を通じてタバコ、アルコール、コカイン、ヘロイン、モルヒネとの比較が目立ちます[12]（ちなみに、副読本の『果糖中毒クックブック』〔未邦訳〕には「祝日のためのアップルクリスプ」は登場しません。本の最後の方に、まるで清教徒の結婚式でお約束のゲストのダンスみたいに、低糖デザートの作り方がついていて「この（アップル）パイは可能な限り安全なパイです」と書いてあります。ぜひ、お楽しみください！）

ラスティグの主張と終末論的な大げさな文体は、著名な政策立案者とジャーナリストの注目を勝ち取りました。科学ライターのゲイリー・タウビズもその一人でした。そう、飽和脂肪酸の危険についての誇張された主張を徐々に弱らせたことで名を挙げたあの懐疑主義者と同一人物です。二〇一一年、タウビズは『ニューヨーク・タイムズ』紙に「砂糖は有毒か?」と題した記事を書いています。これは反語的質問で、タウベズの答えはイエスでした。ラスティグの主張は「説得力がある」とタウビズは結論を述べています。砂糖は「過去三〇年に肥満と糖尿病のアメリカ人が急増した第一要因である[13]」だけでなく、砂糖は「西欧型食生活の結果であると考えられている他の慢性病、たとえば、心臓病、高血圧、よくある何種類かのがんなどの原因となっている食物である」。タウビズのような懐疑主義者が砂糖の毒性について確信を抱くに至ったというのは、科学がとうとう食物の中でヒトラーに等しいものを見つけ出したという考えに信憑性を与えています。純粋で白くて致命的な食物です。

砂糖だけが問題なのではありません。砂糖を作って売る人たちもまた邪悪なのです。ラスティグや他の人々は大手砂糖企業や大食品会社に雇われたロビー活動家や科学者が形作る強力なプロパガンダマシンのおかげで、砂糖がどのように利益を得ているかを指摘しています。

この点については非常に不利な証拠があります。たとえば二〇一三年の加糖飲料と肥満の相関を調べた研究についてのシステマティック・レビュー[14]では、コカ・コーラ、ペプシ、トウモロコシ精製業協会、砂糖協会、穀物メジャーのアーチャー・ダニエルズ・ミッドランドやカーギル、イギリスの大砂糖会社テート・アンド・ライルなどの企業や業界団体との財政的な利益相反に注目しています。そのレビューによると、財政的な利益相反が存在するとき、その研究が加糖飲料の消費と肥満に関係は認められないと結論付ける確率は八三パーセントに上りました。一方、財政的な利益相反がない研究では、両者に圧倒的に関連を認めていました。明らかに業界の関与は砂糖に好意的な方向に結果をゆがめていたのです。

こうした利益相反はしばしば学術的雑誌の有料記事の影に隠れることで一般の目には触れないよう

になっていないこともあります。時にはまったく公開されていないこともあります。『ワシントンポスト』紙は、二〇一四年にトウモロコシ精製業協会がハーバード大学卒の循環器専門医でタフト大学教授のジェイムズ・リッペに一〇〇〇万ドル以上の研究資金を提供し、加えて専門家顧問としての依頼料を毎月四万一〇〇〇ドル支払っていたことをすっぱ抜きました。[15] リッペの研究結果は、当然ながら果糖を大量に含むコーンシロップを無罪放免するものでした。しかもリッペはまんまとシュプリンガー社の二〇一四年の参考書『果糖、高果糖含有コーンシロップ、蔗糖と健康』〈未邦訳〉の監修者になりました。オンラインの著者紹介のセクションにはリッペ博士のさらなる信任状と専門的な成果が列挙されていますが、[16] トウモロコシ精製業協会とのつながりはどこにも記されていません。

研究費を提供し顧問料を支払っているこの団体、トウモロコシ精製業協会は、政治に影響を与えるべく猛烈な働きかけてもしてきました。タウビズと共著者のクリスティン・カーンズ・カズンスは『マザー・ジョーンズ』〈社会問題を扱うリベラル系の雑誌〉誌の記事で、大手砂糖企業が一九七〇年代から自分たちの製品に反する厄介な健康に関する主張を政府機関が確実に退けるように、いかに大手タバコ会社と同じ戦略スタイルを使ってきたかを解き明かしています。[17] 二人はラスティグの「蔗糖と高果糖コーンシロップには、常用癖があり、それはタバコやアルコールとほとんど同じような機序による」という研究結果を引用し、「なぜ一般の人々はこれらの戦慄するような事実を知らないのか」と、疑問をなげかけています。なぜなら砂糖協会がジェイムズ・リッペのようなお雇い研究者による誤った研究を使ってラスティグの砂糖に対するエビデンスを決定的ではないと主張し続けるからです。そして、政治活動家にもお金を払って、その腐敗した科学で政治家を汚染するからです。

この非良心的な企業による操作という面に光をあてて見ると、最近の大手砂糖企業に対する反動は、彼らのごまかしに対する真実の勝利のように見えてきます。この物語は魅力的で単純です。砂糖とその生産者は邪悪で、世界で上昇を続ける肥満率や二型糖尿病やその他の慢性病の原因は彼らにあります。消費者は壮大な争いの中に捕らわれているのです。私たちのお腹まわりがどんどん太くなるのは意志力が弱いからではなく、砂糖に習慣性があるからなのです。幸いなことにこの単純な問題の解決策はとても簡単です。危険な薬物のようには砂糖を規制すればいいのです。

本当に？

苦い真実——科学は複雑

邪悪な企業が無垢な子供たちを中毒にする。腐敗した大手砂糖会社vs.高潔な科学者。こうした白対黒のペアリングは怒りを駆り立てるのに最適な話を作りだします。しかし、善と悪の単純化された話は神話やおとぎ話の世界のもので、科学の世界では存在できません。私が糖尿病を専門とする内分泌学者たちに連絡したとき、彼らは一貫して砂糖が悪者だという考えを支持することを拒否しました。そのうちの一人はラスティグについて、極端で思い込みの激しい人だといいました。他の学者も砂糖の科学は議論の結論が出るにはほど遠く、この時期に極論を述べるのは無責任だと明言しました。学者たちと話したことで、重要な事実がはっきりしてきました。大手砂糖企業が科学的結論は出ていないと言っているからといって、その逆が自動的に証明されるわけではないのです。

ある製品を攻撃するまちがいなくダメな科学（たとえば反ワクチン活動など）に直面すると、その業界は当然ながら討論に参戦し、自分たちに向けられた非難の真偽を確かめるために科学者を雇います。タウビズが飽和脂肪酸の危険を誇張する論説の正体を暴くのに忙しかったころ、乳業界と牛肉畜産業界は、反脂肪の大げさな言説を控えさせようと、研究に出資し、政治家へ働きかけるのに大忙しでした（それは今も続いています）[18]。これはタウビズが業界と同じ側に立ったということを意味していて、人々に耳を傾けてもらうのをむずかしくしてしまっていました。当時は飽和脂肪酸はそれほど悪くないのかもしれないと示唆するものはどれでも企業の利益とつながっていると信頼性を落としていました。でも、それはまちがいでした。同じことが砂糖でも起きていないでしょうか？　大手食品企業への憎悪が、正しい科学の行く手を阻むのを許してしまっていないでしょうか？

この可能性について、世界的な小児二型糖尿病の研究の第一人者でコロラド小児病院内分泌学部長フィリップ・ゼイトラー博士と話しました。ゼイトラー博士は砂糖産業の手先ではありません。彼に開示すべき利益相反はありません。シェアされて広がりやすいユーチューブビデオもなく、有名人の患者もいませんし、ベストセラー本も書いていません。彼が持っているのは患者と査読論文だけです。

彼は子供たちが肥満を解消し、二型糖尿病にならないように、もっと健康的に食べる手助けをする自分の仕事について情熱的に語ってくれました。また、扇情的な反砂糖の主張に対しても情熱的に反対意見を述べています。

「残念ながらメディアの寵児になりたい研究者はたくさんいるのです」と彼は言います。「果糖が特に毒性が強いと信じる人々がいます。その考えの根拠は興味深いと思いますが、声の大きい人が示唆するほど確信を持てるものではありません」。

ゼイトラー博士は、砂糖、中でもとりわけ果糖が私たちの健康とお腹周りに悪い可能性があるとするさまざまな仮説に目を通しています。けれどもグルテン研究者ピーター・ギブソンのように、ゼイトラー博士は責任ある科学者はそうした結論に飛びついてはならないと強調します。

「人々は強固なバイアスをもってデータを見ます」とゼイトラーは言います。「果糖は言い逃れできないような凶器ではありません。食物を巡っては、これまでも凶器とされたものが山ほどありますが、人々はそれを非常に真面目に受け取ってきました。このことは、一般社会と科学にとって、そして人々の科学とはどのようなものかという認識に対して悪影響があります。人々が期待しているのはシンプルで魔法のようなもので、複雑な状況ではありません。糖尿病は信じられないほど複雑です。今現在の私たちの知識のほとんどは過去五年間で発見されたものですし、その知識自体もわずかなものなのです」。

なるほど、糖尿病に関しては果糖は凶器ではなさそうです。それでは砂糖には常習性があるという説についてはどうでしょう。ラスティグは『果糖中毒』の中でこのテーマにまるまる一章分、「食物依存症、事実か虚偽か」という章をあてています。ラスティグの答えは明確です。「脳の報酬システムは複雑ですが[19]、一言でいえば快楽経路ということになります」とラスティグ書いています。砂糖はこの快楽経路を「ちょうど乱用薬物のニコチン、コカイン、モルヒネ、アルコールのように」刺激するのです。読者は炭酸飲料をタバコのような快楽配送車[20]と考えるように仕向けられます。

依存症の専門家は同意していません。ラスティグの単純化されすぎた章のタイトルとは逆に、科学的事実と虚偽の間には巨大な不確定のグレーゾーンがひろがっています。そして現状では砂糖依存症を含む食品依存症が位置するのは、そこなのです。ケンブリッジ大学の精神分析医で摂食障害の専門家、ヒシャム・ジャウディーンと神経科学者のポール・フレッチャーの二人も懐疑的な立場に立っていて、食品依存症のモデルには重大な欠陥があると考えています[21]。

「依存症を主張する著作は、見かけほど率直ではありません」。ジャウディーンはそう私に説明してくれました。「この問題のむずかしさの一つは、われわれが考える依存症という概念全体が、もともと人間が摂取する必要がないものに対して作られていることにあります。食物依存症について話そうとすると、依存症とは何を意味するのかがわからなくなります。スキー依存症が有りうるでしょうか？　セックスは？　こうした質問に明快な答えはありません。誰もが同意するような検査方法もないのです」。

私はジャウディーンに、砂糖を食べると脳の薬物使用で使われる部分が活性化するというメディアが注目する研究について尋ねてみました。「あの技術とあの装置ができることは、まちがって伝えられています」と言ったジャウディーンは明らかに怒っていました。「脳にどんな報酬を見せても、たとえば、砂糖、アルコール、セックス、映画、どれでも活性化するのです。常用癖のあるなしと関連しているかのように紹介されていますが、実際には何も伝えていません。あれが見せているのは、脳がすべきことをしているということだけです。神経画像処理には依存症がはっきりわかる標示はないのです」。

糖尿病、依存症、肥満における砂糖の役割が異論なく明らかになっていると考えるのは、はっきり言ってまちがいです。二〇一三年に、三人のハーバード大学の内分泌学者が現在までの砂糖の健康への影響のエビデンスを検証したこの分野の最新の論文が学術誌『メタボリズム』に掲載されています。[22] 結論は？　もっと研究調査が必要というものでした。これが本物の科学です。

美味しいなら悪いに違いない

科学的な結論が出ていないのであれば、なぜ人々は、そしてＷＨＯのような政策組織はこうまで砂糖を咎めようとするのでしょう？　心理学者ポール・ロジンはこの疑問に対する答えを、ラスティグと『果糖中毒』が登場するはるか以前、一九八七年の小論「甘さ、官能、罪、安全と社会化についての推論」で述べています。ここでロジンが仮説としてたてたのは、アメリカ人が砂糖に対して感じる恐怖は無意識下の清教徒的な価値観の現れではないかというものです。これは「セックスや甘さを含め、とてつもなく嬉しく楽しいものは悪いものに違いない[23]」という信仰です。それから二〇年後、ロジンはほとんど何も変わっていない、世俗的な清教徒気質ともいうべきものが、今も食のタブーを吹き込み続けていると確信しています。厳密な科学はこれとはまったく無関係なのです。

「宗教に対してもそうですが、人々は食物に関してはエビデンスには鈍感です」とロジンは私に話してくれました。「そして、ひとしきり科学の出番が終わると、そのうちに人々は何かを信仰するようになるのです。アメリカのようなプロテスタントの国では特にそうです」。われわれアメリカ人の砂糖に対する態度について、ロジンはアメリカ人とフランス人を対象に「チョコレートケーキ」から連想する言葉について聞く実験について話してくれました。

「アメリカ人は〝罪悪感〟を選び、フランス人は〝お祝い〟を選びました」とロジンは言います。「これは両者の食物文化の大きな違いによるものです。これは、何度も何度も繰り返し現れる結果ですが、アメリカ人がよりチョコレートケーキを食べていて、フランス人がそうではないからだという科学的なエビデンスはありません」。

砂糖に対する極端論の重要な要因の一つはロジンが「白か黒かの思考」と呼ぶものです。白か黒かで思考する人は、ある物質は服用量の高低によって正反対の結果をもたらすということを受け入れることができません。このタイプの思考は食物を宗教的に清純か不純か、道徳的か不道徳敵かに分類する考えを伴いがちです。正統派ユダヤ教徒にとっては、一かけらのベーコンも一塊のポークチョップも、同じくタブーです。豚肉は量に関わらず不純なのです。

しかし、栄養学は単純に白か黒かではありません。一日グラス一杯のワインで死亡することはありませんし、一杯のワインが体に良いという説も流行したり、消えたりを繰り返しています。でも、グラスに四〇杯もワインを飲めばまちがいなく死亡します。服用量の多少で正反対の結果になることもあるのです。この現象は用量感度と呼ばれていて毒物学の基本的な教義となっています。もっとも有名なのはルネッサンスの科学者パラケルススの「毒かそうでないかは量で決まる」という言葉でしょう。これは、ＨＩＶウイルス感染は量にかかわらず危険であるというように、すべてに当てはまるわけではありませんが、当然ながら、砂糖には適用できます。

食品については明らかに用量感度があるにもかかわらず、多くの人が砂糖については白か黒かで考えているというエビデンスがあります。一九九六年の調査ではアメリカ人の三分の一近くが、砂糖が一つまみ入っている食事より、砂糖がまったく入っていない食事の方が健康的だ[24]という考えに賛成しています。①砂糖はほどほどの量であっても、致死的である。②砂糖には常用性がある、という二つの信仰が合体していると考えない限り、この筋の通らない「白か黒か」のバイアスは理解できません。これはもちろん、乱用薬物については当てはまるでしょう。一回分のコカインでは死ぬことはないものの、依存症の危険性があるので、ごくわずかなコカインでも非常に危険である可能性があります。ですから、もし砂糖に常習性があるなら、このように考えて扱うのも道理のあることかもしれません。ごくわずかな量だったものが簡単に増えてしまい、やがて大量になれば破滅的な結果につながります。一九九六年にすでに大衆が砂糖を危険な薬物扱いするのに十分な理由があったということです。食の歴史の研究者ハーベイ・レーベンステインは、六〇年代、七〇年代にイギリスとアメリカで爆発的な蔗糖恐怖症が起こったことを解説しています[25]。この時期、アンセル・キーズは熱心に飽和脂肪酸に汚名を着せて、アメリカの乳業、畜産業、養鶏業界に狼狽を引き起こしていました。一方で、大西洋の反対側ではイギリスの科学者ジョン・ユドキンが別の仮説を打ち立てていたのです。ユドキンによれば、キーズの説は大まちがいで、飽和脂肪酸ではなく砂糖こそが本当の食の悪役だというのでした。

ユドキンはラットで実験しました。一方に砂糖を与え、他方にでんぷんと飽和脂肪酸を与えました。砂糖を与えられたラットの状態はひどいものでした。でんぷん脂肪ラットよりも、コレステロールが高く、血圧が高く、空腹時の血糖値が高く、ずっと太っていました。この劇的な結果はユドキンが、さまざまな人口グループを砂糖摂取別に分析した結果を追認していました。ユドキンの強力な主張はイギリスの新聞から大きな注目を集め、彼は一九七二年に広く読まれた本『純粋で甘く、危険』〔邦訳は『純白、この恐ろしきもの――砂糖の問題点』坂井友吉他訳、評論社、一九七八年〕を書きました。この別説に喜んだアメリカ卵栄養全国委員会（業界の科学！）は、ユドキンをアメリカに招いてメディア回りをさせました。[26]この間、ユドキンは人々の相談に答えて、砂糖を減らして卵は食べ続けるように言って、アメリカ心臓学会をうろたえさせました。ユドキンの本は二〇一二年にペンギン社から『純粋で白く、致命的』という題で復刊されています。ラスティグの序が加えられていて、その中でラスティグはユドキンを「予言者」、自分を「使徒」、「従者」と呼んでいます。[27]

ユドキンは砂糖の常習性についてはかなり慎重な態度をとっていましたが、自分のことは括弧付きで砂糖「常習者」と呼んでいて、「弱い」常習性があると言っていました。でも、彼の同時代人はそうではありませんでした。強い影響力を持つ食の活動家ジェローム・アーヴィング・ロデールは一九六八年に『自然の健康、砂糖と犯罪の心』〔未邦訳〕を書き、この中でレイプからナチズムまですべてを砂糖のせいにしました[28]（三年後ロデールは「ディック・キャベット・ショー」に出演し、「自分は一〇〇歳まで生きる」ことに決めたと言い、直後にステージ上で心臓発作で急死しました。ロデールの会社は存続し、のちにベストセラー『小麦は食べるな』を出版することになります。また彼は人気ダイエット番組「ビゲスト・ルーザー」にも関与しています）。一九七五年、アメリカの栄養学者ウイリアム・ダフティが『砂糖病（シュガー・ブルース）――甘い麻薬の正体』〔田村源二訳、日貿出版社、一九七九年〕を出版しました。このベストセラーは砂糖の常習性を「白い疫病」と呼び、加工食品は砂糖で味付けされていて、彼自身の常習は「破滅への道」だと説明していました。[29]

ダフティのような大人が砂糖の常習性に負けていただけではなく、子供たちも砂糖を食べておかしくなっていました。『砂糖病』が出版される一年前、アメリカ小児学会が砂糖と子供の多動の関連を初めて指摘したウィリアム・クルック博士という人物のレポートを公開しました。「過去たった三年で[30]」とクルック博士は書いています。「私は砂糖が、中でもとりわけサトウキビを原料とした砂糖が多動の主な原因であることに気がついたのです」。ちょうど化学調味料過敏症のように（あれもあるレポートから始まった騒動ですが）、砂糖と多動の神話は、完全に正体を暴かれているにもかかわらず、今も俗説として力を振るっています。アメリカ国立精神衛生研究所が記述しているように[31]、研究者は砂糖を食べた子供が多動になることを証明するのに何度も何度も繰り返し失敗していますが、親は恐怖にとらわれたままです（ギャップ〔GAP〕傘下の衣料品ブランド、オールドネイビーは「砂糖が悪いんだ」とプリントしたベビー用Tシャツを売っています）。

もしこの砂糖への懸念のすべてが、正しい科学の探求の結果であれば、納得も行くというものです。科学の探求は、いつもいくばくかの警戒を呼び起こすものですから。でも、砂糖を邪悪なものとする考えはジョン・ユドキンの不幸なラットよりずっと以前に遡ります。脳のスキャンや子供の肥満流行、二型糖尿病が心配されるようになるよりも前、「炭酸飲料が贅沢品で三五〇ミリリットル缶でしか売っていなかった」ラスティグの楽園、一九六〇年代よりも前からです。

ロジンの仮説は完全に正しかったのです。蔗糖恐怖症の理由は、ずっと前から科学とは無関係で、道徳、迷信、そして清教徒的な罪深い快楽への恐怖と関係していました。これもまた科学のふりをした神話の事例なのです。一緒に時間を数百年遡ってみて、神話のルーツを自分の目で見れば、読者の皆さんも私と同じようにうんざりすると思います。

砂糖の侵略

顆粒状蔗糖、このサトウキビのしぼり汁の加工の産物はヨーロッパでは一六世紀までは珍奇な品となっていました。十字軍の時代に初めて中東からもたらされた砂糖は、何世紀もの間スパイスであり薬であると考えられていました。一三世紀の神父トマス・アクィナスが書き記しているように、「目的と考えるべきは栄養（ではなく）むしろ消化を助けること[32]」だったのです。

砂糖の歴史を研究しているシドニー・ミンツによれば[33]、ヨーロッパで砂糖が本格的に「調味料」として使われ始めたのは一七世紀で、新しい三つの「苦い刺激」のある飲み物、コーヒー、紅茶、チョコレートの人気が上がってきたのがその理由だったといいます。ミンツは砂糖について医学的に心配する最も早い事例がこの時期にあったことを突き止めました。一六三三年に出版された清教徒でイギリスの医師だったジェイムズ・ハートの『死者の食事』です。ハートは伝統主義者で外国産の「砂糖が今やハチミツを超える成功を収めている[34]」のを否定的に見ていました。ハートは現在では科学的事実となった観察事例を記しています。「過度の砂糖の摂取は歯を腐らせ、見た目を黒くして同時にしばしば胸の悪くなるような臭い息の原因となる」――これは事実です。けれどもハチミツ贔屓の偏見による無視からか、あるいは本当に気が付いていなかったのか、彼はハチミツでも虫歯になることは書いていません。[35]

精製された砂糖によって起こる病気のリストに虫歯以外の根拠のない憶測による危険が並びだすのは単に時間の問題でした。こうした憶測は、当初は砂糖が紅茶やコーヒーと関連していることから生まれました。伝統主義者たちはコーヒーも紅茶も異国的な不自然な流行とみなしたのです。一八世紀の改革派ジョナス・ハンウェイは紅茶を「多くの病の原因」[36]と書いています。ハンウェイによればこの新しい飲み物は「空想的な欲望と自然ではない悪習を生み出す傾向があり」[37]「同様に有害な」「砂糖という外国産品」[38]に手助けされているというのです。ハンウェイは、子供たちは特に砂糖の有害な影響を受けやすく、それには「壊血病や神経虚弱が含まれる」と警告しています。[39]

砂糖は見慣れない近代的な食べ物で、何度も蘇ってくる「近代的なものは邪悪で、昔は良かった」という神話に当てはまります。この新しい異国の侵略者は当時の難病の原因にぴったりのスケープゴートになりました。一八世紀の人々は肥満と糖尿病ではなく、壊血病と神経虚弱、性欲（「自然ではない悪習」）を心配していました。もちろん、紅茶が空想的な欲望を産む可能性と同じように、砂糖が壊血病の原因だというエビデンスもありませんでした。でもそれは問題ではありませんでした。

砂糖に反対する主張が利用していたのは砂糖の由来であって、経験的なエビデンスではなかったのです。

砂糖が不健康に思われたのは、また別の理由もありました。不道徳な生産方法です。長い伝統があり、今でも支持されている宗教的食物タブーは不道徳な由来をもつ食物を禁じています。たとえば祝福されていない肉を食べると身体的に良くない結果になるとされています。道徳的な意味で動物の屠殺に反対する現代の菜食主義者が、不道徳性を、肉が身体に悪いという認識に転換して語るのをみると、この迷信が今も現役であるのがわかります。ハートとハンウェイが本を書いていたころ、イギリスの砂糖消費者は、これとは別の邪悪な由来について考えないわけにはいきませんでした。奴隷制です。当時、砂糖は西インド諸島の奴隷労働によって生産されていたのです。奴隷廃止論者はのキリスト教徒は「血で汚された製品」[40]をボイコットするように呼び掛けていました。反砂糖運動の推進者たちは大人たちに紅茶やコーヒーを砂糖抜きで飲むべきだと熱心に勧め、子供たちにも「黒い弟たちが奴隷として売られないように」[41]お菓子を我慢するように促したのです。

もはや砂糖は奴隷労働では作られてはいませんが、現代の反砂糖運動家は、今も製造法が不道徳だと主張し続けています。マイケル・モスの『フードトラップ——食品に仕掛けられた至福の罠』（本間徳子訳、日経BP社、二〇一四年）では、大食品産業の非人間性が話題の中心になっています。砂糖についての最初のセクションはハンウェイとハートの志を受け継ぎ「子供の生態を搾取する」と題されています。モスはさらに信じがたいほど極端な砂糖の効果も強調しています。最初の数ページで、味の好みについての研究調査で「アフリカ系アメリカ人は一番甘いもの、一番塩辛いものを選んだ[42]」という結果が出たと書いているのです。同様に『果糖中毒』でも、二歳から一九歳の黒人の子供の五人に一人は肥満で、一方白人の子供は約七人に一人だとの統計を引用しています。比率はまちがいありません。砂糖の起源は道徳的に邪悪、だから身体的な危害を起こすのは理にかなっているとの考えです。もし、それほど悪くはない考えだというなら、これが無力な少数派にどれほどの害を与えているかを考えてみましょう。

こうしたナラティブ（物語）は強力ですが、より複雑な現実から目をそらさせてしまいます。むずかしいことではありますが、ちゃんと科学的であるためには、不道徳さと身体的不健康さを区別しなくてはなりません。この区別ができなければ、その結果として得られるのは単純化されすぎた神話と都合よくつまみ食いされた事実になってしまいます。『果糖中毒』も『フードトラップ』も白人の子供の摂取カロリーに占める加糖食品の砂糖の割合は、黒人の子供の場合よりも多いことには触れていません[43]。どちらの本も家族の収入と砂糖の消費が無関係であることにも触れていません[44]。こうした事実は砂糖の消費と人口統計の複雑な関係を理解する上で必須ですし、砂糖が貧しい少数派に不均衡な害を与えているという胸に訴える物語からわれわれを引き離してくれます。

人々がこの物語を信じてしまうと、砂糖が身体に悪いという告発に対して砂糖を防衛することはたいへんむずかしくなります。ハートとハンウェイの時代には、砂糖の危険性に疑いを持つ懐疑主義者は奴隷制の擁護者のように見えたでしょうし、現代の同じような懐疑主義者は私を含めて、大食品産業と子供とマイノリティーの搾取の擁護者に見えるでしょう。これは反砂糖アラーミストに都合良い事態ですが、自分が食べているものについての真実を知りたい人々にとってはそうではありません。

実は自然は何が一番いいかわかってない

砂糖がアメリカで問題になるには、さらに一〇〇年かかりました。少なくとも一八〇〇年代になるまでは、マーマレード、ジャム、砂糖菓子、その他のお菓子は高級な輸入品だったのです。一七三〇年にニューヨークにリファイニング・ハウスを開いたニコラス・ベイヤードのような小売商は[45]、こういう贅沢な嗜好品を買うことができるエリートにだけ商品を売っていました。アメリカ人は奴隷制の邪悪さについてもイギリス人ほどは気にしていませんでした。ですから精製された砂糖は身体に悪いと考える理由も少なかったのです。だいたい、上品な味覚のために作られたものが悪いはずはないと考えていました。

砂糖が安くなって、下流・中流階級も買える砂糖菓子が登場するとすべてが変わりました。高級製菓店に加えて、新しいタイプの店である「お菓子屋」が登場しました。ショーウインドウいっぱいに鮮やかな色の「いいもの」を並べたお菓子屋は、新製品「ペニーキャンディー」を、これまでとはまったく違うタイプのお客に提供しはじめました。ウェンディ・ウォロソンが砂糖の歴史についての本で書いているように、「ペニーキャンディーは若い人々のより大きなグループにとってもっと買いやすく、[46]子供たちにとって自由と楽しさの象徴だった。（中略）精製糖はエリートだけのものではなくなり、砂糖、甘さ、お菓子が力ではなく弱さと結びつけて考えられるようになったいくつもの理由の一つとなった」のです。

突然、道徳的改革派が行動を開始しました。この新しい不道徳を科学っぽいレトリックをかき集められるだけ集めてけなし始めたのです。一八三四年に書かれたアメリカ開拓時代のペニーキャンディーの有罪判決は、「毒」という言葉の使い方に至るまで、現在も残る反砂糖活動の驚くほど詳細な青写真を提供してくれています。

若い人々が菓子を非常に好むのを見出した時には、われわれはいつもそれを凶兆であると見なす。[47]果物を好むのはまったく別の話である。果物は全般に冷やす性質で、一年の季節のうち冷やす食が特に求められるときにやってくる。（中略）食間に食べると（菓子は）消化を妨げる。食事と一緒に食べると一時はその過程を早めるものの最後には胃を弱らせ、中には実際に毒性があるものもある。

フルーツと砂糖が区別されていることに注意してください。この違いはＷＨＯとロバート・ラスティグ博士を含む歴史上のほぼすべての反砂糖主義者が述べていることです。誰かがリンゴを口汚く罵り始めたら、誰が耳を傾けるでしょう。しかし、この区別は直観的ではあるものの、科学的に正しいと主張するのはむずかしいでしょう。一八三四年の書き手は果物の季節性と共に「冷やす性質」と、フモール医学を使っています。自然はその無限の優しい知恵によって「冷やす食が特に求められるとき」に私たちに果物を提供してくれるのです

さて、今やフモール医学はおしゃれな流行ではありません。果物も一年じゅう食べられます。そうなるとラスティグのような現代の科学者は果物と砂糖の違いをどのように説明しているのでしょうか。私たちのために最善を考えてくれている意志ある自然と科学を組み合わせるのです。予想通りでしたね。

果実にはもちろん果糖が含まれているが、自然の繊維も含んでいる。[48]これは偶然ではない。果物の果糖が大きな健康上の問題を起こさないのは、果物の固形部分を作っている内在繊維によってバランスがとれているからだ。自然が意図するように両方を一緒に消費することで、肝臓へ流れる率を減らし、肝臓は元気でいられて、ほとんどの砂糖のマイナス効果を和らげるのだ。

砂糖のマイナス効果を繊維が和らげるなら、なぜ砂糖で甘くした繊維が多いブラン・マフィンを食べたらいけないのでしょうか。そして砂糖にそんなに習慣性があるなら、なぜ果物には習慣性がないのでしょうか。イェール大学の栄養学者デイヴィッド・カッツが指摘するように[49]「果糖は毒性があるが、その純粋な形に遭遇できるただ一つの場所、すなわち果物を除く」という考えの背後には何の論理もないのです。

ラスティグが使う科学用語はとても説得力があるので、フィリップ・ゼイトラーが私に語った言葉をいつも心に留め置きましょう。「砂糖、肝臓の代謝作用、肥満と二型糖尿病の関係についてわれわれが知っているほとんどのことは、未だに仮説です。果物とキャンディーの代謝作用の確実な違いは、キャンディーをたくさん食べる方がリンゴをたくさん食べるよりもずっと簡単だということです」と彼は自信をもって語りました。自然の意図は、繊維についてだろうが、果物の季節についてだろうが、迷信的なレトリックであって科学ではないのです。

自然の女神に頼ってしまうことで、私たちはエビデンスを客観的に評価する能力を台無しにし続けてきました。ハチミツと高果糖コーンシロップ、二つの一般的な液体甘味料を例にとってみましょう。「天然由来」という魔法に魅惑され、数限りない健康記事やブログがハチミツと邪悪な人工甘味料を区別するのは理にかなったことだとしています。『ハチミツのヒーリングパワー』〔未邦訳〕にはこんなことが書いてあります。「ハチミツには何十種類もの異なった成分が含まれていて[50]、そのため、砂糖というよりは果物に近いのです」。著者のキャル・オレイは、読者に自分はもうコーンシロップ入りの甘いヨーグルトは食べない、ハチミツをかけたプレーンヨーグルトにしていると告げています。そしてハチミツの有用性を売り込んでいるある記事では、原始人ダイエット指導者のマーク・シッソンが木に登ってハチミツを集めているコンゴの部族民のビデオにリンクを張り、まるでハチミツが道徳的に優れていると念押しするように、近代の養蜂以前の天然で、原始的な形態にハイライトを当てています。

「われわれはそれを食べるべきでしょうか？」とシッソンは問いかけ[51]、その後自分の迷信を科学的な言葉で覆い隠しています。「場合によります。コンゴの木に登っているこの男のように活動的で、肝臓にたっぷりのグリコーゲンが必要でしょうか？ それなら、生のハチミツは美味しいごちそうとしてぴったりでしょう」。

科学者はハチミツの方が明らかに優れていると聞けば驚くでしょう。科学界では高果糖コーンシロップの生物学的効果はハチミツのそれと基本的に同じだというのがほぼ一致した意見だからです[52]。けれどもハチミツはサトウキビジュースから生成されたグラニュー糖と競争を始めたその時から、天然由来だというだけで不合理で迷信的な称賛を受けてきたのです。一八五二年に医師ジェイムズ・レッドフィールドは著書の『比較観相学』〔未邦訳〕の中で、砂糖の製造過程の各段階は「欺瞞と茶番、臆病、残酷、堕落下降線の諸段階である[53]」と主張しています。レッドフィールドによれば、ハチミツを常食している動物は勇気があって注意深いのだそうです。「たとえばミツバチ、ハチドリ、クマのように」。一方、砂糖を好む生き物は徳が不足しているといいます。「たとえばウマアブや砂糖ツボに住みつくアリ、スズメバチについてもよくあることである」[54]。天然のハチミツを食べて勇気あるクマのようになれ！　精製された堕落した現代的な砂糖を食べれば、卑しいアリや不愉快なスズメバチのレベルまで沈んでしまうぞ、というわけです。

大衆もレッドフィールドの偏見を共有していました。その結果、一九世紀の砂糖会社はハチミツと他の甘味料の違いを軽く考えさせようと奮闘しました。イギリスの砂糖商人ヘンリー・テイトは、自分の商品の「ゴールデン・シロップ」のラベルに虫がたかるライオンの死体をのせるところまでいきました。大手砂糖企業テイト・アンド・ライルは現在も不気味なラベルもそのままにこの商品を売っています。死体は旧約聖書の『士師記』一四章で、サムソンがライオンを殺し、ミツバチがその体に巣を作る一節にちなんでいます。ラベルのメッセージは明らかで、砂糖の専門家の科学的に一致した意見と共鳴しています。「ゴールデン・シロップはハチミツとそっくり」。

同様に、トウモロコシ精製業協会も、高果糖コーンシロップが邪悪に見えないように、その名称を「トウモロコシ糖」に変えることをＦＤＡに働きかけることで、この甘味料に対する非合理的な偏見と闘ってきました。コーンシロップのイメージは清涼飲料水会社と結び付けられてきたことで傷つけられてきたのです。このせいで人々はコーンシロップが健康に悪影響があるという議論を呼んでいる言説を信じるようになっています。驚くことに公衆衛生の支援者も業界に賛同しているのです。

「私は、トウモロコシ精製業者が自分たちの製品を売る後押しをしたいわけではありません」[55]。ニューヨーク大学のマリオン・ネッスル博士は言いました。博士は『フード・ポリティクス――肥満社会と食品産業』〔三宅真季子・鈴木眞理子訳、新曜社、二〇〇五年〕の著者で、食品産業界が望むこと全般についての手ごわい論敵です。（デンマークの脂肪税に賛成していたのを覚えていますか？）「でも気の毒だと思ってあげるべきです。この私だって不当な（変更）要求ではないと認めざるを得ないんですから」。

一八五二年には理性と合理主義は社会的判断基準ではありませんでした。そしてそれは現代も同じです。二〇一二年、大食品会社のお金に取り込まれているとしょっちゅう責められているFDAは、コーンシロップの名称変更を却下しました。これによって、健康を気にしている消費者の多くは、誤ったまま、天然のハチミツの神秘的な良さと人工的な精製糖の邪悪さを信じ続けるでしょう。二〇一四年には、猛烈な人気を集めている「フード・ベイブ」〔ブログ名〕ことヴァニ・ハリがナビスコのイチジクロールクッキーについてのブログ記事で[56]高果糖コーンシロップを「有毒な加工された化学物質」と呼び、心臓病、がん、認知症、肝臓障害の主な原因だと主張しています。その根拠は？他ならぬマーク・ハイマン医師の「高果糖コーンシロップがあなたを殺す五つの理由[57]」と題したブログ記事です。この記事のあるハイマン医師のサイトには「一〇日間デトックスと高血糖の解決策」の広告がありました。

ある意味で、「フード・ベイブ」は論点を証明しました。精製糖で本当に認知がおかしくなることがある。ありがたいことに解毒法は単純です。不安商法に耳を貸さないことです。

砂糖——新しいゲートウェイ・ドラッグ

依存症という言葉も遡れば一九世紀のアメリカに始まります。『比較観相学』の中でレッドフィールドは砂糖への食欲をアルコール依存症(コカインへの依存症ではなく)と比較することでもう一つの人気がある反砂糖用語を呼び出しています。

> 砂糖の使用は飲酒癖への踏み石である。[58] 寛大にしていれば人の食欲は増す(中略)……そして食欲が起こると、大酒飲みがコップを探すように、彷徨(さまよ)いだし、ほとんど突進するようにそれを探し求めて、まるで大酒飲みが満足できる一杯を求めてコーヒーハウスから次の店へと行くように菓子屋から次の店へとへ行くのだ。

レッドフィールドの本が出版される少なくとも一〇年前から禁酒を主張する人々は砂糖に否定的でした。ラム酒はサトウキビからできるのだから、砂糖はラム酒と同じく危険な性質を持っているという呪術的思考による偏見から疑惑を抱いていたのです。砂糖はゲートウェイドラッグ（依存症の入り口となる薬物）で、砂糖を好むのは致死的な習慣の予兆だと広く信じられていました。一八四三年の禁酒訓話の架空の主人公ヘンリー・ヘイクロフトは、この避けられない道を進みます。彼は「友人たちと一緒に本物の酒である甘いペパーミント・リキュールを飲むようになる」前に、「父親のトディー（砂糖を加えたお湯割りの酒）のコップの底に溜まった砂糖を食べていました」[59]「お酒はとても甘い味がしたので、彼らはたくさん飲んでしまいました」と物語の著者は警告しています。一九〇七年にA・C・アボット博士という人物が書いています。「アルコールを飲みたい欲望とキャンディーを食べたい食欲は基本的に同じものである。[60]どちらを選んで耽溺するかは個人の気質によって決まる」一つの依存症は簡単に別の依存症につながるのです。

その当時も反砂糖運動家は依存症という言葉の怒りを呼ぶ力を知っていました。初期の禁酒運動はアルコール依存症を医学的な状態にしていく過程で、身体的な依存症という概念を作り上げていきました。大酒飲みを「罪」から「病気」へと変えていったのです。一八世紀の終わりごろには著名な医師で禁酒主義者、アメリカ独立の父の一人であるベンジャミン・ラッシュ[61]が大酒飲みと蒸留酒の結びつきを依存症、長い期間をかけてゆっくりと進行する「意思の病」と定義しました。

依存症という概念は憑依（ひょうい）（魔物が憑（と）りつく）を身体的な状態へと変化させました。[62]アルコールの精霊は人の意思の力を盗んでしまいますが、実際に精霊がいるわけではないのです。魔物は「切望」

や「飽くことなき欲望」というような言葉で置き換えられました。これを通じて「ラム酒の魔物」と呼ばれていたものが、魂に邪悪な働きかけをするのです。

依存症を「魂の病」と呼ぶことで、禁酒運動家は宗教的哲学的な恐怖を身体的な恐怖と合体させました。堕落した魂が欲しい人もいなければ、病気になりたい人もいません。アルコール中毒は「依存症」となったことで、サタンのようにゾッとする宿敵となり、コレラ、結核、黄熱病のように現実のものとなったのです。

反砂糖運動家はこの言葉を盗んで使うことで実証的な根拠がない新しい病を創作しました。甘いもの依存症です。この作られた病と共に新しい悪役が登場しました。お菓子製造者、お菓子屋の経営者、そして誰よりも悪辣なのは恐るべきアイスクリーム・ソーダファウンテンの経営者でした。この時代にはまだ炭酸飲料の二リットル瓶がなかったことなど関係なく、こうした罪の巣窟は現在の炭酸飲料の特大サイズが受けているのと同じような非難を受けていたのです。ソーダファウンテンは当初、男性の居酒屋に対して、清潔できゃしゃで、女性らしい飲み物を提供する場所と認識されていました。[63]しかしまもなく、改革派が急襲し、この楽しみは道徳と健康を退廃させるペニーキャンディーの女性版で、そしてもちろんソーダが取って代わったアルコールとおなじくらいの常習性のあるものだと非難したのです。

セックスとキャンディ

すべての砂糖恐怖症は、現代の反砂糖運動を突き動かしている肥満と二型糖尿病が流行する以前から存在していたのを思い出すべきでしょう（奇妙なことに、科学的な根拠を欠いているにもかかわらず、人々は未だに糖尿病は砂糖が原因だと考えています。あまりにも多くの人が信じているので、アメリカ糖尿病学会のウェブサイトの「糖尿病についての神話」セクションで神話ナンバー三として掲載されているほどです）[64]。現代の肥満、糖尿病、ＡＤＨＤのかわりに、一九世紀の改革派たちは別の問題のセットを砂糖のせいにしようとしていました。当時、キャンディ、アイスクリーム、炭酸飲料を飲食した結果として消化不良や胃弱、全般的な不健康が並べられていましたが、清教徒の反砂糖運動家たちが最も恐れたのは、砂糖が性欲に火をつける可能性があることでした。社会の弱者である女性、子供、貧乏人が特に影響を受けると考えられていたのです。

大笑いしてしまうのは、アイスクリーム・パーラーが甘いお菓子によって放蕩な振る舞いが引き起こされたとするセンセーショナルな物語を産み出したことです[65]。女性にアイスクリームを食べさせれば尻軽になる、との噂が囁かれていたのです。高級なチョコレートもまた誘惑に逆らえない女性と結び付けられるようになっていきました。初期のチョコレートの宣伝に良く裸体で描かれていた肌の黒い野蛮人には乱交のイメージがありました。

一八三九年の『若い女性の友』という本に著者のマーガレット・コックスは、「贅沢な道楽、すなわちお菓子は女性の魂の大きな敵である」[66]と書いています。彼女の言わんとするところを推測するのはむずかしいことではありませんでした。食べる楽しみと性の楽しみは同じ動物的な欲を満たすものなので、一つがもう一つへとつながるのは当然だったのです。ジョン・ハーベイ・ケロッグ（コーンフレークの共同発明者）とグラハム（グラハム粉の考案者）は二人とも砂糖がたくさん入ったおやつは、他のスパイシーな食べ物と同様に女性と子供がマスターベーションをする原因になると信じていました。

「キャンディー、スパイス、シナモン、クローブ、ペパーミント、そしてすべての強いエッセンス[67]は、生殖器を強く興奮させ〝一人での悪癖〟に導く」とケロッグは主張しました。また別の改革派、有名な菜食主義の医師ウィリアム・オルコット〔『若草物語』の姉妹の父〕は「神が神の法にしばしば反するものに神意として付け加えた罰則[68]について子供に話して聞かせるように」と親たちにアドバイスしています。この神の法には「一人での悪癖」と「砂糖を食べすぎること」が含まれていました。この男たちが、麻薬とオーガズムと同じ快楽経路が砂糖でも活性化するのを見たらなんと言ったでしょう。「キャンディーを食べるのとセックスをするのはそっくりだという科学的証明だ！」。

大手砂糖企業の過ち

改革派たちが描いた砂糖のネガティブな描写が力を持った理由の一つは、一九世紀の菓子製造業者がほとんど一般の人々の信頼を得ようとしなかったからでもありました。すべての所得階層の子供を引き付けようと菓子製造業者は毒性があることを承知で安い着色料を使いました。砂糖の歴史の本を書いているウォロソンによれば、早くも一八三〇年代には[69]医学雑誌『ランセット』にアメリカに輸出されている人気のイギリスのキャンディーに酸化鉛の赤、クロム酸鉛の黄色、硫化水銀の赤が混入していると警告する記事が掲載されていました。飴づくりのマニュアルは毒性のある物質を染み込ませたツヤ紙を使うと子供が舐めて「口が痛くなり、歯茎が炎症を起こす」と注意を呼び掛けていましたが、無駄でした。一方、きわどい広告は激しい喜びの中でチョコレートを食べる女性や、狂ったようにキャンディを欲しがる子供を登場させました。二〇世紀初頭に人気だったカンディ・キューブという名前のお菓子は、現代のココアパフ〔子供向けのチョコレート味のシリアル〕のキャラクターであるカッコーの広告の先駆けのようなコマーシャルソングで宣伝されていました。「ハンディ、スパンディ、ジャックはダンディ、ピーナッツキャンディ一個欲しい。今すぐ欲しい。すごーく欲しい。カンディ・キューブス食べて嬉しい」。

一九世紀中期までには、子供たちがシガレットキャンディーや葉巻キャンディーをしゃぶっているのを見かけるようになってきていました。タバコとキャンディーの両方を売るこうした店の店主は、若い客に本物のタバコを売ることも珍しくありませんでした。大当たりが風船ガムの「子供スロットマシン」も子供を誘っていました。砂糖と道徳的な罪深さの関係を否定するどころではなく、キャンディーの販売者は悪徳の魅力を恥もためらいもなく利用していたのです。

現代の食品会社のように一九世紀アメリカの砂糖菓子製造者たちは製品を買ってくれる子供たちの福祉を図々しくも無視して、自分たちで何か親切な好意をするということはありませんでした。そして現代の反砂糖運動家のように、善意の改良主義者たちは虫歯や強欲な販売戦略など本物の間違いなく心配な問題に対して反対活動をしていました。けれどもダメなインチキ科学を善意でカバーすることはできません。歴史が教えてくれているのは、使命感による情熱のままに、エビデンスに対するバランスの取れた見方を歪ませて、社会の病理を砂糖のせいにすれば、神経の弱さやマスターベーションは砂糖のせいだと責めたてた昔のようになるかもしれないということです。

純粋で、白く、偏っている

ほとんどの人が金銭的な利益相反によって生まれるバイアスについては十分意識しているでしょう。科学論文誌はこのバイアスに対抗するために著者にこうした相反を公開するように求めています。これはいいことです。

でも生物統計学者のデイヴィッド・B・アリソンが「白帽子バイアス」（white-hat bias）と名付けたものについて意識している人はずっと少ないでしょう。これは極端な正義への奉仕において情報の歪みにつながる偏りです。白帽子バイアスは一九世紀の反砂糖運動家を突き動かし、その後もメディア、健康専門機関と専門家、科学界を刺激し続けています。

二〇〇九年の『国際肥満学会誌』に掲載された論文[70]で、アリソンと共著者は白帽子バイアスがどのように加糖飲料についての研究に影響を及ぼしているかを論証しました。このために加糖飲料の消費を押さえたことによる肥満への影響を評価するように計画された二つの研究をまず選びました。そして次に研究がどのように引用されているかに注目しました。多くの場合、研究者は元の研究のエビデンスの強さを誇張し、ソーダを減らしたことが本当に肥満に効果があったように見せていました。実際にはエビデンスはそれほどはっきりしていませんでした。これは「引用バイアス」と名付けられていて、現在は、肥満の研究者は自分たちの分野の問題だと認識しています。

メディアにおける白帽子バイアスのエビデンスとしては、われわれが最初に見にいった『果糖中毒』のウェブサイトの「事実」のセクションに引用されている統計に目を向ければいいだけです。「毎日ソーダ一本で子供が肥満になる確率は六〇パーセント増える」——怖いでしょう?

実はそんなに怖くありません。この事実と呼ばれているものは二〇〇一年のたった一本の論文に基づいています[71]。この研究は高い評価を受けている医学誌『ランセット』で発表されているもので、ボストンの五四八人の一一歳のグループが自己申告した飲料の消費量に基づいて検証されています。子供たちは三〇日間にわたり、飲んだ加糖飲料について質問票に二回記入しています。最初は一九九五年で、二回目は一九九七年です。また研究者が他の要因と対照できるように、他に身体を使う活動、テレビ視聴、テレビゲームをやることについての質問票にも記入しています。そして私たちは、結果について検討をするはるか以前に、光り輝く白帽子バイアスを見ることになります。子供たちがどれくらいの時間本を読んだか、勉強をしたかという質問はありません。なぜでしょう？

なぜなら座って行う「高潔な」活動は肥満を増進させる可能性があるとはほとんど考えられていないからです。宿題が増えると肥満は増えるでしょうか？　読書で肥満になるでしょうか？　誰も知りませんし、読書あるいは真面目な勉強がどのように肥満と関係しているかについての研究を一つでも見つけようとすると悪戦苦闘することになります。これは呪術的で純粋で単純な考えのせいなのです。邪悪な成り立ちで不健康な製品が生まれるように、良い活動は悪い結果につながるはずがないのです。結果は白帽子バイアスによって歪んだ、信頼するに値しないデータです。

研究に戻りましょう。質問票の結果とＢＭＩとの相関関係が検証されました。四三人は、加糖飲料の増加で一回あたり六〇パーセントの率で「肥満ではない」から「肥満」へ移動しました（別の言い方をすれば、誰かが「肥満ではない」から「肥満」に移動する確率が、加糖炭酸飲料を一回飲むたびに六〇パーセントあがるということです）。しかし、この結果を考察するのはそれほど単純なことではありません。一一歳の自己申告を信用することができるでしょうか？　なぜこの研究は連続した数値であるＢＭＩを報告しないで、肥満かそうではないかというカテゴリー変数〔二区分変数〕

(categorical variable: yes/no) としたのでしょう？　そして、集団全体の肥満率は変わらなかったという事実、つまり三七人は肥満から肥満ではないに移動したということになることについては、どう考えたらいいのでしょう？　この研究論文の読者は困惑したまま取り残されてしまいます。

科学では、「本物の」科学では、一二三年前の疫学的研究一つでは「事実」にはなりません。ほとんどの研究調査を計画する人たちはそれを認識しています。この二〇〇一年の『ランセット』誌掲載論文の執筆者は「検討」のセクションでこの研究は観察に基づいているものなので、「因果関係を証明できない」と書いています。この研究成果は事実を確認したというにはほど遠く、「(肥満に関して) 加糖飲料は重要な寄与する原因である可能性を示している」といえるだけでしょう。

責任あるジャーナリストならば、研究者が示した方向に従うべきでしょう。でもジャーナリストはそうしません。アリソンが自分の論文で指摘するように、メディアはしばしば白帽子バイアスのまちがいを犯しています。何よりも良い例を見せてくれているのは、『果糖中毒』のドキュメンタリーでのアリソン自身の扱いかもしれません。視聴者は最初に不吉な感じのアリソンの画像を見せられ、業界から二五〇万ドルもの資金提供を受けていたことを教えられます (膨大な数の彼が発表した論文については触れていませんし、肥満学会から二〇〇九年研究成果賞を授与されたことも取り上げていません)。次にインタビューを受けているアリソンが映ります。ケイティー・クーリックが加糖飲料と肥満の関係を検証する研究をどう計画すべきかと質問しているときのものです。アリソンは考えをまとめるためにちょっと沈黙します。そこでカメラがカットしてしまうために、視聴者はアリソンの答えを聞くことはありません。

このフィルムは、純粋・単純に汚職について語っています。クーリックとラスティグが率いるこの戦いの一方の見方を見せようとしているのです。偏向していない科学者とレポーターが勇気をもって砂糖と戦っている姿です。敵は自分たちの汚職的な要因を防衛しようと「白帽子バイアス」のような言葉をでっちあげているアリソンのような業界の太鼓持ちなのです。

幸い『果糖中毒』に顧問として名前が引かれているデイヴィッド・カッツのような科学者たちはそういった単純な見方と戦おうとしています。『果糖中毒』が世に出た後、カッツはアリソンの研究と名誉を擁護するコラムを一本書いています。[72]

「民間の資金提供者は研究が特定の結果を出すことを望んでいないだろうか?」――カッツは疑問を投げかけます。「それが偏向の入り口になっていないだろうか?」――然り。そして、然りとカッツは答えていますが、重要な警告も付け加えています。「見逃しやすいのは、どのような資金提供者にも、そして研究者についてもそう言えるということだ」。

私はカッツにこのドキュメンタリーと反砂糖のメッセージについてどう感じるか聞きました。

「彼らの意図は良いものですが、〝危機を乗り切るために我らここにあり〟という考えに捕らわれてしまっています。そして栄養について古典的なニューエイジの過ちを犯しています。一つの多量要素に焦点を当ててしまうことには巨大な問題があるのです。そして「今まで耳にしてきたすべてがまちがっている」というメッセージもです」。

このせいで計り知れない混乱が永続します。大げさな反砂糖のメッセージによって不滅化している大混乱は、控えめで、注意深く、熱意に懐疑的な本物の科学の信頼性をいつの間にか侵食しています。科学は正義の研究者が毒物と邪悪な業界と戦う白黒はっきりさせた神話を拒絶します。科学は複雑さと不確実性を抱擁するもので、事実について軽く述べたりしません。

自分のお気に入りの仮説を信じてしまわないようにするには、深い人格的な強さが必要です。その仮説が善行に使えると思えた時には特にです。砂糖は邪悪ではないかもしれませんが、多くの子供たちの普通の現実がそうであるように、毎日の食事がマクドナルドでいいわけではありませんし、炭酸飲料やお菓子を食事代わりにしていいということでもありません。食品会社のとてつもない販売力に直面した医療専門家は、使えるものは何でも使って反撃したいという誘惑にかられます。

「もし人々が食べ物に常用性があると考えているなら、親は当然ここで心配になります」。ケンブリッジ大学の摂食障害の専門家ジャウディーンは、砂糖の常習性の可能性について話している間に説明してくれました。「私が知っている複数の研究者は、食品業界を攻撃する手段として食物の常習性を使うことを否定していません。けれども私は科学的にしっかりしていないことを根拠にして業界とやりあうのはお勧めできないと考えています」。

砂糖を食べよう、正気でいよう

そして、ここからアリス・ウォーターズと「食べられる校庭」に話は戻ります。もし本当に真剣に食文化を変えたいと考えているなら、実行可能な代案が必要になります。食物を魔物化してもそうはなりません。私たちがよく知ってる地獄のような世界を作るだけです。すべての食べ物は魔物になる可能性を秘めています。最初は脂肪で、次は砂糖、その次は何でしょう? こうした方向で食べ物を語るのは有害です。食べ物を清浄か不浄か、自然か加工か、良いか悪いかで考えてしまうような食べることに神経質な人を産んでしまいます。リンゴの焼菓子は依存性がある毒の入った死の罠、キッチンの食品棚は私たちを傷つけるかもしれない敵でいっぱい、レストランは危険な戦場……ラスティグは「外食のサバイバル法」について書いています。誰が信じられるのか? 何を食べていいのか? 一周するごとにまた一つ恐ろしい研究が出てきて、新しい魔物食品の可能性が出てくるようでは決めるのは困難です。

明らかに戦争好きの人たちがいます。悪に対する戦いの善玉の気分でいるのを楽しんでいるのです。そうすると世界は見通しが良く、動き回るのが楽になり、すべての選択は意味と目的と善に満ちたものになります。清教徒は何にでも罪を見ました。音楽、ダンス、色鮮やかな衣服、美味しい食べ物。清教徒的な食の世界では何にでも健康への危険が見えてしまいます。どんな料理にも意味や目的、善行がついてきて、自分の道徳的、身体的運命を定める助けになるのです(ヴァニ・ハリを思いだしてください。彼女の信者は「フード・ベイブ」軍と呼ばれています）。悲しいかな、清教徒ならまちがいなく天国に行けるというエビデンスがないように、魔物化した多量栄養素と毒化合物の食物地獄に暮らしていても、人よりも優れていると感じる以上のことが起こるというエビデンスもないのです。

ですから、別の道を歩みませんか？　栄養アラーミズムなしですませ、素晴らしい香りに満ちた暖かく居心地の良いキッチンに集中しましょう。食べられる校庭のシェフ先生のような良いシェフなら、キッチンには純粋で白く、まったく危険のない砂糖を置くべきだと知っています。逆説的ですが、ウォーターズの方法の方が『果糖中毒』の方法よりもずっと健康的な感じがします。それは、健康ではなく、楽しみに力を入れているからこそです。食べられる校庭のウェブサイトのレシピとレッスンには栄養学的なデータは入っていません。狙いは材料をどう適切に料理するかです。「穀物の上の野菜」は六年生のレッスンですが、皆さんが思うような栄養的に穀物より野菜が優れているという内容ではありません。どうやって上手に野菜を炒め、美味しく料理した穀物の上に乗せた一皿として出すかというものです。砂糖はアップルクリスプのようなデザートに必要な時に登場します。

シェフ先生の一人、エスター・クックは「もっとゆっくりさせたいのです」と言います。「生徒は一日中何かに刺激されているので、いつでも立ち止まって普通のことを楽しんでするという感覚を味わえないのです」。これは雑誌『クック・イラストレーテッド』にレシピを提供している料理番組、「アメリカズ・テスト・キッチン」も採用している方法です。「アメリカズ・テスト・キッチン」の総ディレクター、ジャック・ビショップは彼のチームが栄養データをレシピから削る決断をしたことについて説明してくれました。

「数字は個々のレシピを魔物に見せるのに使われてしまう。それはわれわれが望んでいることじゃない」。

数字だけではありません。砂糖が毒物だという考え自体もレシピを魔物化します。本やドキュメンタリーフィルムを売るのにこの考えが使われるのと同じようにです。ありがたいことに、この考えには何のメリットもありません。誇張された考えに科学が追い付くまで、ビショップやウォーターズと一緒にアップルクリスプを罪の意識なく、依存や不浄だという恐れなく食べましょう（アイスクリームも添えてアラモードで）。砂糖をやめたらもっと健康になるというエビデンスもないのですから、この新しい食の魔物をやっつけるのが、砂糖に狂わされないための一番の方法のようです。

第5章　塩の罪

塩分コントロールはむずかしい？

管理栄養士のシャロン・サロモンは、いつも顧客には政府が推奨するレベルまでナトリウムを減らすように言っていました。料理のプロとして、自分の食生活はもう推奨レベルに達しているだろうと思っていたのです。食べるものはすべて一から手作りでした。ファストフードや袋菓子は絶対に食べなかったし、大食品会社の塩辛い毒みたいな加工食品を食べてアメリカ人がとてつもない量のナトリウムを消費していることを非難しているマイケル・モスの『フードトラップ――食品に仕掛けられた至福の罠』(Salt Sugar Fat)〔本間徳子訳、日経BP社、二〇一四年〕で説明されているような研究論文も読んでいました。FDAのガイドラインはしごくもっともで、それは、ファストフード中毒の人たちが心配するべきことであり、自分のような健康的な食事をしている人は関係ないとサロモンは思っていました。

そして、あるときサロモンはメニエール病だとの診断を受けたのです。内耳に溜まる液体に関係していて、耳が聞こえなくなったり、めまいや吐き気などの症状がある病気です。完全に治す方法はありませんが、可能な限り塩分摂取量を減らすというのも標準的な治療法の一つです。なので、サロモンは塩分量の計算を始めました。そして、その結果に驚きました。公衆衛生の推進者と政府が推奨する塩分規制の値はありえないほど低かったのです。それはメニエール病患者に勧められるのとほぼ同じ量でした。なぜそんなことが？

アメリカ心臓学会は一日のナトリウム摂取量として、年齢、健康状態に関わらず、毎日一五〇〇ミリグラムを推奨しています（激しく勝敗を競う競技選手、鋳物工場の労働者、消防士のように大量に汗をかく人は除きます）[1]。CDC（疾病管理予防センター）とFDA（食品医薬品局）は二三〇〇ミリグラムと、もっと多くてもよいとしています。しかし、それが当てはまるのは全人口の三割についてだけ。アフリカ系アメリカ人、高血圧の人と糖尿病患者、五一歳以上の人は一五〇〇ミリグラムです。

なぜ、こうした上限があるのでしょう？　アメリカ心臓学会は、塩分摂取量が多すぎるとアメリカだけで五〇万人から一二〇万人が循環器系の予防可能な疾病で死亡すると言います[2]。塩分消費量を減らすことで不健康な心臓とリンクしている血圧を下げると言っているのです。もし、アメリカ中が心臓学会の言うことに耳を傾けていたら、二六二億ドルの医療費が節減できたと言うのです。これが全部正しいとして（実は正しくないですが）、このガイドラインに従うのはどのくらいむずかしいのでしょうか？

一五〇〇ミリグラムはすごくたくさんで、ナトリウムの量としては大盤振る舞いに見えます。けれども平均的なアメリカ人は、この二倍以上、三五〇〇ミリグラムを消費しています。とはいえ、平均的なアメリカ人は加工食品が大好きで、電子レンジで瓶入りチーズペーストを暖めて、瓶に口をつけて飲んじゃうような何も考えていない大食漢です。加工されたスナック菓子をやめて、アウトバック・ステーキハウスで、ブルーミン・オニオン・フライ〔タマネギの丸揚げ〕を食べるのをやめれば、あっというまに塩分は減らせるはずです。

そうでしょうか？　小さじ一杯の塩は二三〇〇ミリグラムのナトリウムを含んでいます。小さじ四分の三で心臓学会の基準を二五〇〇ミリグラムオーバーしてしまいます。小さじ四分の三です。計って、掌にのせてみてください。ショックを受けるぐらい少ないはずです。

「辛いです」とサロモンは話してくれました。「一五〇〇ミリグラムというのは、まったく、明確に、外食はできないということです。お店に入って、〝どうか水に塩を入れないでください。ハンバーガーにも塩を振らないでください。フレンチフライに塩を振らないでください。サラダドレッシングにも塩を入れないでください。お願いします〟と言わない限り無理です」。

このガイドラインは、あとから加えた塩分についてではありません。一日のナトリウム摂取量についてです。いずれにしてもサロモンはこのガイドラインの厳密さを知っています。最も厳格な食事療法でも遵守するのはほとんど不可能に近いのです。アメリカの医師でダイエット指導者のジョン・マクドゥーガルの食事プランを考察してみましょう。[3] マクドゥーガル医師は自然そのものの加工されていない食品から始めます。でんぷん（米やジャガイモ）野菜、果物。これでだいたいナトリウム五〇〇ミリグラムです。ただし、贅沢をして、チンゲンサイ、ニンジン、セロリ、ビーツ（アカザ科の根を食用とする野菜）を選ばない限りです。これらは量を増やしてしまいます。美味しい素材に小さじ半分の塩を振りかけるとプラス一一〇〇ミリグラムで、一日のナトリウム摂取量が一六〇〇ミリグラムになってしまいます。この食事は極端なものです。低脂肪、低ナトリウム、ヴィーガン。それでも心臓学会の基準を超えてしまいます。

もう一度言います。でんぷん、野菜、そして果物の基本的な食事プラス小さじ半分の塩で心臓学会の推奨する一日のナトリウム摂取量を一〇〇ミリグラム超えるのです。もう小さじ半分でＣＤＣの甘い基準である二三〇〇ミリグラムも超えてしまいます。

「ほとんどの人が小さじ一杯の塩の量なんて見たことがないでしょう」とサロモンは私に言いました。「手のひらに載せてみると、びっくりします。もう二度と大好きな中華料理は食べられません」。

さて、もし、一五〇〇ミリグラムが非現実的なほど低いとわかってきたなら、一九七七年には「栄養と人間欲求における合衆国上院特別委員会」がアメリカ人に一日当たりの塩分消費は三グラム以下[4]――これはナトリウム一二四〇ミリグラムに相当します！――と告げたことも妙だと感じるのではないでしょうか〔これは日本でも「マクガバン・レポート」として知られるレポートです〕。委員会のガイドラインに従おうとすれば、多くの人は料理文化と呼ばれるものを捨て、代わりに塩なしのフルーツ、野菜、デンプン、下ごしらえしない肉の過激なメニューを採用しなければならなかったのではないでしょうか。

このような推奨は、ナトリウムの尋常ならざる健康リスクについての圧倒的な科学的合意が存在してはじめて正当化されます。また同時にそうした要求が実行可能かについての考察もなくてはなりません。

それなのに、一九七七年のガイドラインは圧倒的な科学的合意を反映していませんでした。現在の一五〇〇〜二三〇〇ミリグラムもです。政策立案者は、実際に試したことさえないでしょう〔苦痛をともなうと言って良いほどむずかしいなど一つも書かれていませんでした〕。それどころか、恐れおののいた何百万人ものアメリカ人が、必死にルールに従おうとして失敗することになると予想もしていないようにみえます。

反ナトリウム運動の頼りは正義の活動家と神話で、科学ではありません。正義の活動家たちは自分たちが救済の鍵を握っていると確信していて、性急で、独断的になりがちで、自分たちの主張に否定的な結果がでても受け入れようとしません。そして神話はエビデンスに基づいてではなく、むしろエビデンスに無関係に人を動かします。タッグを組んだ活動家と神話は、実行不可能なほどむずかしい

「教え」を説くことになりました。科学的には根拠のない塩の摂取量についてのガイドラインです。

だが、恐れることなかれ。歴史と懐疑主義という薬を使えば、罪の意識なく食物に塩を振ることができるようになるでしょう。有能なシェフなら誰でも知っているように、その方が無理にハーブとレモン汁でごまかす減塩レシピよりはるかに美味しいのです。

古の敵、塩

二〇一三年、論文誌『疫学』の論評[5]でテュレーン大学のジアン・ヘーとタニカ・ケリーは、塩と不健康の結びつきは数千年前に遡ると断言しています。五千年近く前の中国の医書に塩が高血圧に関係しているとの記述があるというのです。彼らの論評は『黄帝内経(こうていだいけい)』(Huangdi Neijing)からの印象的な引用で始まっています。「塩を多くとると、脈がかたくなる」。

この一行は塩と血圧に関する書物では広く繰り返し引用されていて、非常に説得力があります。古代の黄帝だって、これが人を殺すと知っていたのです! 有無を言わさぬエビデンスです。まちがいありませんよね。いいえ、まちがいです。いろいろとまちがっています。

第一に、『黄帝内経』にはそんなことは書いてありません。これが最初に引用されたのは、一九五六年にテキサス大学のアーサー・ラスキン医師が編集した[6]『動脈高血圧症に関する古典』〔未邦訳〕です。いったいラスキンはこれをどこでこれを見つけたのでしょう? というのも、中国語の文献には見当たらないのです。私が原典を確認したところ、高血圧――陽の気が多い――に触れていると思われる箇所では、塩を増やして治療せよと書いてありました。[7]

けれどもそれは本筋ではありません。本当の問題は、学術論文にこの引用を使っていることです。もしこの引用が正確だったとしても、これは危険で欺瞞的な修辞技巧である「古典を論拠とした議論」の例なのです。「古典を論拠とした議論」は、神学領域では正当で影響力のある方法です。神学では昔の預言者が言った、この文書に書いてある、とわかりさえすれば、主張は正しくなります。とはいえ、栄養科学では古代東洋の知恵はとくに注目に値しません。瀉血や信仰療法、それに私の個人的なお気に入りの「悪魔を祓うために犬の糞に浸かる[8]」のような時代に戻ろうというならば別ですが――。「古典を論拠とした議論」は、過去の楽園神話の一種に過ぎません。人々が良い人生を生きていた失われた過去の時代の代わりに、「古典を論拠とした議論」は、人々が良い考えを持っていた失われた過去の時代をアピールし、古の暮らしに加えて古の知恵を美化しているのです。『黄帝内経』を引用することは、私たちのエビデンスを客観的に評価する能力を傷つけているのです。

こうした論を無視することを覚えましょう。こういうのは、インチキ万能薬売りのおなじみの手口です。本物のエビデンスがないときに、お気に入りの説の別バージョンを古い本から探してくるのは簡単です。長いひげを生やした中国の賢人に、民間療法の知恵を教えてくれるおばあちゃん。こういうキャラクターはおとぎ話の登場人物で、信頼できる医療情報の出典にはなりません。

もちろん、昔の人が理にかなった医療の知識を思いついたこともあったでしょう。伝統的な漢方で痛み止めとしてヤナギの樹皮（柳白皮）が使われていました。これには、アスピリン（アセチルサリチル酸）に似た化学物質サリチンが含まれています。古代ギリシャの医師ガレノスは肥満症の患者に食べる量を減らすように言いました。けれども昔の人は、知識の不足している部分を悪魔憑き、星占い、フモール医学、その他数えきれないほどの、今やわれわれが捨て去ったような理屈で埋めていたのです。

私たちの現在の減塩に向かう姿勢の情報源となっている神話はこれだけではありません。アメリカの初期反塩運動は、過去の楽園神話のまた別バージョンを使っていました。「高貴な野蛮人神話」です。古典を使った議論が知恵を求めて過去を探るのに対して、高貴な野蛮人神話は現代に生き残っている「原始文化」を頼って、生き方と考え方のガイドにしようとします。近代化を避けた高貴な野蛮人は、私たちに生ける過去の楽園を体現して見せてくれるのです。そして、あいにくと、一九七七年のアメリカ上院特別調査委員会の塩分ガイドラインは、ある一人の科学者の高貴な野蛮人は減塩食で、心臓を健康に保っているという信念に大きな影響を受けています。私たちは、今、これらの神話を推論的な科学で包み隠した結果として生まれた世界に生きているのです。

では、包みをほどいて、どうしてそうなったかを見てみましょう。

低ナトリウムの奇跡

ある一つの奇跡が起こったことで、人々は塩を疑うようになりました。遥か昔から塩と高血圧が結びつけられていたはずなのに、塩は二〇世紀半ばまでは愛されてやまない料理の必需品でした。どの文化でも食品保存と味付けには欠くことができない役割を果たしていました。塩は医療においても卓越した歴史があります。[9] 古代ギリシャ人やローマ人はガルムという魚醤を消化不良、坐骨神経痛、結核、片頭痛の薬として処方していました。マヤ人は油と混ぜた塩をてんかんに、ハチミツと混ぜた塩を陣痛に使っていました。中世ヨーロッパでは、塩は歯痛、胃のむかむか、抑鬱の薬でした。[10]

塩の暗い側面を示唆する最初の研究が発表されたのは一九〇四年でした。[11] 二人のフランス人医師、レオ・アンベールとウジェーヌ・ボジャールが、八人の患者で塩の摂取量が増えるとナトリウムが排出されにくく、血圧が高くなることを発見しました。その後一九二〇年にフレデリック・M・アレンという臨床医が自分の慢性高血圧の患者二〇人に対して減塩の効果を試し、結果を『アメリカ医師会誌（JAMA）』で発表しました。アレンの観察では厳格な塩の制限は高血圧に「素晴らしい」改善をもたらしました。彼は患者の多くが塩を多くとってきたことにも触れています。これでさらに塩の摂取量と高血圧は関係しているという自分の仮説を強めました。この評価にも関わらず、アレンは慎重なコメントを残しています。「ほどほどに満足が行くが、同時に効果が出るほど塩が少ない食事を作るのは見かけほど簡単ではない[12]」。医学史はこれを無視してしまっているようです。

この二つの研究はささやかなものです。盲検でもないし、対照群もありません。症例数も極端に少ないです。したがって、アレンの研究後にナトリウムと高血圧の関係を論じたさまざまな研究は、エビデンスは決定的ではないと判断しています[13]。二〇世紀初頭にベストセラーとなった分厚い医学知識の要約本『健康ライブラリ』[14]〔未邦訳〕には、高血圧の治療は「一般にすべての種類の肉を控えて、アルコール飲料を飲んではいけないと理解されている」と書いてあります。減塩のことは触れられていません。ただ、歯痛には塩が良いとあります（また砂糖の有毒性を警告して、より健康的なハチミツを代わりに使ったほうが良いとも書いてあります）。

塩について、一般の人々と、科学的な意見を本当に動かしたのは、一九四四年六月一二日のデューク大学医療センターでの奇跡のニュースでした。AP通信社は、デューク大学のウォルター・ケンプナー[15]が盲目の患者を癒し、死んだも同然（法的に）の患者を生き返らせたと報道したのです。

新しい薬を使わない高血圧の治療法、米とフルーツジュースの食事療法がアメリカ医師会で今日公開された。この食事療法は主に煮たあるいは蒸した米、プラス十分なフルーツジュースと加えて補完のビタミンと鉄分を摂る。

デューク大学の患者たちの病気は重く、盲目、拡張した心臓……（以下略）

この治療法には失敗もあり、あるグループでは一二七人中一六人が死亡した。だが、成功例は目ざましい。病理解剖報告にサインし病院に送り込まれた（死を待つばかりの）患者が回復したのだ。

当時、ケンプナーの名を聞いたことがある人はいませんでした。その一〇年前、ヒットラー政権下のドイツを脱出する道を探っていた三一歳の医師は、デューク大の研究員のポストを確保しました。アメリカに来て最初の一年、ケンプナーは英語を練習しつつ[16]、酸素欠乏の赤血球への影響について研究します。一九三〇年代、この研究に使う細胞の供給源は孵化したばかりのアリゲーターで、ケンプナーの助手たちは時折白衣のポケットに入れて運んでいました。もしかするとケンプナーよりもアリゲーターと一緒にいるほうが面白かったのかもしれません。患者の一人はのちにケンプナーは「厳格で尊大な男性でいつも同じ服装、青いブレザーに白いキャンバス生地のズボンをはいていました。ナチのおじいさんという感じでした」と説明しています。

ケンプナーは酸素欠乏の研究をするうちに腎不全についてある仮説を持つようになりました。腎臓の細胞も機能するためには酸素を必要としています。ですから、機能不全は腎臓への血流が減るのが原因かもしれない、というものです。この理論によれば、腎臓の作業量を大幅に減らし、一方で全体の血流を増やすことが、可能性のある治療法の一つになります。これは、腎臓が処理しにくい脂肪とたんぱくを減らし、ほぼナトリウムゼロの食事療法で達成できるかもしれないとケンプナーは提案しています。ナトリウムは体液保留を増加し、血流を妨げるかもしれないと推測されていたのです。

一九三九年、ケンプナーは慢性腎臓病の症例を持つ患者を募集し始めました。そしてこの患者たちに新しく処方した「ライス食療法」を始めたのです。朝食に小さなお椀一杯の白米としぼりたてのフルーツジュース一杯、昼食と夕食は同じものをもっと量を多く摂ります。五年後、ケンプナーはアメリカ医師会（AMA）のシカゴでの学会で大量のレントゲン写真を伴った結果発表講演をしました[17]。六六例の心臓肥大が小さくなり、一〇七例の高血圧が低下し、二一例の網膜症が治癒しました。ケンプナーの最初の患者一九二人のコホート〔疫学研究の母集団〕では二五人が死に、六〇人は改善がありませんでした。成績が良くないように見えますが、全体の結果を治療なしの悪性高血圧患者の典型的な六ヵ月平均余命と比べてみると認識が変わるはずです[18]。

AMAはメディアのように熱狂はしませんでした。懐疑派はケンプナーのデータ偽造を疑い[19]、この結果『アメリカ医師会誌』はこの研究論文の掲載を拒否しました。それでもケンプナーの患者はライス食療法の効果を保証し、他の医師たちも試みて、同じような成功をおさめました。一九四六年、ケンプナーは治療の結果を再び発表しました。今回はニューヨーク医学アカデミーが発表の場で、前回よりずっと好意的に受け入れられました。ライス食療法のメカニズムはよくわからないままでしたが、ケンプナーの取り組みが慢性腎臓病の患者の奇跡的な回復につながったことは、すぐに疑いの余地がなくなりました。

この意味では、ライス食療法による治療と奇跡的に回復した人々のいうことは、シドニー・ハスのバナナ食療法によるセリアック病患者の治療を思いださせます。ハスが食療法を始めた時には、回復はまさに奇跡的だったにもかかわらず、ハスも含めて誰も、なぜ、どうしてセリアック病患者がバナナ食療法で回復したのか知りませんでした。そしてハスがバナナが食療法の秘密だと信じていたので、大衆も医師もバナナがセリアック病だけでなく他の健康にもよいと早合点してしまったのです。

まったく同じことがケンプナーのライス食療法にも起こりました。ただ一つ、重大な違いがありました。ルイス・K・ダールという医師が一九五〇年代にライス食療法の秘密を低ナトリウムだと確定したのです。[20] そして、すぐにこの秘密は一般人の健康に利益をもたらすだろうと推測しました。けれども、バナナがセリアック病治療の成績だけを根拠として有名になっていたのに対して、ダールは高貴なる野蛮人神話を使って低ナトリウム食を伝道しました。神話よりエビデンスを重視する懐疑的な科学者がいるにもかかわらず、現在もその遺産は生き続けています。わかってきたのはダールが低ナトリウムを唱え始めた最初から、エビデンスは不足していたということです。

塩を食べない高貴なる野蛮人

一九五〇年、ライス食療法の成功について耳にしたロックフェラー医学研究所のルイス・K・ダール博士は、なぜ効果があったのかを突き止めようと決めました。ダールの研究チームは研究者が食事を完全にコントロールできるように六ヵ月間連続して代謝病棟に入院することになっている患者を選びました。食事内容は白米とフルーツジュースに限定されていましたが、患者はカロリーとナトリウム摂取量を選ぶことができました。患者の血圧の変動を精査した結果、ダールはナトリウム摂取量とのはっきりした相関を見出しました。[21] ナトリウムが多いと血圧が高くなるのです。

ダールはナトリウムと高血圧の関連をその後二〇年間、熱心に追求しました。一九五四年には「本当に原始的な人種」の調査を分析し、[22] 尋常ならざることを発見しました。まったく違う環境に生きているにもかかわらず、グリーンランドのエスキモー、オーストラリアのアボリジニー、中国の山岳民族、パナマのクナ族には共通するものがありました。実質的に高血圧症が存在しなかったのです！

「野蛮な」人種は文明化された人々よりも健康だという神話は、すでに十分確立されたものでした。それは、とにもかくにも、過去の楽園神話から論理的に自然に引き出せることでした。もし、文明化以前のエデンの園での暮らしが今よりも良く、健康的なら、文明化されていない人々はより良い健康的な暮らしをしているはずです。一八世紀から、高貴なる野蛮人の神話はネイティブアメリカンの評価を特徴づけてきました。建国の父の一人で、前章に出てきた禁酒主義運動家のベンジャミン・ラッシュ医師はその一例です。ラッシュが北アメリカの「野蛮な」インディアンの出産について説明しているのを見てみましょう。「彼らの産婆は自然のみだ。[23] 分娩は短く、それに伴う陣痛はわずかだ。女たちは一人一人、自分だけのキャビンで（出産する）。同じ性別のものが付き添うこともない。自分で冷水浴をしたあと、数日後にはいつもの仕事に戻っている」。この話は聖書の、陣痛は知恵の木の実を食べた罰だという話を信じない限り、笑ってしまうほど信じられません。もちろんラッシュは敬虔な信者だったので、文明化されていない、野蛮人の女性は痛みも感じずにポンと子供を産むと信じたかったことでしょう（ラッシュはまたネイティブアメリカンの食事は「ヨーロッパ人に塩を使うように教えられるまで」まったく塩を使わなかった[24]とヨーロッパ人に説明した最初の一人でした。しかし、これはまったくの嘘で、北アメリカの原住民の文化には塩の神もいる[25]し、塩を集める作業は宗教的な儀式でした）。

ダールの時代にはなると、原始的な人々はなぜ健康なのかについて、議論が広がっていました。一つの説は生活のシンプルさでした。都会的な生活をやめれば、気分が良くなるのです。ダールはこれを信じませんでした。そして、野蛮人は常に飢餓に苦しみ、いつも戦いをしていて、過酷な「タブーと社会的圧力」の下で生きていると指摘しました。

しかし一方、ダールは自分のお気に入りの仮説のエビデンスを見つけたのです。「興味を引いたのは」と彼は一九五四年の記事に書いています。「すべてのデータで入手できた原始的なグループの共通した要素が食事におけるナトリウム摂取量の低さであったことだ」。

ダールの記事と、これに基づいて書かれた他の記事は広く引用され、高い影響力を持ちました。一九六九年、ダールはジョージ・マクガバンの栄養と所要量に関するアメリカ上院特別委員会に出席し、塩を食べない野蛮人の話を語りました。話をするにあたって、オーバーにならないように気を配ってはいましたが、ダールは科学的な結論も出ていないこの仮説に基づいて政策が決定されるのは正しいことだと感じていました。

長年にわたって塩分の多い食事をしてきた社会は、塩分摂取量が低い社会に比べて高血圧の頻度がずっと高い[26]です。この環境的なエビデンスが因果関係を確立するだけでなく、他のデータと組み合わせることで、われわれは長年の余分な塩分摂取が人間の高血圧の原因として一つの役割を演じているという提案をするに至ったのです。

ダールの言う環境的なエビデンスが、科学的にはぺらぺらの薄さだったことは置いておきましょう。現代の疫学者が直面している、信頼できる血圧と食事のデータを取得するむずかしさや、当然ながら一九五〇年代の「原始的文化」の調査者にとってはどれだけむずかしかったかも置いておきましょう。そして、高血圧症を減塩食事療法で治療するのと、高血圧症を減塩食で予防するのは全然違うのだということも置いておきましょう。ダールの高貴なる野蛮人はこのギャップに橋を架けたのです。そして新しい食の魔物が生まれました。

子供たちを救え

塩の犠牲になっている可能性がある人々の輪は不安になるほどの勢いで広がっていきました。ダールの塩の邪悪さを追求する研究の一部は、塩分感受性が高い系統のラットを繁殖させて、このラットにナトリウムが添加されていた市販のベビーフードを食べさせて高血圧を引き起こすというものでした。一九七〇年四月、新聞にダールの研究結果を報じたAP通信の記事が恐ろしい見出しとともに掲載されました。「ベビーフードの塩は害がある可能性、と研究者が語る[27]」という記事はダールの、加塩ベビーフードを「不必要な種類のリスク」と呼ぶ言葉を引用していました。

けれどもダールの意見は、ただの意見と言えばそれまでです。他の研究者は賛同しませんでした。一九七〇年、アメリカ科学アカデミー委員会が乳幼児の塩分摂取を規制するほうが良いとする「エビデンスはない」と宣言しました[28]。奇妙なことに、エビデンスが存在しないのに、アカデミーのメンバーはベビーフードへの加塩は規制したほうが良いと提唱しています。それ自体はなんの害もないことではありましたが、この提言は一般の人には塩の危険性を裏付けているように見えました。ちょうどその同じ年にアメリカ研究協議会が、粉ミルクのグルタミン酸ナトリウムを除去するように提言したことで化学調味料に起こったことと同じです。

七年後、マクガバン上院議員は「食に関連した死に至る病」栄養学公聴会を招集しました。主にダールの研究に力を得て、アメリカ初の推奨される一日当たりの食塩量が公聴会の結果として決まりました。一日たったの小さじ半分です。塩が子供たちを危険に晒しているという認識のもと、この推奨量は科学的には正しくなくても政治的には好都合でした。そして、ちょうど化学調味料のように、企業はエビデンスがないにもかかわらず、市場の圧力に降参しました。一九七七年ビーチナットは、無塩の新製品「ナチュラルベビーフード」を発表し、[29] ハインツも一〇八あったすべてのベビーフードを無塩とすることでこれに続きました。

食の魔物のデジャブ

結果として、塩が魔物化する歴史は、考えられる限りのすべての栄養神話の要約になっています。塩への攻撃法の一つは、私たちが塩を好むのは「自然に反している」です。これも過去の楽園神話のもう一つのバリエーションで、反砂糖、反穀物と一緒に、反塩運動も、私たちの祖先は、自然に塩が少ない環境に最も適するように進化してきたと論じます。ダールの現代の野蛮人のように、こうした理想的で原始的な人間たちは現代化に自然の楽園から引きずり出されるまで、血圧の低い、健康な暮らしを喜んでおくっていたのです。文明の産物として、塩が人工的に豊富になった時、すべてが地獄に変わりました。一九七八年の『アメリカ臨床栄養学会誌』の記事から引用[30]しましょう。

人類の歴史を通じて、塩は不足していて、塩を身体内に留める調節メカニズムの発達なしには人は生き残れなかっただろう。塩が豊富になったのは、過去数百年のことだ。人類の身体は食事に含まれる不自然な量のナトリウムを処理できるような能力は備わっていない。

この神話と並ぶのは、子供は無垢に塩の味を知らずに生まれ、もれなく邪悪な近代社会によって堕落させられる、という不安を呼ぶ考えです。高貴な野蛮人と原始的な人々は、文明を避けることで自分たちの無垢さと健康を維持していますが、有毒な近代に生れ落ちる子供たちは不運です。『フードトラップ』の中でマイケル・モスは、一九七八年の研究そのままに、人は生まれてから「超不自然な」量の塩への好みを取得するという考えを拡大して、若者を中毒にし、自然な傾向を汚している加工食品会社の不気味な姿を描いています。子供は塩好きに生まれてこない、とモスは強調します。貪欲な企業に塩好きになるように「教え込まれる」というのです。そして子供が生後半年になってからは、悪習慣は留まるところを知りません。塩中毒になった子供は、「食べ物の表面の塩を舐め」、「ただの塩まで食べる」ようになるのです。

読者の皆さんはもうわかってきたかもしれません。この食の恩寵からの堕落の物語には魔物が必要です。反塩運動は、いつも通り食品業界の中から魔物を見つけてきました。またしてもおなじみの、タバコが例に引かれます。ルイス・ダールその人が、早くも一九七〇年に喫煙とがんの関係を塩と高血圧の関係に例えています[31]。一九八〇年代には、業界が資金を提供した塩についての研究と政治的な操作をイギリスの新聞が暴露しました[32]。そして一九九六年、『イギリス医師会誌』の副編集長、フィオナ・ゴッドリーがすべての反塩運動に対して懐疑的な人々を業界の太鼓持ち呼ばわりしました。

「議論が続くことは、業界にとって利益でしかありません[33]」とフィオナは書いています。「しかしもし、（イギリス政府が）人々ががんや心臓病で早死にするのを本気で防ごうとするなら、利権の声に耳を傾けるのをやめ、独立した専門家のアドバイスを聞くべきです」。

最近では、二〇一四年にニューヨーク大学のマリオン・ネッスルが伝統を引き継ぎ、スザンヌ・オパリル博士が『ニューイングランド・ジャーナル・オブ・メディシン』誌に発表した論説を攻撃しています。オパリルは三つの新しい研究について書き、「これらの結果は食物中のナトリウム削減に対して議論を投げかけている[34]」と結論しています。ネッスルは、これが本当であるはずがないことを知っていました。邪悪な食品産業に責任を負わせるべきなのです。ネッスルはオパリルの記事について指摘するよりも、大食品企業と罪のない消費者の神話的な戦いを発動しました。

「オパリル博士は、高血圧に対する薬を製造している会社から補助金や報酬を受け取っていると報告しているにもかかわらず[35]（そしてもっと注目すべきは塩企業からも）、利益相反はないと記述していますが」とネッスルはブログに書いています「私はあると考えます」。

戻ってきたバイアス

塩に関しては、ゴッドリーもネッスルも砂糖を非論理的に魔物化したのと同じ白帽子バイアスによって、誤誘導されています。二人とも反塩懐疑主義者たちが邪悪な業界の手先で、反塩運動家は偏見はなく善であるという神話を立証しようとしています。しかし、ダールが最初に塩の摂取量と高血圧の因果関係を提唱してからというもの、この関係は、科学的で、非党派的で、断固とした抵抗に直面してきました。研究は続き、議論の双方に信頼性を与える結果となってきました。最も重要な研究の一つと見なされているのは、一九八八年の「インターソルト・スタディ」で、三二か国一万〇〇七九人を検証したものです。結果はまず最初に『イギリス医師会誌』で議論されました[36]。そして専門家たちは、同じデータから、まったく反対の結論を出しました。これは栄養科学の世界では良く起こることです。

インターソルトの研究者は、低い塩分摂取量と低い血圧の間に関係があることを報告しています。けれどもこの報告は『高血圧ジャーナル』誌の創立編集者であるジョン・スウェイルズによる反証とともに掲載されていました。スウェイルズは因果関係は弱いと言い、塩の引き起こすあいまいな結果とアルコールのはっきりした結果を比較して見せました。そして、自分はこのデータが反塩運動の「福音主義的な熱烈さ[37]」を抑制する役に立つことを希望していると言っています。

「われわれはかくあるべしとアドバイスを与えることに対して、用心しなくてはならない」とスウェイルズは警告しています。「弱い疫学的な関係に基づいて（中略）医師は、統計的な重要性を、生物学的、生理学的、あるいは量的な重要性と同等視するような知的なロボトミーに携わってはならない」。

しかし、人々は何を食べるべきなのかを知りたいと思い、そして身体を浄化し、病気や死から救われたいと思い、エビデンスが保証してくれる以上のルールを求め、それを発見してしまいます。こうしたルールは、邪悪な企業、高貴な野蛮人、過去の楽園というような神話によってより強固になり、布教されて広がっていきます。

真実はもっとずっと複雑です。なるほど、業界はバイアスのかかった研究を産みだすでしょう。言うまでもなく、大学の研究だって「自分本位」になりがちです。研究者個人だってそうです。新しい真実を発見したいと望むあまり、自分のデータを偏って解釈してしまうこともあります。業界の政府への働きかけが科学と公共政策に影響を与えるのは良くないことです。しかし、業界に利する科学をすべて否定することは、塩を敵視する人々が正当な意見を無視することを許してきました。そして今も許し続けています。

それでも正当な意見は業界の圧力と関係なく、まちがいなく存在しています。一九九八年、ゲイリー・タウビズがその意見に光を当て[38]、『サイエンス』誌で辛辣な暴露記事「塩の（政治的）科学」という見出しで掲載しました。広範囲に及ぶ調査とインタビューの後、タウビズは塩の影響については、ずばり、有害か否かについての科学的コンセンサスが大きく欠けていると結論付けました。

問題の一部は、塩に対する直観的な生理学的なもっともらしさにあるのだと彼は論じています。塩をたくさん食べると身体はホメオスタシスを保とうと水を保持します。水を保持すれば、その結果、血圧が上がります。これが簡単な関係性の説明です。しかし、タウビズが記したように、血圧をコントロールしているホメオスタシスのメカニズムは実際はとてつもなく複雑でまだ理解は進んでいません。この記事から二〇年近くたっても、このホメオスタシスに塩がどう影響するのかの仮説は、まだ大きく推論に頼った状況のままです。二〇一二年にはボストン大学の研究チームが「塩を原因とする高血圧は血管内の液体の増加に起因しえない[39]」と結論付けました。水分保持仮説からの完全な離脱です。それ以来多くの論文記事が発表され、これに代わる多様な仮説を考慮していますが、議論を終わらせることができそうなものはありません。

塩の医学的な影響は過去も現在も議論の的です。二〇一二年、コロンビア大学の疫学者と二人の保健社会学者が共同で徹底的に塩戦争を調査執筆しました[40]。著者らは塩についての科学的不確かさは政策決定から体系的に除かれてきたと結論を述べています。そして二〇一四年八月、『ニューヨークタイムズ』紙はインディアナ大学の小児科教授アーロン・キャロル医師による記事を掲載しました。キャロルはナトリウムについての新しい研究を検証して、現在の塩についてのガイドラインには「驚くほどわずかな理論的根拠[41]」しかないとの結論を述べています。ネッスルが業界から資金提供を受けて、偏向していると批判した、スザンヌ・オパリルと同じ結論です。

一方でアメリカ心臓学会（AHA）やCDCのような組織は矛盾するエビデンスが提示されても低ナトリウム推奨策を変えずにいます。たとえば二〇一三年に他ならぬCDCがアメリカ医学研究所

（IOM、二〇一五年からアメリカ医学アカデミー）に委託した研究で、高齢者とアフリカ系アメリカ人を他の人々と別に扱ったほうが良いとするエビデンスはないとわかった[43]にもかかわらず、二〇一四年九月現在、CDCは五一歳以上の成人とすべてのアフリカ系アメリカ人はナトリウム摂取量を一五〇〇ミリグラムとするように推奨しています。[42] IOMはさらに、誰にとってもナトリウムを二三〇〇ミリグラム以下にしたほうが良いというエビデンスはないとしていますが、推奨量はそのままです。そして二〇一四年のカナダの研究の結果が最も安全なナトリウム摂取レベルは三〇〇〇ミリグラムから六〇〇〇ミリグラムの間だとしているのに、推奨量はそのままです。[44] さらに心配なのは、カナダの研究とIOMの研究の両方で、CDCとAHAの推奨量のナトリウム摂取量だと、むしろ循環器系の問題が増加する可能性があるという結論が出ていることです（アメリカ人は平均して三四〇〇ミリグラムを接種していて、これは安全な範囲の少ない方の端に位置し、世界平均の三九五〇ミリグラムを十分下回っています[45]）。

それなら、なぜCDCとAHAは公衆衛生上の潜在的コストがあるにもかかわらず、不確実性を認めないのでしょう？　かつては聖職者の聖なる職分であった食のルールを命じることが、救世主コンプレックスをくすぐるからかもしれません。立場を変えると信者の目に映る権威を傷つけることになるので、変えられないのです。そして、極端な減塩のように守ることに現実の意志の力が必要となるような食のルールの場合、食べる人にとっていくらかでも不確実さがあれば崩壊につながります。信者の意志の力を傷つけるより、科学的なあいまいさを隠すほうがましなのです。

食の導師の救世主コンプレックスは食品業界の利益相反より注目されることは少ないですが、同じくらい危険である可能性があります。最高の科学者や研究所でさえ影響を受けやすいのです。極端な事例として、デューク大学の奇跡を起こした男、ライス食療法の開発者ウォルター・ケンプナーを見てみましょう。彼もまた利益相反を隠していました。

ファット・シティの神

慢性腎臓障害をライス食療法で治療した後、ケンプナーは、医療界で有名になりました。しかし本物の有名人の地位を得ることになったのは、ライス食療法の副作用の結果でした。すさまじい体重減少が起こったのです。数年とたたないうちに、ケンプナーのクリニックは痩身目的の来訪者が大半になりました。ケンプナーはライス・ダイエット・ドクターと呼ばれるようになり、彼の禁欲的な治療体系も多くの有名人の支持を集めました。歌手で俳優のバール・アイヴス、コメディアンのバディ・ハケット、トランペット奏者のアル・ハート、『ゴッドファーザー』の作者マリオ・プーゾ、俳優のドム・デルイーズ、プロ・フットボール選手たち、そして最高裁判事のスタンリー・リードまで。トーク番組の「ザ・トゥナイト・ショー」、婦人雑誌の『レディース・ホーム・ジャーナル』、『グッドハウス・キーピング』のページでも、おなじみの面々がケンプナーのダイエット法を誉めそやしました。

一九六〇年になると、ライス・ダイエット・センターは大人気となり、デューク大学の所在地ノースカロライナ州ダーラムはファット・シティ、世界のダイエットの都とあだ名がつきました。そして、デューク大学には大金が転がり込みました。ケンプナーは一九九七年の死の直前に、大学の医療センターに八百万ドルを寄付していますが[46]、それだけではありませんでした。郡政府の推測によると、ライス・ダイエットの地元経済効果は毎年三千万ドルに及びました[47]。ライサーと呼ばれた減量志望者集団が、住民たちが「太っちょ便」と呼んだ飛行機で押し寄せてきました。彼らが滞在したデューク・タワー・アパートメントのプールは「クジラ見物プール」とあだ名されました。

けれども、一九九七年一〇月、ケンプナーの死後、みんなが愛する減量の導師としての、ナトリウムと高血圧の関係の擁護者としての社会的地位は突如崩壊します。全国の新聞が虐待と洗脳のショッキングなニュース記事を掲載しました[48]。一九九三年に元患者のレベッカ・レイノルズ[49]がケンプナーを医療過誤で訴えたのです。実はレベッカの苦情が初めてではありませんでした。一九七五年に他の患者たちからの申し立てがあり、デューク大学病院保健部副部長が、密かに素早くケンプナーに大学施設への出入りを禁止していたのです。それでも財政的な関係は維持したままでした。このもみ消し策は上手く行き、レイノルズがはっきりと話す決心をするまで、ケンプナーはそれ以上の批判にさらされることはありませんでした。

そして、レイノルズは、はっきりと話しました。宣誓供述書では、一九七〇年にどういう経過でライス・ダイエット・センターにくることになったのかを説明しています。不安で太り過ぎでケンプナーに「事実上の性奴隷／召使[50]」となるように強制されるために来たようなものでした。最初の五ヵ月はすべてがうまくいきました。二〇歳のレイノルズは二二キロ半痩せました。でもそこで、少しだけ体重が増えたのです。レイノルズの供述によると、ケンプナーはそれを知ると、ズボンと下着を脱ぐように指示し、それから乗馬用の鞭で叩きました（宣誓証書では、ケンプナーはレイノルズを含む複数の女性を鞭打ったことは認めていますが、女性たちが希望したことだと主張しています）。

「私は自分が悪い、鞭打ちは当然だと思ったので泣いていました[51]」と宣誓供述書でレイノルズは言っています。「この時点では、私はケンプナーがまちがったことをするはずがないと信じていましたので、ケンプナー先生が私のことを気にかけて心配してくれていることに感謝していました」。

信者となっていたのは、レイノルズだけではありませんでした[52]。ケンプナーは結婚したことがなく、それどころか、元患者、従業員や祖国ドイツから来た知り合いなど一二人ほどからなる女性崇拝者の集まりを作り上げていました。中には医者もいました。若くて美しいブルネットのフィーデス・リュストウ、心理学者メルセデス・ガフロン、婦人科外科医のクリスタ・フォン・ローベルはドイツに夫を残して一九四九年にケンプナーの元にやってきました。

女性たちの家はケンプナーが公然と購入したり、金銭援助をしたりしたもので、相互に訪問しやすいように通路で繋がれていました。定期的にケンプナーの家に集まり、ケンプナーの足元に座って、彼が哲学や美術について説教をするのを聞きました。女性たちは気味が悪いほど熱心にケンプナー医師にへつらっていました。祝日には、レイノルズはケンプナーにボウル一杯のホイップクリームを持って行きました。当然ながら、レイノルズ自身には禁止されているものです。七七歳の誕生日には、七七個のサファイヤがついた金の箱をプレゼントしました。八〇歳の誕生日にはデューク大学のフットボール場を借りて花火大会を催しました。元ライス・ダイエット信奉者のジョアン・パサーロの宣誓証書によれば、「クライス」というこの側近グループでは、すべてのメンバーが手紙などでケンプナーを「彼」あるいは大文字のHであらわしていて、遺言状では相続人に指定していました。

ケンプナーのカリスマ性はこの「クライス」に限ってのものではありませんでした。それはライス・ダイエット信奉者集団全体に及んでいました。「彼は全員が一番愛する、一番力のある人でした」とパサーロは言っています。「彼なしでは誰も動けない。（中略）彼は真実、真実そのもの。光、光そのものでした」。他の人々もこの証言を裏付けます。民俗学者のジーン・レンフロ・アンスポーは著書の『われらデブ』（未邦訳）の中でケンプナーの傲慢な性格を思いだし、「ケンプナー先生はプログラムの総合的絶対的指導者でした。その権威は最高でした。ダイエット志願者に〝私が壁紙を食べろと言ったら、食べなさい〟と言ったそのとおりでした」。

ケンプナーのライス・ダイエット信奉者との関係で明白な救世主コンプレックスは、同僚科学者との関係にも影響していました。効果的な治療法を発見したケンプナーは、懐疑的な意見が我慢できず、食療法の細かい点へのわずかな異議にさえ耐えられませんでした。多くの人が筋の通った苦情を言いました。ケンプナーはたとえば、対照群を使うことを拒否したので[53]、食療法のメカニズムを明らかにするのはむずかしくなりました。体重が減るからだろうか？　ナトリウムがないからか？　フルーツジュースと白米という奇妙な組み合わせのせいか？　しかし、ケンプナーは科学的な方法を取ろうとはしませんでした。自分は患者たちを深く愛していると言い、これ以上（科学的な）検証などする必要などないと主張したのです。検証することで、これほど明らかに効果的な治療を受けられなくなってしまう人が出てくるというのです。

科学的な手法を使うことを目的としている研究者にとっては、ケンプナーの態度は不快でよそよそしいと感じられました。でも、金と賞賛が流れ込んでいたデューク大の同僚たちは感銘を受けていました。デューク大医療センター長で、医師助手（ＰＡ）という職業を作り出したユージン・ステッド医師は、ケンプナーの科学界へのアピールを拒否する態度を賞賛しました。

問題は、患者への愛は真実への愛ではないということです。ケンプナーの場合、患者愛は言語道断の利益相反を構成しました。こうした狂信的な熱意は、ダイエットの導師たちが、自分たちのアドバイスに潜む有害性を無視する原因となります。食療法に従えない患者にも有害で、従うことができる患者にはカルト的な考え方に適応してしまうという有害性があります。こうした潜在的な危険性に関して、ＡＨＡもＣＤＣも、食の厳しいルールを推奨をする前に、ケンプナーの信奉者に何が起こったかを考えてみるべきでしょう。

減塩カルト

ファット・シティーを訪れた人々の身になにが起こったかを知るためには、『われらデブ』ほど最適の本はないでしょう。[54]この本は自身がライス・ダイエット信奉者だったジーン・レンフロ・アンスポーの体験記と彼女によるインタビューからなっています。この本を読むと、「ライサー」と呼ばれた信奉者たちの生活のすべてに深く染み込んだ宗教的熱意に気づかないわけにはいきません。ダーラムへの旅は「巡礼」であり、限りない献身をもって「天命」に応えるためのものでした。食物は、神聖で神秘的な守護魔術的な力に染められていました。ケンプナーは患者に今ここで、ライス・ダイエットをする特権に比べれば、どんな犠牲も大きすぎることはないと語りました。時には（冗談として？）金が尽きれば銀行強盗をすればいいと勧めることもありました。自宅を売って滞在費にあてた患者も何人もいました。ライサーの多くは、友達、家族、仕事を捨ててやってきていたのです。

ライサーは、自分たちが愛してきた食物も捨ててきました。この大きな犠牲を払うにあたって、ライサーは巡礼の前に「最後の晩餐」と呼ばれる儀式をしました。これから禁止される脂肪、塩、砂糖をたらふく食べるのです。両親や配偶者にわが家のお気に入りを作ってもらう人もいました。お気に入りのレストランに行く人もいました。シルヴィア・ゴールドマンはダイエットしたりやめたりしているタイプでしたが、ライス・ダイエットを始める準備として、禁止食物のリストを作ったと説明しています。「すべてのエスニックフードをリストに載せました。しょっぱい食べ物も。ライス・ダイエットでは塩が厳しく禁止されていて、それが一番辛いだろうと思ったからです」。ライス・ダイエットは今までの食文化とコミュニティからの完全な別離を意味していたのです。

一九二〇年のフレデリック・M・アレンのように、ケンプナーは「合理的に満足をもたらし」、同時に「効果が出るだけの低塩の」食事を作ることがきわめてむずかしいことを知っていました。なので、自分自身ではやろうとしませんでした。ライサーが許されている食物は四つだけでした。白米、フルーツ、時々のジュースと卓上砂糖。それだけです。塩なし、乳製品なし、肉なし、野菜なし（必要な栄養素はサプリで補いました）。それが何ヵ月も何か月も続くのです。

厳格な仏教の修行僧でももっと多様な食事をとっていました。そして、この食事を続けるために、ライサーは本質的にはそんなふうに、つまり、宗教に帰依した修行者のようになっていきました。ライス・ダイエット・センターは塩の罪深さを儀式化し、ケンプナーは患者の人生すべてにわたって絶対的な権威をふるいました。それがなければ、ライサーたちはまちがいなく挫けてしまっていたでしょう。ライサーは毎日体重を計り、血圧チェックをしました。何より重要なのは、ナトリウム量の点検です。センターは数字を貼り出し、低いナトリウム量の数字には赤丸を付けました。初めて赤丸をもらうことは、「初体験」と呼ばれていました。ケンプナーは、ライサーはみんな嘘つきでずるをしようとすると信じていたので、週に二回尿検査を強要し、誰もしょっぱいものを隠れて食べないようにしていました。塩は効果抜群の失敗の象徴になっていて、身体の中の塩分は、圧倒的な罪悪感の元でした。

ライサーは脂っこい食物も恋しく感じていましたが、何より辛く、孤独を感じさせるのは塩がないことでした。禁止された食物（つまりはケンプナーが認めない食物すべて）を食べることを彼らは「罪」、あるいは「塩を手に取る」と表現していました。その恐ろしさをより強調していたのが、かつてダイエットをやめたあるライサーが死んだという伝説でした。

体重と血圧が改善されていても、こうした状況では、食べ物との心理的な関係が非常に不健康になるのは、想像に難くありません。ライサーがどれほど自分を押さえつけていたかは、「罪」を犯した人の話を見れば良くわかります。

最初にずるをしたのは、タコベル〔アメリカの大手ファストフード店〕でした。メキシコ料理は塩だらけなので、ずるをするにしても最悪の選択です。豆のブリトーを一本だけ食べようと決めていました。気が付いた時には、ブリトースプリームを三本、ナチョス、フライド・ビーンズ、特大のペプシ、それにメニューにあるもの全部を頼んでいました。カウンターの女の子は、あっけにとられていました。私は、これからパーティーなのよと言いました。一〇〇ドル以上かかったと思います。駐車場に車を止めて、四五分間がつがつと食べまくりました。車の中じゅうに食べ物が飛び散って、窓まで汚れました。ソースとひき肉と溶けたチーズがそこらじゅうにくっついていて、私はひどい事故にあったようなありさまでした。

私は特大サイズの肉大盛ピザをチーズ増しで二枚と、生ビールのピッチャーを二つ注文し、ウエイトレスに全部一度に持って来てと頼みました。脂でぎらぎらしているしょっぱい食べ物を見るだけですごく嬉しかったのです。二枚のピザを味わう暇もないような勢いで飲み込み、ピッチャー二杯のビールを飲み干しました。塩味だけはわかりました。塩不足の体がスポンジのように塩を吸収しているのがわかりました。もうどうでもよくなりました。この暴食を止められるものなんてありませんでした。

ダイエットの失敗話よりも、もっと心をかき乱すのは、アンスポーが『われらデブ』の「ダイエット信仰」という章に集めた成功の体験です。長期間のライス・ダイエットをしようとすると、人は世界を「食べてよいか、タブーか」の二つに分けなくてはならなくなります。ライスダイエットセンターの外のあらゆるものは「堕落した世界の一部」です。故人となってもウォルター・ケンプナー先生が「ライス・ダイエットの最上位の神」として君臨しているのです。先生の「教えと言葉は聖書やコーランのように暮らし方、善い行いのきまりを形作って」います。低塩低カロリーの食物は神聖で魔法の力があると見られていて、ライサーはダイエットの成功を聖人の印と見なすようになり、ずるをした人は罪人だと見るようになっていったのです。

この変化で、それまで属していたコミュニティとは完璧に縁が切れる結果になることもあります。あるライサーはアンスポーに「今は家族や古い友人とはほとんど関係がありません。私の食事とエクササイズの習慣のせいで、宗教の熱心な信者になったと思っている人もいます。私はとても真面目に食療法を続けているのです。自分で決めたものじゃなくて、ケンプナー先生の療法をね」と話しています。「ケンプナー先生はずっと痩せたままでいるためには毎日自分は他の人たちとは違うと意識することだとおっしゃっていたのを覚えていますか? あれは絶対的な真実です」。

ライサーは自分たちの救い主に一片たりとも疑いを抱くことを許せませんでした。疑いを抱けば、致命的な誘惑に負けてしまうからです。「ライス・ダイエットは絶対に誤りがないと信じています」ローンダ・ベルという名の信者は言いました。ベルや数えきれないほどの改宗者はライス・ダイエットの並みはずれた善を賞賛しました。彼らが証言するところによると、ほかの手段がすべて失敗した後、彼らは新しい人間に生まれ変わったのです。薬と、関節炎と、痛みと縁が切れました。頭はすっきりはっきりして、鋭くなりました。「毎朝、力と健康を感じながら起きます。二五年間ずっとダイエットを続けているから、こうなんです」。

ライス・ダイエットの一五〇〇ミリグラムというナトリウム制限は極端で、塩分は明白に不足してます。ベルのようなライサーは、ダイエット法の狂気を警告する例でしょう。けれどもナトリウムをAHAの推奨する毎日一五〇〇ミリグラムに抑えるにはどうしたらいいのでしょう？　ケンプナーのように狂気じみた禁欲的な生活をする必要があるんでしょうか。

ライサーの国

インターソルト報告の発表直後の一九九〇年に、『ヴォーグ』誌のジェフリー・ステインガーテンがアメリカのヒステリカルな反塩風潮を批判するエッセイを書いています[55]。政府推奨にしたがうことができる人などいるのでしょうか？　ステインガーテンは律儀に減塩レシピをいくつも試してみました。評決は？「料理は夕食に食べたいと思った味ではなく、主にハーブ、スパイス、玉ねぎの味がしました[56]」。

ステインガーテンの批判は十分とは言えません。ステインガーテンは、（おそらくは極悪非道な加工食品業界と無関係な）グルメなシェフたちが、料理における塩の価値を主張していると指摘していますが、この章の頭で栄養士シャロン・サロモンが発見したように、ナトリウム摂取量を一五〇〇ミリグラム以下にしておくには、ライサーのような禁欲的な姿勢が必要だという点には触れていません。

加工食品とファストフードをやめればいいだけではなく、外食を控えればいいだけでもないのです。一日一五〇〇ミリグラムを守るためには、まるで修行僧のように普通の食文化にわずかでも近いものとは一切縁を切ることになります。カルトのメンバーにならなくてはなりません。

二〇一一年、『ワシントンポスト』紙の記者ティム・カーマンが、二〇一〇年の新しい合衆国食生活ガイドラインに敬意をはらい、自分の塩の摂取量を一五〇〇ミリグラム以下にしようと決めました。[57] その努力は「絶え間なく終わりのない警戒を必要とするマゾヒスティックな実験」と説明されています。レストランはナトリウム量の情報を用意していませんでした。地元の産直マーケットに出店している屋台にもありませんでした。チェーンのレストランでも、ウェブページを見てくれと言われました。カーマンのアドバイスは「誰も、特にシェフを信じてはいけません。うっかりすると、一皿で一日の摂取量の半分を食べてしまうことになります」というものでした。塩分制限にチャレンジした週、カーマンは心の平穏のために「罪とのバランス」として、いつもよりずっとたくさんワインを飲む羽目になったと言います。

減塩食を続けるのがどれほどむずかしいかには、裏付けがあります。二〇一一年、「コクラン・レビュー」が塩に関する食事指導についてのメタ解析を発表しました。この研究結果は、塩分を減らすことは寿命と心臓病になんの効果もないと誤って広く報道されましたが、実際は研究が解析したのは、さまざまな集団において、塩分摂取を減らすように食事指導することの効果でした。報告は、大幅な減塩は効果がある可能性もあるとする一方で、そのような減塩を実行するのは「公衆にかなりの努力を必要とし[58]」、「循環器系の病の負担に対して大きな影響は与えないと考えられる」。つまり、ケンプナーがそばで見張っていてくれない限り、減塩の推奨は、罪の意識を増やすだけに終わるのです。そして、最新の研究結果によれば、アメリカ人の平均塩分摂取量の二倍以上をとっていない限り、減塩の努力は健康にほとんど効果がないばかりか、罪悪感からくるストレスが心臓に来てしまうかもしれないのです。

ＡＨＡもＣＤＣも他の減塩運動家たちも、こうしたことは無視しています。逆に朗らかな騎士のような口調で減塩の簡単さを語り、塩辛いもの好きは不自然だとおかしな考えを力説しています（自然で高貴な野蛮人を覚えてますか？　無垢な子供たちを覚えてますか？）。「私たちの多くは長い間、塩分の多い加工食品を食べてきたことで、塩辛い味が好きになっています[59]」イギリスの全国的な反塩運動組織であるアクション・ソルト・オブ・ブリテンは言います。「食べ物本来の味を味わいましょう[60]」と、彼らのポスターには書いてあります（イギリス全土のシェフはこれを見た時にまちがいなく縮み上がったことでしょう）。アメリカ心臓協会のウェブサイトも同じようなもので、「塩辛い習慣を変えましょう[61]」と書き、塩を「スープやサンドイッチに潜み[62]、ハムやソーセージでくつろいでいる「サイレント・キラー」と呼んでいます。

明らかにこうした組織はシェフや食物の歴史学者に相談していないようです。していれば、塩の素晴らしさと世界のどこでも料理に使われていることを説明してもらえたでしょう。さらに言うならば、科学者に相談すれば、塩辛い習慣を変えるのが不可能に近いと言ってもらえたでしょう。ステインガーテンが今エッセイを書いたならば、『栄養学研究ジャーナル』誌の二〇一三年三月号に発表された研究を引用したかもしれません。これはざっくばらんに「食事構成モデリングでナトリウム及びカリウムに対する二〇一〇年食事ガイドラインは同時に達成不可能であることが判明」と題されています。三人のフランス人研究者が一日当たりの最高ナトリウム摂取量を維持しつつ一日当たりの最低必要カリウム量を実際に摂取できるかを試してみたものです。結論は？ ほとんど不可能でした。「すべてのアメリカ産の食物のナトリウム含有量を一〇パーセント減量した後でも、[63]食事構成モデリング解析は、二〇一〇年食生活ガイドラインのナトリウム量は、（必要とされる）カリウム量とは、そして、栄養学的に十分な食事とは相いれないとの結果を出した」と著者らは書いています。「一日あたりの最低カリウム量が本当に必要かどうかは別としても、両立できないルールを作るのは良いことではない」。

ＣＤＣとＡＨＡの塩についての推奨は政策責任の極みにあります。数字の後ろにある意見の相違を隠し、成り行きも考えずに異常に高いハードルを設けています。結果として、人々は口にするものに怯え、料理に適切な味付けをすることもできず、レストランや友人の家で出される料理に病的な疑いを持ってしまっています。よしんばアラーミストが塩について言っていることが本当だとしても、その健康的な掟に従ったまったく新しい料理文化が必要になるでしょう。

すべての除去食系の食生活はわが国をライサーの国に変えてしまう危険があります。救済してくれる食の信者となり、食を推奨する権威に疑いを持つこともできなくなってしまうような国です。食品産業が、ホーメルの「罪のない」ローカロリー・シリーズ[64]、減塩デザート、「罪悪感なしグルメ[65]」の無塩ポテトチップスのような宗教的テーマの加工食品を開発して繁栄する一方で、私たちは苦しむことになります。

そうなってしまったら、恐ろしい世界、ディストピアの到来です。ライサーのように、道徳とともに身体に食物を染み込ませたりしたくありません。塩は美味しい食事の一部で、天罰の潜在的な工作員ではありません。AHAが勧めるように、断固とした決意でナトリウム摂取量を逐一調べて「ナトリウム追跡」用紙に記録し、良かった日に赤丸を付ける必要などないのです。その道を行けば、ライサーのジーン・レンフロ・アンスポーのようになります。アンスポーは後悔とともにこう語っています「盗み食いの時以外、二度と喜びをもって食べる体験はできないでしょう。それでさえ、罪悪感とともに、この一口一口をあとで弁償することになると知りつつのことなのです」。

グルテンと同じように、塩分に気をつけなくてはならない少数の人々がいます。シャロン・サロモンのようにメニエール病の人、少量のナトリウムによって血圧が大きく上昇する食塩感受性のある人などです。けれども、そうではない平均的なアメリカ人にとって、減塩を選ぶのは、セリアック病ではないのにグルテンフリーにするのと同じ程度の意味でしかありません。左肩の後ろに塩を一つまみ投げて〔悪霊払いのおまじない〕、もうちょっとは料理にかけて、科学と、もっと大切なあなたの正気が祝福してくれていると確信して心を休め、一口一口を味わいましょう。

第6章　栄養の神話をデトックス

魔法の霊薬を飲みますか？

そろそろ、この本の最初に出てきた道教の修行者をもう一度訪ねる頃合いです。現代のダイエット導師と同じように、昔の中国で五穀断ちをしていた修行者たちは不「病」不死に憑りつかれていました。正しい食がその実現のカギだと信じていたのです。けれども当時は、現代と同じく、何が正しい食を構成するのかについては、議論が続くばかりでした。修行者たちは五穀断ち、肉断ち、酒断ち、ついには食を断って水と空気で生きていけると考えました。そして現代のダイエット導師の大半と同じように、怪しげなサプリも勧めていました。[1] 桃膠〔桃の樹液〕、黄連、決明子、石蜜、茯苓、松脂、五金八石〔黄金、白銀、赤銅、青鉛、黒鉄と朱砂、雄黄、硫黄、雌黄、雲母、空青、岩塩、硝石〕などです。

これらは、神仙薬である丹の成分として使われていました。たとえば康風子〔人名〕の丹は、鶴の卵の中のヒナの血[2]と小室山のトリカブトの細い根の汁を合わせ、白鳥の卵の中に入れ、漆で封をして、雲母水に沈めます。

康風子の丹を作るのはたいへんで、おそらく美味しくもありません。しかし、この文献には「これを一合飲めば一〇〇歳長生きをし、一升で千歳になる」と書いてあります。寿命が延びるだけではなく、道教の丹はすごい視力と、若々しく見える皮膚を保ち、「三戸虫（さんし）」を追い出すとされていました。

こうしたナンセンスは、ファンタジーの世界なら通用するでしょう。でも、現代になっても科学を装った神話と迷信の影響で、他のことなら論理的なはずの人々が康風子の丹と同じくらいバカバカしい奇跡の霊薬を信じ続けています。

自称バイオハッカーのデイブ・アスプレーがでっちあげたブレットプルーフ・コーヒーを例にとりましょう。原始ダイエットをする人たちが信じている飲み物です。作り方は[3]

浄水器の水と挽きたてのブレットプルーフ・コーヒー豆を使ってコーヒーを一杯いれます。熱々のコーヒーにブレイン・オクタンをスプーン一、二杯加えます（成分が強いので、スプーン一杯から始めて数日かけて増やしていきます）。牧草だけを食べた牛の無塩バター、またはギーをスプーン一、二杯加えて、全部をブレンダーに入れ、二、三〇秒運転します。

アスプレーは普通のコーヒーは「頭の鋭さをかすめ取って、実際に弱くしてしまう」「毒」が一杯だけど、「クリーンなコーヒーは実際にがんと闘い、抗酸化物質を供給する」[4]「パワフルなエネルギーとがっちりと安定した集中力」を授け、あなたの体を「一日中脂肪をエネルギーとして燃やすように」「プログラム」して、「運動しないでも一〇〇ポンド減らす」[5]ことができるようになり、「IQを一二ポイント以上上げる」と主張しています（ちなみに、ブレットプルーフ・ダイエットは「一〇〇歳まで生きる」と言ったとたんに心臓発作を起こしたロデールの出版社が出版していて、マーク・ハイマン医師が熱烈に支持しています）。

もし、食べ物の神話を信じてしまったら、待ち受けているのは、コーヒーも、他の食べ物も、毒まみれだと怯える暮らしです。そうして、幻の原始生活が現代からの逃避先になってくれると考えて、ジャワ原人が洞窟で作って飲んでいたような、本物のジャワコーヒー、人類の進化に適したコーヒーの作り方をバイオハッカー救世主が教えてくれるのではないかと希望を抱き、ブレイン・オクタンとかいうものにお金をつぎ込むことになるでしょう。

麻薬を買い込むのは止めましょう。過去の楽園神話に注意しましょう。覚えていますか？「あなたは食べたものでできている」は迷信です。事実ではありません。自然崇拝に注意しましょう。業界から研究者個人、ダイエット本を売るダイエット導師までバイアスの魔の手がのびていることを理解しましょう。高貴なる野蛮人には疑問を持ちましょう。栄養ドリンクはもちろん、ブレットプルーフ・

コーヒーも飲むべきではありません。

グルテン、脂肪、砂糖、塩を気にしすぎるのは終わりにして、最新の栄養科学のナンセンスやあなたの財布を空にして貴重な時間を奪うかもしれない新たな食と健康の流行に対しても守りを固めましょう。

スーパーフード？　スーパーくだらない！

ブレットプルーフ・コーヒーのようにあからさまなナンセンスばかりではありません。ブレイン・オクタンがニセ科学だというのはわかりますが、クコの実のようなスーパーフードはどうでしょう？　がんを防ぐ抗酸化物質満載なのではないでしょうか？

素っ気ないようですが、答えはノーです。どのスーパーフードでも、話はいつも同じ。科学的な言葉の下に隠された、過大評価で研究不十分な迷信満載のナンセンスで、たとえばこんな感じです。男性雑誌『メンズヘルス』誌によれば、[6]「タフト大学の研究者によれば、クコの実は抗酸化力の指標の一つであるＯＲＡＣ値でも果実の中では最高ランクだということです」。ということで「チベットでは薬膳の材料として一七〇〇年以上使われてきました」そして、「クコの実の甘さを作り出している糖類は、糖尿病のリスク要因であるインスリン抵抗性を減らします」とあります。

この時点で警戒ベルが鳴り始めてなくてはなりません。過去の楽園、ここではチベットの過去です。

一種類の食物の驚くほどの薬効。おかしいと思ったら合格です。この小さな赤い実の本物の信者にとっては、クコの実の歴史はほんとうにがっかりするものです。

ジャーナリスト、アダム・リース・ゴウルナーは著書の『フルーツ・ハンター——果物をめぐる冒険とビジネス』〔立石光子訳、白水社、二〇〇九年〕の中で、アール・ミンデルという男がどうやって[7]一人でクコの実を奇跡の果物に仕立て上げたかを記しています。ミンデルは奇跡の食療法ジャンルのベテランですが（彼の本、『アール・ミンデルの大豆の奇跡』〔未邦訳〕、『アールミンデルのビタミン・バイブル』〔邦訳は『ビタミンバイブル』丸元淑生訳、小学館、一九八二年〕、『完全版ビタミン・バイブル』〔邦訳は『完全版ビタミン・バイブル』丸元淑生訳、小学館、二〇〇四年〕は、数百万部を売っています[8]）、二〇〇三年に『クコの実——ヒマラヤの健康の秘密』〔未邦訳〕という小冊子を出版しました。これが今やオプラが支持し、どこの健康食品店でも買えるようになったスーパーフードの効力を世界に紹介することになったのです。

ここでミンデルは李青曇（りせいどん）（Li Qing Yuen）の物語を語っています。李は一六七八年生まれで、一九三〇年までクコの実を利用して二五二年間生きていたとされる中国人男性です。クコの実の力は「赤外線分子結合」と「分光フィンガープリンティング」試験によって確認されているとミンデルは書いています。その力とは道教の修行マニュアルか『メンズヘルス』誌の表紙から引用してきたような効能で、長寿、男性活力、頭痛を抑え、夜目が効くなどです。どのくらい長生きしたいですか？

とミンデルは読者に質問します。[9]「八〇歳？　九〇歳？　それとも一〇〇歳以上？　ひょっとすると永遠に？」。

『フルーツハンター』の執筆中に、ゴウルナーはこうした主張について質問したいとアール・ミンデル「博士」と繰り返し連絡を取ろうとしましたが、ミンデルの所在は不明でした。ミンデルの博士号は非認定のビバリーヒルズ大学（大学を名乗っているだけで、お金で学位を販売するいわゆるディプロマミルの一つ）が授与したものです。職歴にあるパシフィック・ウエスタン大学はミンデルは一度も働いたことはないとこれを否定しています（パシフィック・ウエスタン大学は非認定の通信制大学だったが、ここもディプロマミルとして知られていた。現在は閉校になっている）。

確かにここで奇跡は起こっていますが、クコの実の話ではありません。アール・ミンデルのようなイカサマ師が広め始め、オプラのような人気タレントや、ドクター・オズのような、彼が批判する「毒」よりもお勧めの方が全国の人々の心の健康にずっと大きなダメージを与えているけしからん医師によって有名になったミラクルフードを私たちがずっと信じていることの方が奇跡なのです。スーパーフードには「免疫力をスーパーアップする」力もなければ「脳をスーパーチャージする」力もありません。けれどもグルテン、脂肪、砂糖、塩の歴史の中で繰り返されてきた神話と迷信はまちがいなく私たちをスーパー愚かにする力を持っていて、私たちは待ってましたとばかりヒマラヤの長寿の秘密を信じてしまったのです。

実際、私の頭も影響されたのか、ヒマラヤ山脈がもう一つ別のフードファディズムの出所だというのを話すのをすっかり忘れるところでした。『メンズヘルス』誌によれば[10]

デイヴ・アスプレーはシリコンバレーの起業家でバイオハッキング運動のリーダーです。アスプレーはブレットプルーフ・コーヒーの着想を、チベットでヒマラヤ・トレッキングで疲れ果てていた時に、地元の人から振る舞われたヤクの乳のバター茶で、たちまち生き返ったように感じた経験から得たそうです。

話型「海藻を合成して製造した有毒な添加物」

栄養の神話の歴史を知った今、新しい神話の正体を見極めるのはびっくりするほど簡単だということが、皆さんにもわかってきたと思います。同じテーマが繰り返し繰り返し飛び出してきます。善と悪の同じ強調、同じ偽りの約束、同じ迷信。時には、細部がわずかに違うだけで、ほとんど同じ筋書きに出くわすことさえあります。

民話・昔話の研究者はこのような繰り返す話を「話型」(tale type)と呼んでいます。話型には、動物、宗教のような大きな分類があり、その下にもっと具体的なサブカテゴリーがあります。「賢いきつね」や「悪魔を出し抜く男」のようにです。

民俗学者が食物に注意を向けたら、話型に食物というまったく新しい分類を加えようと考えるかもしれません。このカテゴリーには「チベットのミラクルフード」、「慢性病の食事療法」そして「毎日食べているものは毒になっている」などのサブカテゴリーが含まれるでしょう。私は民俗学にこうした分類が加われば、一般の人々のためになると考える一人です。新しい栄養学研究の成果が発表されるたびに、恐れたり、希望を持ったりする代わりに、人々は食物の話型表を見て、その研究を分類することができるようになります。最近の食の怖い話で試してみることにしましょう。

海藻を原料にして合成されている。人体に対して有毒との指摘がある。乳幼児には安全ではない可能性があるとの発言がある。消化不良、慢性疲労、糖尿病、片頭痛、アルツハイマー病、パーキンソン病、心臓病、がんの原因と告発されている。

こうした判別ポイントは、私たちに馴染みがありすぎるあの食物話型のサインです。「不自然な物質が複数の慢性病を起こす」――このサブカテゴリーの中には、繰り返し出現する筋書きまで含まれています。「海藻を原料にした毒性のある添加物」――これは化学調味料の話ですが、別の広く使われているカラギーナン（carrageenan）という物質についても、またも広がりつつあります。

新しい食物の魔物であるカラギーナンはヘルスフード好きを狙い撃ちするように仕立て上げられて

います。乳化剤、増粘剤、植物性のゼラチン代用品として、カラギーナンは乳製品、豆乳、アーモンドミルク、栄養サプリメント、置き換えダイエット用シェイクなど健康意識の高い人の食事によく登場するものに使われています。

話型は、型に当てはまる話の構造を予言するという点で特に役に立ちます。つまり、カラギーナンは私たちが見てきたような化学調味料の話と同じような公式通りの展開となるはずです。本当でしょうか？

①化学調味料は、最初は一つの科学者グループから中傷されていました。カラギーナンへの恐怖は、一人の科学者の研究と運動に基づいています。[11] イリノイ大学医学大学院のジョアン・トバックマン医師です。当初トバックマンはカラギーナンが乳がんを起こす可能性を探っていました。FDAと欧州食品科学委員会は乳がん仮説を却下しました。現在、トバックマンは過敏性大腸炎、糖尿病とカラギーナンを結び付ける方向に転じています。[12]

②反化学調味料運動は、粉ミルクをグルタミン酸ナトリウムを含まないようにさせることに成功しました。この決断のしっかりとした根拠となるエビデンスは存在しなかったにもかかわらずです。カラギーナンも同じで、ヨーロッパでは科学的根拠なしに粉ミルクへの添加が禁止されました。しかし、FAO（国連食糧農業機関）とWHO（世界保健機構）は二〇一四年六月に

「委員会は乳幼児用粉ミルクまたは特別な医療用粉ミルクへのカラギーナンの使用は[13]心配ないと結論を出した」と発表しています。

③ 世論の圧力によって、企業は製品からグルタミン酸ナトリウムを取り除くことを余儀なくされました。二〇一四年八月、「フードベイブ」と「フードベイブ軍」がホライズン・オーガニックとシルク両社のオーナー会社ホワイトウェーブ・フーズに圧力をかけて[14]、すべての製品にカラギーナンを使うのをやめさせました。

カラギーナンの話はまだ始まったばかりですが、話型で必要なことはすべてわかりました。（読者のみなさんがこれを読んでいる頃には、以下の予想はもう起こってしまっているかもしれません）。活動家はカラギーナンを不自然だと言い出すでしょう。海藻に含まれている自然のカラギーナンと大食品企業が使用する不自然な合成カラギーナンを区別しようとするでしょう。ドクター・オズのようなセレブ医師もバスに飛び乗ってきます。カラギーナンは手ごろなスケープゴートとして、いつもの自閉症、アルツハイマー、ＡＤＨＤ、がん、糖尿病、そして想像できる限りの慢性病と結び付けられるでしょう。最後に科学者たちが莫大な時間とお金を費やして、カラギーナンの容疑を晴らそうとします。その努力は報われず、カラギーナンの毒性の神話は、最終的に別のおとぎ話に力を奪われてしまうまで、何十年も残るでしょう。

すべてががんの原因でもないし、治療薬でもない

食物についての真実は無粋なものです。悪玉食品もなければ、奇跡の食事療法もありません。過去の楽園もなければ、高貴な野蛮人もいないし、魔法の霊薬も存在しないし、まちがいない正しい食事もありません。悪い魔物はダイエット導師や不安をあおって商売する連中です。無限に毒になるものや隠れた殺人要因を挙げては、栄養地獄を作り出し、そこから助かる方法をアドバイスするこいつらのせいで、みんな心配のあまり具合が悪くなってしまうのです。

導師や不安煽り屋のアドバイスは科学の定説やエビデンスに基づいていないので、食べ物のルールの世界は混乱して、不協和音でいっぱいになっています。ベジタリアンと肉を食べる人たちの争いを考えてみてください。ドキュメンタリー「フォークス・オーバー・ナイブズ——いのちを救う食卓革命」が主張するのは、「動物食と加工食品の摂取をやめれば、すべてではないとしても、私たちを悩ますほとんどの神経変性疾患は[15]コントロールでき、あるいは元に戻ることさえある」。この作品では、公式の研究が豊富に引用され、体重は落ち、人生は変わります。ドクター・オズは「このドキュメンタリーが大好きです。皆さんも見るべきです」と言っています。

奇妙なことにドクター・オズは『小麦は食べるな』『「いつものパン」があなたを殺す』も支持しているのですが、この二冊は「フォークス・オーバー・ナイブス」とは正反対の主張をしています。「フォークス・オーバー・ナイブス」が勧める理想的な食事には全粒粉小麦が入っていますが、『小麦

は食べるな』『いつものパン」があなたを殺す』では、小麦は肥満からアルツハイマーまですべての原因となる依存性の毒だとして、全面的に禁止です。デイヴィッド・パールムッターは、脳が切望する動物性の脂肪を避けるのはまったくもって危険だと読者に請け合っています（ここにも「あなたは食べるものでできている」が潜んでいるのがわかりますか？　脳は動物性脂肪でできているので、維持するためには動物性脂肪が必要というわけです）。ここでも、公式の研究が豊富に引用され、体重は落ち、人生は変わります。

何を信じるべきでしょうか？　誰を信じるべきなんでしょう？　肉を食べるべきなのか、食べるべきではないのでしょうか？　脂肪が少ない肉なのか脂肪の多い肉なのか？　肉を焼くと発がん物質ができる？　ブロッコリーはがんを防ぐの？　人工甘味料は安全？　ペットボトル入りの飲料を飲んでもいいの？　ジョギングで心臓病が予防できる？

疑問は次々に湧いてきて、答えはどれも矛盾していますが、私たちはそれに耳を傾け続けています。悪魔のような悪玉食品と善玉ヒーロー食品を見つけようとするバカバカしさは、二〇一三年に『アメリカ臨床栄養学ジャーナルに』誌に掲載された「食べるものすべてががんに関係しているのか？[16]」と題されたシステマティックレビューで実証されています。このレビューによれば今までに発表された研究で、普通の食品成分の八〇パーセントががんと関係性があるとされていて、しかもほとんどの研究論文では、肯定的であれ、否定的であれ、統計的に有意だとしています。しかし、レビューによれば、それらは「通常、エビデンスが弱いにもかかわらず、統計的に有意であることを強調している」のです。

つまり、新しい発がん物質やがんを防ぐ善玉食品のニュースは、おそらく見出しだけで読むに値しないということです。

不愉快な事実ですが、理想的な食事とは何かはわからないし、おそらくそんなものはないのです。「フォークス・オーバー・ナイブス」、『小麦は食べるな』、『「いつものパン」があなたを殺す』、そして不老長寿のための康風子の丹薬、どれも気にする価値はありません。残っているのは？　ほどほどに食べ、ほどほどに飲み、座りっぱなしを避ける。それだけです。ヴィーガン主義も、脂肪ゼロも、塩分ゼロも、シュガーフリーも、グルテンフリーも、原始人ダイエットも、ジュースダイエットも、クレンジングも、すべて神話と迷信の上に作られた偽りの約束を科学風の言葉で包んだものなのです。

神話は感染する

ナンセンスな食のアドバイスは嘘だというだけではありません。危険なのです。自然信仰、木に登ってハチミツを集める高貴なる野蛮人、過去の楽園神話、こうしたファンタジーはあまりにも容易く、他の現代医療の革新的進歩を非難する方向に走ってしまいます。現代医療はフードファディズムとは違い、われわれに直接手を差し伸べて、命を救う責任を果たしているのです。

もちろん、人々が原始時代の祖先を真似して五本指シューズを履いたとしても何の問題もありませんし、この五本指シューズを作っている会社が嘘の内容を宣伝したとして訴えられるのを見るのも楽しいです（二〇一四年には靴メーカーのビブラムUSAが訴えられて三七五万ドルで和解していま す[17]）。塩と高果糖コーンシロップを自然ではないと避けた人が現実に傷つくことはありません。

でも、人々が自然ではないからとワクチンを避けるようになったら笑ってはいられません。残念なことに現代医療を恐れる傾向は、よくある食の神話を信じることの直接的な結果です。とにかく、次の一九二二年のハーブ薬説明書の一節を読んでみてください。人種差別的な言葉は別にして、現代の原始人ダイエットのウェブサイトか、反ワクチンの主張から引用したようではありませんか？

自然の知恵と恩恵によって自然の偉大な研究室とも言える野や山で産みだされた植物が人間のほとんどの病気に安らぎを届けてくれるのに、なぜ有毒な薬を使うのですか？

事実、正直な医師なら、インディアン諸部族や他の野蛮な人種が発見して過去何世紀も使ってきた体調不良や病気の治療法よりも最新の医療科学が一様に勝るとは言えないと認めるでしょう。私たちは高度に文明化された国において、医師たちが全力を尽くしたにも関わらず、何千人もが伝染病で死亡して、コミュニティ全体が崩壊するのを繰り返し見てきました。

南北アメリカのインディアン、アフリカ、カリブ海の島々の黒人、アジアの黄色人種が科学的な知識を持っているとは考えにくいでしょう。けれどもこうした人々が、病気に対する何百もの治療法を見つけ出していなければ、とっくに地球上から消え去っていたはずです。答えはシンプルです。自然が癒してくれるのです。

「パレオ（原始）」「ワクチン」と入れて検索すると、過去の楽園、高貴なる野蛮人、自然療法の神話を使ってワクチンを拒否するサイトが多数出てきます。ケリー・ブロガンは、コーネル大学卒の精神科医で「なぜワクチンはパレオ（原始）ではないのですか？」という記事で、読者に「進化に潜む知恵を尊重[18]」し、有毒な現代の食品や有毒ワクチンを厳しく批判するように懇願しています。彼女は「ワクチンが感染症を消滅させるという主張とは逆に、ワクチンは病気を流行らせているのです」と言っています。現代の食品が現れる前、心暖かい健康な祖先たちは病気に対する自然の抵抗力を持っていました。そしてブロガン医師は彼らが食べていたものを食べれば、わたしたちもそうなれると約束します。

彼女だけではありません。原始食ダイエットの導師で、鍼灸師の資格を持っているクリス・クレッサーは、ネアンデルタール人のような食事をすることで授かる病気への抵抗力に頼ることにして、九ヵ月の娘にはワクチンを打たないことに決めたと認めています。[19]デンバー大学の社会学者ジェニファー・ライヒはワクチンを拒否する母親たちを調査研究し、その姿勢を次のようにまとめています。

私が調査した母親たちは、ワクチンが不要になると考えられる方法で子供たちの健康を守る努力をしていると説明しています。[20] オーガニックフード、母乳、家での健康を増進する実践……自分の子供を一番良く知る者として、女性たちは自分たちの努力は自分の子供について知らない医療専門家が言う一般的な推奨事項に勝るとみていました。

オーガニックフードと母乳が授けてくれる「自然の」病気への抵抗力は、麻疹、おたふく風邪、百日咳、ポリオ、風疹などの流行が始まるまではもっともらしく見えるでしょう。こういう伝染病をクコの実やバター入りコーヒーで治そうとしてごらんなさい。常識的な量の毎日の食事は病気の原因にはなりませんが、有毒な信心は病気の原因になります。

あなたは食べたものでできていない

だからこそ、食の神話の正体を見極めるのがとても重大なのです。神話の原動力となっている病的なまちがった理論が文化の他の部分に染み出して広がって、何であれ触れたものを汚染してしまいます。「あなたは食べたものでできている」神話がメディアに比喩として「消費」され、暴力的なコンテンツが人々が暴力を振るうようになる原因だという根拠のない信念につながっていったかを見てください。テレビやテレビゲームのはるか以前、心配性の親や宗教指導者たちは、暴力的なマンガが子供たちのモラルに悪い影響を及ぼすと主張していました。一九四八年、精神科医のフレデリック・ワーサムは、週刊『コリアーズ』誌の一般向け記事「子供部屋の恐怖」[21]で、こうした恐れが論理的なものであることを説明しています。トラブルを抱えた非行少年の調査研究で、「キックとパンチ」そして「すばらしく胸の大きな女の子たち」が特徴的なマンガがどの場合にも目立った原因であるとしています。暴力を見たときに起こるのは、感化よりも拒否だろうというアリストテレスの説を無視して、ワーサムは、マンガを擁護した精神科医を、実際に子供を治療せずに委員会のメンバーとして鎮座しているだけのお殿様だと非難しています。彼のように、実際に治療にあたっている者は、暴力的な本や画像が暴力的な子供を産みだしているとの認識をまちがいなく持つはずだというのです。

ワーサムの記事の影響もあって、その年、ウェストバージニア州スペンサーで起きた焚書イベント[22]では、親や教師、牧師などの指示の下、六〇〇人の子供たちがマンガを焚火にくべました。暴力的なメディアと暴力的な行動のつながりのもっともらしさに触発されて、テレビやテレビゲームに関して何千という調査や研究が実施され、ほとんどがその狙いを裏付ける結果を出しました。こうした研究結果によって、銃による暴力をテレビやテレビゲームのせいにする大衆的な主張はさらにもっともだと思われるようになっています。しかしながら、最近の研究はこのつながりに重大な疑いをかけています。テキサスA&M大学の心理学者クリストファー・ファーガソンを筆頭として、こうした暴力的なメディアに否定的な結果は学問的な厳格さではなく、道徳的なパニックによって導き出されたのではないかとする議論[23]が起こっています。「あなたは食べたものでできている」神話が意味することに注目すると、迷信がこのモラルパニックにさらなる根拠のない信頼性を与えている可能性が考えられます。

過去の楽園、高貴なる野蛮人、「あなたは食べたものでできている」。気がつくこともなく、私たちは現代の清教徒の魔女狩人になってしまっています。最新の研究が、現代文明は邪悪だ、テレビゲームが子供たちをモンスターに変える、携帯電話で脳腫瘍が起こる、インターネットが集中力を奪うと証明してくれるのを期待して、いつもメディアを見張っているのです。その一方で、疑う余地もなく人類史上最も健康的な時代である現代への感謝を忘れてしまっています。

「第四次元で食べる」ダイエットの勧め

私たちはまちがいなく病んでいます。病む必要がない不安で病んでいます。治療法は食べ物にはありません。人々の心の中のにあるのです。真実、避ける必要があるのは食の神話と迷信だけです。

何を食べたらいいのかというはっきりしたアドバイスが欲しい人にとっては、これでは不十分なのはわかっています。懐疑主義からははっきりしたルールは生まれてきません。斜に構えた食物ピラミッドなど存在しません。本当に指導を求めている人に食の神話やダイエット法の誤りを暴くのは大して役に立ちません。どのように食べるのが正しいのかを教えて欲しい、正しく食べることで病気と死を避けたいという人間の根本的な欲求は満たされないままになってしまいます。これは虚しい願いですが、この虚空に踏み込んだのが、道教の修行者、聖書の『レビ記』を書いた人々、政府官僚、自信過剰の科学者、ネオ清教徒な栄養学者、原始食ダイエットのムキムキの指導者、テレビでおなじみの医師、フェイスブックの情報です。私たちは知りたいのです。知る必要があるのです。何を食べたらいいのかを。

導師たちが勧める食療法には極端な違いがありますが、すべて食の三つの基本的な特性に注目しています。「種類」――果物か野菜か、炭水化物かタンパク質か。「質」――食べた人の健康に食が及ぼす影響。「量」――食べる量。ダイエットの世界は、減量ジムから低糖質から菜食主義から原始食まで、この三つに関する法則で成り立っています。ほとんどの人がこれ以外の方法の健康的な食をイメージすることができません。

けれども、これこそがアメリカ文化の食についての最大の問題なのだとしたらどうでしょう？ポール・ロジンが指摘するように、フランスの心臓病率は低く、フランス人はアメリカ人より痩せています。そしてはるかに、食べ物が健康的であるかどうかについて気にしていません。[24]

多くの研究によれば、ダイエットによって体重を減らすのに成功する人がいる反面、ほとんどの場合、ダイエットは何もしないよりも体重を増やしてしまう結果になっています。[25]そうした研究の一つで、フィンランドの双子を対象にしたものによれば、遺伝子と関係なく、[26]ダイエットすることで三倍から五倍も！　肥満になりやすくなるとの結果が出ています。忘れないでください。市販されているダイエット本で奇跡のように減量できたと証言する熱烈な人よりも、はるかに多くの人が失敗して太ったり、ドカ食いや摂食障害になっていて、それについては黙っているのです。

一方、AIつき万歩計、カロリー計算、栄養価に憑りつかれたような人々は料理文化を台なしにしています。一九四〇年代、哲学者マックス・ホークヘイマーとテオドール・アドルノは、「散歩を運動としてカウントし、食べ物をカロリーに換算する人々[27]」について警告しています。このカロリー数えの健康マニアの説明は、フード・ベイブ軍と忌避系ダイエットをする人、ドクター・オズと栄養導師たちにぴったり当てはまり、恐ろしく正確です。「彼らは病気に興味があり、一緒に夕食を食べている仲間の死を何を食べているかから予想し、彼の健康を心配しているからだと薄っぺらい理屈で正当化する」。食の神話と迷信は、自分たちの生きがいのために異教徒を作り出しては捜しまわるかつてのヨーロッパの十字軍にも似た、現代の食の聖戦戦士に人々を変えているのです。しかもそのリーダーたちは、これで小金を稼いでいるのです。

この新しく虚しい宗教に完全に飲み込まれてしまう人もいます。悲しいことに、そうした人に本物の希望を提供することはできません。けれども、私のようにあなたも何を食べるか決めるのが生か死かの選択のように感じられるのにうんざりしていませんか？　食べ物に関してもっとリラックスしたいと感じていませんか？　罪悪感を感じないで御馳走を楽しみたくないですか？　それなのに、食の説教師を見て、もしあれが正しかったらと考えてしまっていませんか？　もしそうなら、不安や、バカバカしい法則や、偽りの約束から自由になれる簡単な方法を紹介しましょう。私は個人的にこれをやってみて、大変うまくいっています。名づけて「第四次元で食べる」(28)ダイエットです。

「第四次元で食べる」ときは、食の種類、質、量の三次元に関するルールは忘れてください。「第四次元で食べる」は、あらゆる食文化のどのレシピにも使えます。禁止の食物もありません。オーガニック食材を買ったり、カロリーをチェックする必要もありません。必要なのは〔それら三つ（の次元）とは別の〕時間だけです。食事を用意する時間と食べるのにかかる時間です。

『「いつものパン」があなたを殺す』と『小麦は食べるな』の著者の言葉を借りましょう。一つ実験をしてみてください。ひと月の間、「第四次元で食べる」を実践してみてください。ルールは二つだけです。

①ながら食べはしない。運転しながら、歩きながら、映画を見ながら、スポーツを見ながらはダメです。これは、食事のときはしゃべらないとかいうおかしなルールとは関係ありません。家族と一緒に、友人と一緒の食事はもちろんしてかまいません。厳密に考えすぎないでください。ただ、一ヵ月の間、何か他のことのための時間に食べずに、食べるときは食べるためだけに時間

を使いましょう。

②一週間に四日は、夕食を作るのに三〇分以上、食べるのに二〇分以上かけましょう。何をどれくらい食べるかは心配する必要はありません。カロリーや塩や油、グルテン、砂糖については考えずにレシピを選びましょう。ただていねいに料理を作って、食卓に座ってゆっくり食べます。

その他の食事は、何をどう食べてもかまいません。食べたいものを食べましょう。ビールとピザの外食も、コンビニで買ったスムージーとドーナッツの朝食でも大丈夫。この二つのルールを守っていれば、第四次元で食べていることになります。

実は三つ目のルールがあるのですが、食事とは関係ありません。良いダイエットプランはだいたいデトックスを含んでいますが、「第四次元で食べる」ダイエットもそうなのです。一ヵ月の間、食と栄養、健康関係のものを読むのはやめましょう。『ニューヨークタイムズ』紙のグルテンの記事？　読んではいけません。フェイスブックで回ってきたカラギーナンと自閉症に関する怖い話？　無視してスクロールを続けてください。スープを作ろうと手に取ったチキンブロス缶の栄養表示を読みたくなった？　やめて！　デトックスを破らないで。たったの三〇日です。大丈夫、あなたならできます（もしこれがむずかしいようだったら、あなたは健康情報依存かもしれません）。

きっと一ヵ月が終わるころには、心も体もずっとずっと快調になっているはずです。「第四次元で食べる」は、きりがない矛盾する研究結果や、奇跡の食べ物、邪悪な食の悪玉に振り回されないということなのです。

数週間後にはどの食が良いとかの議論は、マチ針の頭の上で何人の天使が踊れるかという議論のように思えてくるでしょう。他の人々の食への恐れは宗教的なタブーだというのも見えてくるはずです。自分で自分のために、家族のために、友人のために作った料理を楽しむうちに罪悪感と心配は消え、嘘やニセ科学に対する免疫力がアップし、ままならぬ人生や健康に、魔法薬やおとぎ話に頼らずに直面できるようになります。食物は、薬でも毒でも、善でも悪でもなくなっているはずです。病気の原因にもならないし、病気を治しもしません。寿命を短くも長くもしません。食べ物は食べ物です。そして、こうなったときに、食の本当の力が現れてくるのです。保証します。

おまけ――ミラクルダイエットプラン！

もちろん、私も読者をがっかりさせたくはありません。一ヵ月やってみて、「第四次元で食べる」ダイエットに満足できなかったときのための、代わりのダイエットプランも用意しました。

実は、私は、この本を書くためにいろいろ調査しているうちに現代病が起こる秘密を見つけたのです。

肥満、アルツハイマー、ADHD、自閉症、心臓病、慢性疲労症候群。すべて正しく食べれば避けられます。しかも簡単に。

え？　この本はこうした話の誤りを暴いてきたのではないかって？

ならば、あなたがどのくらいわかってきたか、私の挑戦を受けてみてください。このダイエット法は一〇〇パーセント科学に基づいていて、誰も指摘する勇気がなかったことを指摘していて、仕事を失いたくない栄養学者や肥満専門のお医者さんやダイエット導師が隠してきた秘密を暴いています。

それが「アンパックダイエット」（UNpacked Diet）です。さあ、このダイエット法の成り立ちがわかりますか？　体重が落ちて頭の霧が晴れた代わりに何を失っているかわかりますか？　食の神話を見つけ出して、不安になる仕組みを暴けますか？　それともまただまされてしまうでしょうか？

アンパックダイエット
The UNpacked Diet

体重をアンパック　可能性をアンパック
食物をアンパック

科学的に証明された健康的な食の革命がようやくここに！

◎何を食べるかが問題ではなかった。

◎良い食生活について、なぜ専門家の意見が食い違うのか。

◎ウソに耳を傾けるのをやめて、これから真実を生きよう。

◎アンパックダイエットを自分のものにして、
流行りのダイエットにはさよならしよう！

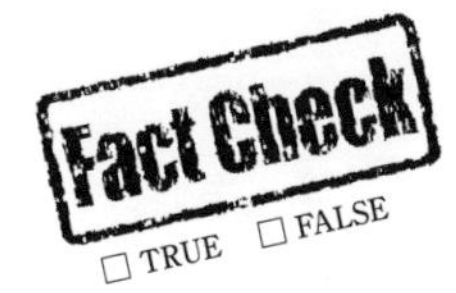

アンパック九日間デトックス

約束しましょう。アンパックダイエットをたった九日続けるだけで、あなたは健康に向かって快調に走り始めます。数日で劇的に健康になれるなんてアリエナイ。お医者さんも、多くの人もそう言います。ですが、私はできると断言します。なぜか？　私はこの目で見てきたからです。私の実績あるプログラムをやってみてください。九日で四キロの減量も夢ではありません。それどころか糖尿病、喘息、関節の痛み、消化器官の問題、自己免疫疾患、頭痛、頭のもやもや、アレルギー、吹き出物、湿疹、性的機能不全までも予防したり回復させたりすることができるんです。

ステップ1　自分に正直になりましょう

体重を計り、ウエストまわりを計りましょう。それから、この前、完全に休養して、元気一杯だったのはいつだったかを思い出しましょう。次は自分に問いかけます。これは本当の自分？　それとも誰か違う誰か——、もっと痩せていて、もっと頭が良くて、もっと幸せで、もっと良い誰か——自分の中に隠れていて抜け出そうともがいている誰か？　その誰かに手を差し伸べて助ける準備はできていますか？

ステップ2　『アンパックダイエット』を読みましょう

本当の自分になるのを邪魔しているものを見つけましょう。ショックを受け、怒りを感じ、それから健康への道を歩みだすために自分を変えるためのパワーを得ることになります。これからは好きなものをひとつ残らず何でも食べられるようになります。炭水化物、脂肪、塩分、砂糖、小麦、肉、乳製品。他のダイエットと違い、アンパックさえすれば、何もあきらめずにすむんです。

ステップ3　九日間デトックス

九日間だけ食事をアンパックしましょう。それからステップ1に戻ります。体重を計って、ウエストを計ります。そしてこの前、完全に休息して元気いっぱいだったのはいつだったかを思いだしてください。他の人たち同じように、体重をアンパックし始めましたか？　自分の可能性をアンパックし始めましたか？

もちろんそうなりましたよね！　だったら、アンパックダイエットを食生活だけではなくライフスタイルにしましょう。

なぜ、今、私たちはアンパックすべきなのでしょう?

ひいおばあさん（曾祖母）や、おばあさん（祖母）が作っていた昔ながらの料理について考えてみましょう。大きな鉢いっぱいのマッシュポテト、大きなローストビーフ、たっぷりバターを使った白パン、焼き上がったばかりのパイのラード入りのパリパリしたパイ皮。お父さん、お母さんは、夏、毎日のようにアイスクリーム売りの車を追いかけていた楽しい思い出を持っているでしょう。この時代を思いださせてくれるコカ・コーラのレトロなポスター。暑い日には子供たちは何の罪悪感もなく瓶入りコーラを飲んでいました。

現代では同じような食品は成人病を起こすと言われているのに、あの時代の人たちは、どうして大丈夫だったのでしょう?

一般的に不健康な食習慣を続けていると、肥満、高血圧、心臓病、脳卒中、糖尿病などの現代病を起こすと言われています。最近の研究では、ＡＤＨＤやアルツハイマー、統合失調症、自閉症などのメンタルの問題も食生活が原因だという結果が出ています。

でも、どの食べ物が問題なのでしょう？　科学者やダイエット導師は、容疑者リストを作っては塩だ、砂糖だ、脂肪だ、グルテンだと私たちを「翻弄」します。原始人ダイエットを信用しますか？　つまりそれは、赤身の肉は健康にいいけど、全粒粉小麦は危険だということです。それとも政府を信用しますか？　そうなると、全粒粉小麦は必須で、赤身肉はガンと心臓病の原因になります。主流の栄養学者はエネルギーバランスの話をします。利用するエネルギーより少ないカロリーを食べなさい、と。でもダイエットも運動も試したことがある人なら、そんな簡単なものじゃないのを知っているはずです。

最上の食を求めて伝統的な文化を見ていくと、さらなる疑問が湧いてきます。アフリカのマサイ族は生乳と肉の食事で病気をしないことが知られています[1]。一方、古代中国のすごい健康長寿はほぼ菜食主義と言ってよい食事のおかげだと考えられています[2]。ブラジルのヤノマノ・インディアンは塩を含まない食事で繁栄しています。ところが日本人（事実上、心臓病がない、最も健康な現代文化の一つです）は世界で最も塩辛い食事を食べています[3][4]。

これは、われわれの一般常識は一部しか正しくない、ということなんでしょうか？

われわれの食生活はどこかおかしくなっています。これはまちがいありません！　うなぎ上りの肥満率、成人病、がん、精神障害の多さを見てください。しかし、ここにショッキングな事実があります――問題は私たちが食べる食物の種類ではありません。

誰もが、これだけは賛成するでしょう。不健康で太り過ぎのアメリカ人は加工食品とパック入りの食品を食べ過ぎています。『ニューヨークタイムズ』紙の報告によれば、アメリカ人は未調理の新鮮な食品よりもパック入りの食品を三一パーセントも多く食べています。私たちは、他のどの国よりも多くのパック入り食品を食べているのです。でも、パック入り食品の中身について、結論に飛びつくのはやめましょう。アメリカのパック入り食品の約四割は乳製品です。中でも心臓の健康に良いヨーグルトとスキムミルクなのです。肥満や病気と関連しそうなスナック菓子やキャンディーは、六パーセントだけです(5)。

事実は、食品生産業とファストフードチェーンが低脂肪食、発酵乳製品、全粒粉パン、調理済みサラダなど「もっとヘルシーな」選択肢を作り出しているのに、私たちの健康は悪くなり続けています。努力すればするほど、知識を得れば得るほど、事態は悪化しているように見えます。

ですから、もう一度一緒に考えてみましょう。昔の健康だった世代から本当に変わってしまったのはなんでしょう？　昔の人たちと、ヤノマノ族とマサイ族に共通しているのはなんでしょう？

私の祖母は九五歳ですが、祖母のことを考えるといつもガラス瓶のことを思いだします。おばあちゃんの台所はガラス瓶でいっぱいでした。夏の終わりには、一年分の果物や野菜をガラス瓶に詰めて保存するのです。

現在では、食品保存にガラス瓶を使うことはあまりなくなってしまいました。理由は単純です。大食品企業が製品を安くしたいからです。おばあちゃんの食品庫は過去のものとなってしまいました。今やキッチンはプラスチックや金属、漂白されて加工された紙でいっぱいになってしまっています。昔ながらの麻袋など見たこともない人が多いでしょう。お米や穀類は代わりにプラスチック袋に密封されています。昔は新鮮なしぼりたての牛乳がガラスの牛乳瓶で配達されていたのに、今はプラスチックボトルやプラスチックフィルム・コーティングされた紙パックに入って、何日もお店に並んでいます。おばあちゃんは木箱入りや箱入りの農産物を買っていましたが、今は、プラスチック袋に真空包装されていたり、トレーに並べてラップされたりした便利なカット野菜や果物を買うことになっています。

私たちの原始時代の祖先は暮らしている場所に応じてバラエティーに富んだ食生活をしていました。[6] 八百屋で買い物などせず、自然の中から食物を見つけていたのです。そうした食物は皮という「自然」のパッケージに包まれていました。現代の食物はまったく違っています。ガソリンスタンドの売店だろうが、巨大なスーパーマーケットだろうが、九分九厘プラスチックに包まれています。包まれていないものがあっても、家族にふるまう前にポリ袋に入れて家に持って帰ります。

現代人が昔ながらの食べ物についての考え方を無視しているとなれば、そこに現代の食生活の問題があるのは明白です。どのタイプの食品が悪玉なのか知りたい、どの流行のダイエットなら体重が減って、現代病にならずに済むのかと考えるのをやめれば、振り回されることもなくなります。科学的にどのダイエットが正しいかを聞いても答えはありません。正しいダイエットなどないのですから！

科学が答えを教えてくれます。これはあなたを振り回しているダイエット導師や栄養学者が知らせたくない事実です。なぜなら知られたら最後、彼らは仕事を失ってしまうからです。スーパーマーケットとファストフード店に溢れている包装材料は？　プラスチック、アルミ箔、缶詰のスズ、再生紙。危険な化学物質や重金属を含んでいて私たちを太らせ、健康を破壊しています。

本当の悪玉は包装パッケージに潜んでいるのです。

プラスチックは素晴らしくなんかない

プラスチックの健康への悪影響を何十年も研究してきた科学者にとって、プラスチックの危険性は驚きでも何でもありません。私たちの食物に浸出と移行という形で入り込んでくる微細なプラスチック粒子「ナノプラスチック」の危険性について研究者も政府の技官も憂慮する声を上げてきました。大化学企業と大食品企業はこの情報を隠蔽しようと手を尽くしてきましたが、数多くの研究が健康リスクが非常に高いことを証明しています。

低糖質がいいか低脂肪がいいかの議論とは違って、こうした現代の食品包装資材の危険性については議論の余地はありません。

こうしたプラスチックの中で最悪なのがＢＰＡです。きっと聞いたことはあるでしょう。ＢＰＡを含むポリカーボネイト・プラスチックは、アメリカの商品包装ではごく普通に見かけるものです。二〇〇四年、CDCは集めた尿サンプルのほとんど（成人の九三パーセント）からBPAの痕跡を発見しました。現在では数字は九九パーセントに上るだろうと科学者は予見しています。[7] このBPAは主に私たちの食事から来ています。[8]

この有害な内分泌かく乱化学物質の危険性は列挙するにも多すぎます。BPAはエストロゲンに似た働きをして、乳がん細胞を成長させることがわかっています。[9] 若い年齢でBPAに触れてしまうと、前立腺と乳腺の前がん病変、脳の発達の変化、精子数の減少、卵子の染色体異常、肥満、インシュリン抵抗性に繋がります。[10] 胎児のBPAへの暴露は、成長後の乳がんと関連します。非常に警戒すべき事実で、乳がん基金がすべてのBPAプラスチックを避けるように呼びかけているほどです。[11] 乳がん基金はまた缶詰の缶の内側のコーティングにBPAが使われていることから、缶詰食品を食べないことを推奨しています。[12]

健康な食事をしているとされる人々の食事に含まれているBPAの量について考えてみましょう。独立の、企業とは無関係な乳がん基金の研究は三〇〇種類以上の食品を調べて、野菜の缶詰、スープ、低脂肪ココナッツミルクなどの健康的と言われる低脂肪食品のBPAが最高レベルだったとの結果を得ています[13]。つまり、賢く食品を選んでいると考えている人たちこそが、最も高い危険に晒されていることになります。

幸いなことにBPAの蓄積は減らせるかもしれません。二〇一一年に乳がん基金は、沈黙の春研究所と合同でBPAデトックス食を検証しています。この研究は『環境保健展望』という国立衛生研究所の監督下にある一流雑誌に掲載されました。研究ではパック済み食品をすべて除いた食生活をした家族を検証しました。研究期間の終わりには、BPAレベルは驚きの六〇パーセント減となったのです[14]。

レシートが必要ですか？　レジのレシートはBPAで被われていて、それが皮膚から吸収されてしまいます。BPAに過敏な人は買い物のときには手袋をするか、レシートはいりませんと断る方が良いでしょう。

BPAはカナダでは毒性ありとされていて、EUではどこでも禁止されているのに未だに使用されているとは驚きです。FDAがようやくBPA哺乳瓶を禁止しましたが、大食品産業と大化学産業はこれ以上の規制に抵抗し続けています。それどころか、われわれに「健康食品」に注目するように促し、本来はわが国の健康問題の中心であるはずの安い包装資材を使った低カロリー、低脂肪の製品ラインをどんどん増やすように勧めているのです。

恐ろしいことにBPAは氷山の一角にすぎません。二〇一一年の『環境保健展望』誌掲載の別の研究論文では、五〇〇個の化学容器を検査したところ、今までは安全だとされていまものを含めて、ほとんどが擬似エストロゲン化学物質を放出していました。哺乳瓶を含めたBPAフリー製品は実は合成エストロゲンを放出しているのです[15]。この研究の主著者の一人、スチュワート・ヤニガーは「哺乳瓶、プラスチック袋、プラスチックラップ、食品用クラムシェルパッケージ、自立容器、考えられる限りの食品・飲料用プラスチック容器でこうした物質を検出しました。ショックでした」と率直に述べています[16]。

ヤニガーのプラスチックラップに関する警告は特に重要です。ラップは非常に危険な内分泌かく乱化学物質であるDEHA（アジピン酸ビス（2エチルヘキシル））を含んでいるのです。パニックになった産業グループは毒性を否定し続けていますが、偏見のない公平な研究者たちはDEHAの肝臓腫瘍、喘息、がんとの関連を指摘し続けています[17]。コンシューマーズユニオンの研究は、ラップに包まれた食品、たとえば、デリカテッセンのチーズなどには、ヨーロッパで安全とされている基準を上回るレベルのＤＥＨＡが含まれていることを確認しています[18]。毒に浸した布で食べ物を包む人はいませんが、ＤＥＨＡで汚染されたプラスチックで食品を包むのは、それとまったく同じことなのです。

プラスチックの使用が増えるにしたがって、ＡＤＨＤや自閉症のような精神障害の率も増加しています[19]。この二つは無関係に見えますが、科学者は関連性が見られるとしています。カリフォルニア大学デービス校　環境産業衛生部長アーヴァ・ハーツ・ピチョットは、プラスチック製食品包装が身体の自然なホルモン・システムに干渉するので、自閉症や他の発達障害になんらかの役割を演じている可能性があるといいます。他の研究者や医師もプラスチックパッケージが脳の発達に重要な甲状腺ホルモンに干渉している可能性を疑っています。甲状腺障害は自閉症の子供に特によく見られる症状です[20]。

そして、あの片頭痛は？　偏頭痛は頭の中だけで起こっているわけはありません。メイヨークリニックによればプラスチックが原因かもしれません。脳の中で頭痛を起こす化学物質に影響する生理と妊娠のコントロールには二つのホルモン、エストロゲンとプロゲステロンがカギとなる役割を果たしているのです。[21] エストロゲン・レベルが安定していると頭痛は良くなりますが、レベルが変化すると悪化するのです。カンザス大学の研究結果によると、ホルモンかく乱プラスチックが光と音感受性を含む片頭痛症状を起こしていました。[22] 食品包装プラスチック中の化学物質は、心臓病、[23] 成人発症型糖尿病、[24] 高血圧、[25] 思春期早発、[26] アレルギー、[27] 喘息、[28] 不安障害、[29] 見た目の悪さ、[30] 勃起機能不全、[31] うつ病、[32] 統合失調症、[33] アルツハイマー[34] とも関連付けられています。

なるほど、プラスチックは病気の元です。でも肥満の元なんでしょうか？答えははっきりしています。科学者はもう何十年もプラスチックでラットが肥満になることを知っていました。そして最近、このつながりが人間医まで及ぶことを発見したのです。二〇一二年 Smithsonian.com に掲載された「ソーダより缶が問題？」で著者のジョセフ・ストロムバーグは最初の大規模研究調査（約三〇〇〇人の子供を対象）を引用して、肥満とＢＰＡの間の特記すべきリンクを発見しています。ストロムバーグは研究で「かつて単純に摂取カロリーと運動量のアンバランスだと考えられていた肥満の原因の根本は驚くべき複雑さであることを暗示している」と書いています。[35] その後、『小児科』誌に掲載された研究は六歳から一八歳までの三三〇〇人の子供を調査して高レベルのＢ

PAを持つ子供は「体脂肪が多く、ウエストが異常に太い」傾向があることを見つけ出しています。[36] 二〇一三年の健康維持機構カイザーパーマネンテの調査では、BPAレベルの高い少女たちは、五倍の確率で体重が平均以上でした。[37] いくつかの研究によれば、プラスチックを太いウエスト周りとインシュリン抵抗性に結び付けています。二〇一三年の『環境衛生展望』掲載のある研究によれば、プラスチックへの暴露は、アフリカ系アメリカ人の子供たちにとって特に肥満の危険性が高いという結果を出しています。著者たちは、尿中のナノプラスチックが一ユニット増えるたびにその子が太りすぎになる確立は二一パーセント上昇し、肥満になる確率は二二パーセント上昇すると報告しています。[38]

プラスチック包装パッケージが出現してから、私たちも余計なお肉をお腹にパックし始めたのは偶然ではないのです。

スタイロフォーム——加熱する議論

ポリスチレンは一般的にはスタイロフォームという名で知られていますが、これもプラスチックの一種です。使い捨てカップやファストフードの容器、卵のカートン、持ち帰り用の箱として広く使われています。どこでも見かけるポリスチレンフォームですが、発がん物質であるスチレンを含んでいます。スチレンポリマー工場で働く一万二〇〇〇人以上の男性労働者を調べた研究では、スチレンに晒された労働者は白血病及び非ホジキンリンパ腫になる確率が高くなっているとの結果になりました。消化器系は特にスチレンの害の影響を受けやすいようです。この研究では白人は食道がんの、黒人は胃がんの率が高くなっていたとの結果が出ています。スチレンに晒されている黒人労働者では心臓病の率も高くなっています[39]。他のスチレンに晒されることによる健康リスクとしては、皮膚、目、上気道の炎症と消化器系の問題などがありました[40]。もちろん上記以外にも「スチレン中毒」といわれている頭痛、疲労感、頭のもやもや、うつ病があります[41]。

スタイロフォームに熱い液体を注ぐと溶けて壊れてしまいます。公的な保健機関はスタイロフォームカップを絶対電子レンジで温めないようにといい、暖かい飲み物に使うことにも警告しています[42]。それなのに大食品企業はポリスチレンを暖かい飲み物とスープに使うのをやめませんし、私たちもそうした商品を飲み続けています。最悪の企業の一つが毎年一〇億個のスタイロフォームカップを使うダンキンドーナツです。何回か嘆願も出され、フェイスブックにはダンキンドーナツの包装を変えようというグループもありますが、現在のところ会社は抵抗しています[43]。スタイロフォームのカップに入ったコーヒーが真犯人だったのに、ずっとトランス脂肪酸まみれのドーナツの心配をしていたわけです。信じられますか？　ダンキンのコーヒーはダンキンのドーナツより体に悪いのです。覚えておきましょう。アメリカはダンキンに死す！

紙について知りましょう。外出するのにマイカップを忘れたとき、紙コップはとても安全で便利な代用になります。しかし、紙はどれも同じではありません。シリアルの箱に使われている再生紙はガンの原因になると発表されています。塩素漂白されたティーバッグの袋には発ガン物質ダイオキシンが含まれていて、熱い液体に染み出す可能性があります。

しかしコーヒーは（プラスチック）バケツの中の一滴にすぎません。私たちが摂取する化学かく乱物質の最大の供給源はボトル入りの飲料水です。アメリカ人は一年に九〇億ガロン以上のボトル入り飲料水を消費して、その量は急速に増加しています[44]。見た目はスタイロフォームのようには見えませんが、飲料ボトルもポリスチレンプラスチックからできています。二〇〇六年の研究によると、詰めたばかりのボトル入り水のサンプルから高レベルのスチレンが見つかっています。ボトル入り水が保存されている時間が長くなるにつれてレベルは高くなります。ボトルが熱せられるとレベルはさらに高くなります。しかし、新しい冷たい水でも結果は警戒すべきものでした！[45]『環境科学及び汚染研究ジャーナル』に掲載された新しい研究では、検査されたすべてのボトル入り水サンプルに、内分泌かく乱化学物質が存在することが確認されてています。[46]

２６６頁のグラフはボトル入り飲料水の消費量の変化を表しています。増加カーブは肥満流行の増加カーブ（２６７頁）とほとんどぴったり重なります！普通のダイエットではたくさんの水を飲むことが体重を落とすカギだと強調します。しかし、ボトル入りの水を飲むと飲んだ水以上に体重が増えることが明らかです。

私たちは健康でみずみずしくあろうと努力すればするほど、もっと太って調子が悪くなってしまっているのです。砂糖もクリームもなしでコーヒーをブラックで飲みますが、役に立っているようには見えません。食事を減らしてウエストが細くなるならと、外食で食べ過ぎないようにして、持ち帰り容器に入れて残りを持ち帰ります。しかし、こうやって食べ物にばかり注目していることが、科学的に証明されたこの問題の原因から私たちの眼をそらしている悲しい真実なのです。

アルミの挫折

アルミホイルは、家での残り物を包むのに、ラップに代わる安全なものだと思うかもしれませんが、それはまちがいです。家に潜む最も危険な金属がアルミニウムなのです。

アルミニウム包装は、二〇世紀になってから実用化され、急速に普及しました。現在、世界全体のアルミニウム生産量は鉄を除くすべての金属より多くなっています。[47] 人間の体の中には誰でも同じ量のアルミニウムがありますが、それは身体機能の役には立っていません。しかし、アルミニウムが蓄積すると有毒になる可能性があります。アルミニウムは長い間アルツハイマー病の原因物質だとされてきました。数多くの研究によってこの結びつきが確認されています。[48] 科学者はアルツハイマーに伴う脳の斑点の核部分にアルミニウムを発見しています。[49] しかし、このよく知られている関係よりも大きな危険があります。

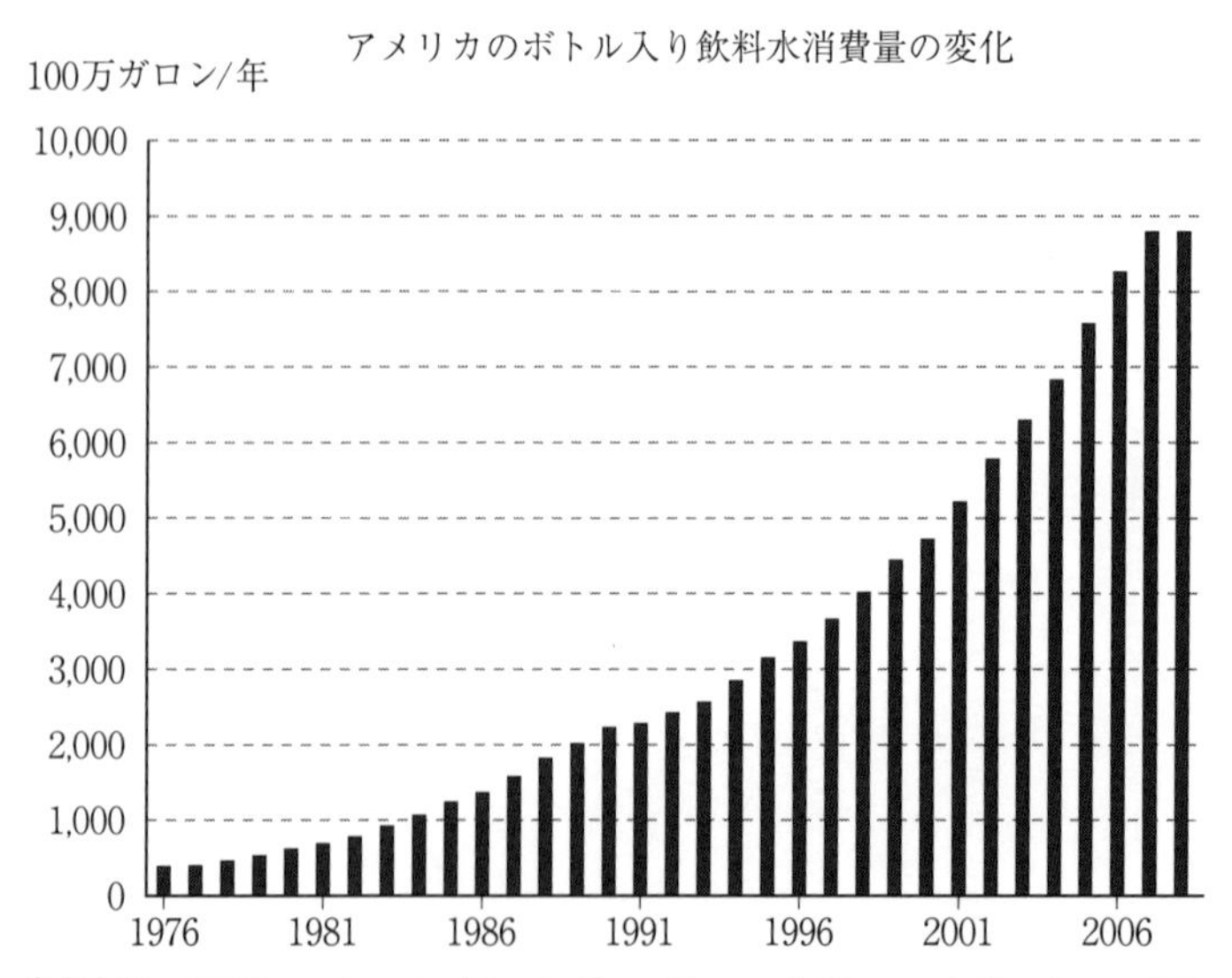

出典：The US Department of Agriculture, Economic Research Service, and the Beverage Making Corporation.

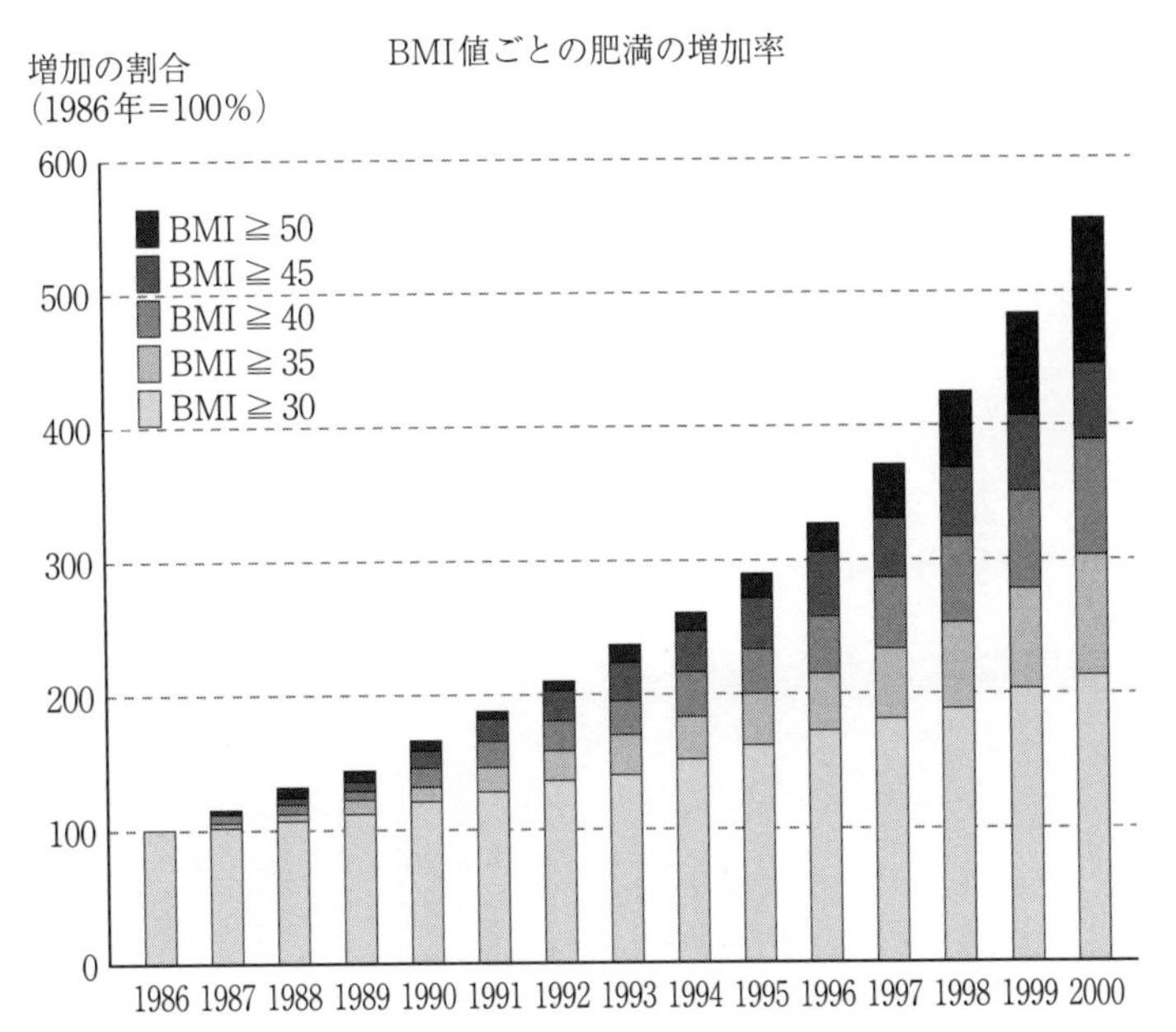

出典：R. Stum, "Increases in clinically severe obesity in the United States, 1986-2000," *Arch. Intern. Med.* 163(2003): 2146-49.

アルミニウムに晒されることと、乳がんから骨粗鬆症に至るまでさまざまな病気との関連が疑われているのです。事実、アルミニウムは二〇〇以上の生物機能において、負の抑制をすることがわかってきています[50][51][52]。

研究によると、ちょうどプラスチックが化学物質を浸出するように、アルミニウムに接触すると危険な金属が食物に移行するのがわかっています。食物に入り込むアルミニウムがあまりに多いので、オマーンでは二〇一〇年にこれで料理をすることを禁止し、熱い食物はホイルの光っている側にだけ触れるように規制しています[53]。最初の警告となったのは、一九九六年のイタリアの研究で、二～六ミリグラムのアルミニウムがアルミ箔、鍋、調理用具から食物に移行しているとしたものでした[54]。その後の研究ではもっと高い値がでました。二〇一一年の『国際電気化学科学ジャーナル』掲載の研究では、アルミホイルの中での調理や再加熱、それどころか単に包んで冷やしただけでも、WHOの食品中安全制限基準を遥かに上回る毒性レベルになっているという結果が得られています。酸性になるとこの作用はさらに増大します（これについてはまたあとで述べます[55]）。

スチール缶は安全？　アルミニウム缶とブリキ缶（スズめっきスチール缶）の二つは缶詰の缶として広く使われています。スズに触れると神経学的な問題の他、皮膚や目に炎症を起こすことがあります。ブリキ缶を開けて、内側のコーティングが酸素に触れると腐食速度が速くなり、食物にさらに多くのスズが溶けだしてきます。

最近、科学者は、炭酸飲料のアルミ缶のＢＰＡコーティングとともに、アルミニウムと肥満の関係に注目し始めました。アルミニウムにも太らせる作用があるのです。身体中の高いアルミニウムレベルは鉄欠乏症と関係するとされています。これは肥満の人に広く見られるアンバランスです[56]。二〇〇七年のある報告では、生物化学者がアルミニウムによって引き起こされるミトコンドリア障害で肥満になるとの結果を発表しています[57]。

こうしたことを総合して考えると、なぜダイエットソーダで太るのかという栄養学者が誰も答えられないミステリーが説明できそうです[58]。酸性だとアルミニウムの浸出効果を強まるのを覚えていますか？　酸性が強いゼロカロリー飲料はアルミニウムを高率で浸出させます。体重を落としたかったら、缶入りダイエットソーダではなく、ミルクシェイクをコップで飲んだほうが良さそうです。

恐ろしいことに、アルミニウムを学習障害や自閉症に結び付けた研究があります。二〇〇九年という早い時期に、有名な神経外科医のラッセル・ブレイロックはアルミニウムがいかに脳に変化をもたらすかを調べました。[59] 二〇一二年の『アルミニウムとアセタミノフェン暴露に関連する自閉症症状を確認できる経験データ』と題したレビューでは、自閉症について「二〇世紀末に着実に増えており、この時期に水銀の利用が消え、アルミニウムアジュバンドが増加した」ことを特記しています。この報告ではアルミニウムを含んだワクチンと明らかに増加した「蜂巣炎、けいれん発作、うつ病、疲労感、痛み、死亡」が関連するとしています。[60]「ミトコンドリア機能不全及びASDとアルミニウム毒性」と題した記事では、ナンシー・ムーラン医師とエイミー・ヤスコ博士（自然療法医、米国統合医療協会フェロー）が「ミトコンドリア病及び／あるいは機能不全が自閉症スペクトラムの子どもに高い確率で見られることをめぐる強い興味と議論」について述べています。「この障害には遺伝的原因がないため」注目は遺伝から環境へ転じています。[61] アルミニウムの暴露が一番疑われる原因なのです。

上記の症状で悩んでいないあなたでも、だからといってアルミニウムの毒にやられていないというわけではありません。以下がアルミニウムの毒性で起こる症状のチェックリストです[62]。こうした症状が二つ以上あるなら、すぐにキッチンからすべてのアルミニウムをなくすべきです。

・便秘
・頭がはっきりしない
・食欲不振
・腹部の不快感、消化不良
・多動
・言語障害
・認知症
・骨軟化症
・頭痛
・不整脈

・手足のしびれ
・目のかすみ
・物忘れ

子供たちのためにアンパック

大化学企業からの圧力で、危険な化学物質が市場に出続けています。詳しい調査をしている神経学者、毒物学者、内分泌学者、生物化学者、小児科医のグループが声をあげているのにもかかわらず、です。今まで見てきたように、こうした研究者の研究調査は新たな道を開くものであり、不都合な真実を見つけ出しつつあります。中でもことのほか心配なのは現代の新生児の多くが重金属を体内に持って生まれてきているという発見です。アルミニウム、すず、他の有毒な金属は母乳や胎盤を通じて赤ちゃんに届いてしまいます。[63] ＢＰＡは特に胎盤に高い濃度で集まると研究結果は告げています。どのくらいの量のＢＰＡが母親から子どもに届いてしまうのかははっきりしませんが、二〇〇八年からＢＰＡについて詳しく調査している全米毒物プログラムは胎児と子供に発達毒性がある「いくばくかの心配」があるとしています。[64] 二〇一一年の研究では、尿中のBPAレベルが高い母親の娘は多動、不安症、うつ病である傾向があるとまで結論しています。こうした症状は三歳という早い時期に女の子たちに現れ始めました[65]。

ニコラス・クリストフは『ニューヨークタイムズ』紙の論説「大化学企業は大きな危険？」でこうした化学物質の影響が後成的たりうるかと論じています。後成的とは大人が化学物質に晒された結果、子孫に影響が及ぶことを意味します。「怖いです」と、バージニア大学のジェニファー・T・ウォルステンホルムは言います。彼女は低量のBPA（人間の摂取量と同じくらいの量）に晒されたマウスの子孫がADHDや自閉症に類似した行動を見せることを発見しました。「こうした結果は、内分泌かく乱物質はたとえ低量でも大きな懸念があるということです」こう言うのは環境衛生科学の主任研究員のジョン・ピーターソン・マイヤーです。「ある世代だけ暴露を避けるよりもずっとむずかしくなります」クリストフはこうした新しい研究で問題が国政の場に上がることを希望しています。「われわれへの脅威は公表されるべきです」とクリフトフは述べています。「たとえ、イランの核兵器が原因ではなく、缶詰のスープやATMのレシートのような平凡なものが原因だとしても[66]」。

アンパックダイエットはあなた自身と未来の世代の健康を実際に改善する唯一のダイエットでしょう。もし私たちがアンパック社会を目指すことができれば、どんどんひどくなる肥満の流行を変え、増加する生活習慣病の率を反転させ、私たちの子供たちを、自分で選んだわけではない大きなまちがいから救うことができます。

体重をアンパック、あなたの可能性をアンパック、食品をアンパック！

アンパックダイエットの結果、あなたの見た目も体調もここ数年なかったぐらいに改善することが証明されています。食品包装から普通に発見されている毒物、肥満物質、発がん物質を避ければ、あなたは素早く身体をデトックスすることができるのです。

くっつかない？　問題なし！　おなべのくっつき防止コーティングで広く使われているテフロンは、かつて発がん物質ではないかと疑われていました。数多くの研究がこの神話をデバンキングしました。実際は、テフロンのくっつきを防止する性質により、食物は加熱面と接触する面積が減り、最も安全な調理器

具の一つになっているのです。

ほとんどのダイエットは「食べたいものを何でも」食べられる自由を約束しますが、そのあとに食べていいものといけないもののリストが続きます。アンパックダイエットにはそんなリストはありません。どんな食文化でも適用可能で、すべての種類の食品が食べられます。チョコレートケーキが出てきたからといってそっと席を外さなくてもいいし、パン籠を避けなくてもいいのです。除去食ダイエットのせいで恥ずかしい思いをしたり、仲間外れになったと感じたりすることもなくなります。不健康だとされていて何年も避けていた食品を食べれば、包装で汚染されていない限り、気分がすごく良くなるのを実感するでしょう。

これだけ。簡単でしょう?

以下のルールだけを守れば、食べたいものを食べたいだけ、食べたいときに食べられます。

・プラスチックやラップに密封されていた食品を避ける。通気する容器（果物のクラムシェルパック、メッシュ袋）のほうが密封されたラップより良いです。

・紙箱入りでも、中にプラスチック袋が入っていることが多いので気をつけましょう（シリアル、クラッカー、クッキーなどが常習犯です）。紙袋もプラスチックコートされていないかチェックしましょう。用心しすぎることはありません。

・残った料理はガラスや瀬戸物の容器に入れて保存しましょう。アンパック印の無孔ライナーを使えば汚染を防ぐことができます。

・プラスチック容器のまま温めるのは厳禁です。

・缶詰は避けます。覚えていますか？　ＢＰＡフリーの容器の内部はプラスチックでコートしてあります。

・プラスチックやスタイロフォームのカップでは絶対に暖かい飲み物を飲んではいけません。

・賢く調理しましょう。せっかくのケミカルフリー食品にプラスチックまな板を使ったり、熱くなりすぎたヘラで汚染してしまわないように。まな板は木製か竹製、料理用ヘラなども木製かステンレス製のものを。

・シリアル、パスタ、ご飯など再生紙パック入りの持ち帰り料理は避けましょう。こうした容器には発がん性のミネラルオイルが含まれていることが証明されています。

・無漂白紙または布製ティーバッグを使いましょう。無漂白コーヒー用紙フィルターと、アンパック推奨コーヒーメーカーだけを使いましょう。

・残った料理をアルミホイルやアルミ容器に直接触れるようにして保存してはいけません。

・アルミ鍋で料理をしたり、アルミホイルを使ってオーブン料理をしたりしないようにしましょう。グリルでアルミホイルを使うのは絶対にダメです。

・アンパック印の無孔ライナーを使ってビタミン・サプリを安全に保存しましょう。

（アンパック印の無孔ライナー、アンパック推奨コーヒーメーカー、アンパック・クックブックは unpackeddiet.com. でお買い求めいただけます）

私はこのダイエットの並みはずれた恩恵を自分でも経験しています。ニキビが消え、肌荒れもなくなり、頭もはっきりしました。科学を理解し、がん、アルツハイマー、近代医療が薬で治そうとするさまざまな病気になるのではないかと恐れることがなくなりました。あなたも怯えなくていいんです。そして、私の男のおっぱい、ええ、あったんです。認めます。あの男のおっぱいが完全に消えました。身体から合成エストロゲンがすべてなくなったからです。ありがたい。

だけど、私の言葉だけを信じる必要はありません。ここにあげたのは、アンパックしてみた人たちの実際の体験談です。

「この本を先行予約していました。そして本が発売される一週間前にやっとアンパックしました。そしてすごい変化が起きたんです。私の血圧は、高血圧の薬を二種類飲んで平均一四〇／八八でした。たった二週間アンパックのやり方で食事をしたら、ここ四日間の平均は一二四／六八です。血圧一〇八／五八と低くなりすぎたので薬を一つやめました。ありえません！　そして、お腹が減って困ることもないのです。食べられるものはたくさんあります」

「夫と二人ですぐにアンパックの食べ方に変えました。そうしたら、わずか数週間で私は七キロ以上痩せました。私はちっとも太っていません。でもここ数年じりじり体重が増えてきて自分の普通に戻すことができなくなっていたんです。とても調子がいいです。両親もこの食べ方をしています。ふたりとも七〇代ですが、活動的で、健康に気を配っていて考え方が柔軟です」

「アンパックで食べ始めて、エネルギーが上昇してきただけでなく、鬱状態が治り、肌がつややかで柔らかくなってきて、痩せようともしていないのに服のサイズが九号になりました。今まで一三号より小さな服が着られたことはなかったのです。いずれにしろ、パックされたご飯、小麦粉、オートミール、肉、お菓子を食べ始めるまで苦もなく元気で九号のままだったのです。すぐに六キロ以上太ってしまい、また鬱状態になってしまいました。これで、一度アンパックを始めたらそれを生き方にしなくてはと悟りました」

「四九歳で体重一一一キロ。健康のためになんとか良い方へ変わらなくちゃいけないのはわかっていました。このプログラムは私のすべてを変えてくれました。健康、体重、痛み。三〇歳は若返った気分です。私は線維筋痛症ですが、痛みがまったくなくなりました。四〇日で一六キロ痩せました。赤ちゃんのように眠って、痛みがなくて――……今まで痛くて仕事もできないほどだったのです。自分のために本当にすごいことをしたかったら、これがそれです。アンパックが私の人生を救ってくれました！！！！！」

「体重オーバーで痩せることができそうにありませんでした。膨らんで、ぷくぷくしていて、エネルギーがないと感じていました。そのため自信もなく、自己評価も低かったのです。アンパックを見つけて、やってみようと決心しました」

「一〇日で一〇キロ痩せました。調子がすごく良いのでダイエットプランを続けて三ヵ月で二五キロ痩せ、元気と自信を取り戻しました。母がすっかり驚いて、今ダイエットやっています」

「信じられません。一番大変だったのは、今までに身につけてしまった〝ダイエットのルール〟から解放されて、ただアンパックダイエットの言うようにすることでした。第一日目にレビノヴィッツが勧めるようにしてみました。一・八キロ減りました。嘘じゃありません。リバウンドを繰り返している人たちに勧めたいです。もう我慢する必要はないのです。これはすごいです！」

さあ、アンパックを三〇日間だけ試してみましょう。体重以外に失う必要があるものなんてあるでしょうか？

UNPACKED

アンパックダイエット

The UNpacked Diet

体重をアンパック　可能性をアンパック
食物をアンパック

科学的に証明された健康的な食の革命がようやくここに！

◎何を食べるかが問題ではなかった。

◎良い食生活について、なぜ専門家の意見が食い違うのか。

◎ウソに耳を傾けるのをやめて、これから真実を生きよう。

◎アンパックダイエットを自分のものにして、
流行りのダイエットにはさよならしよう！

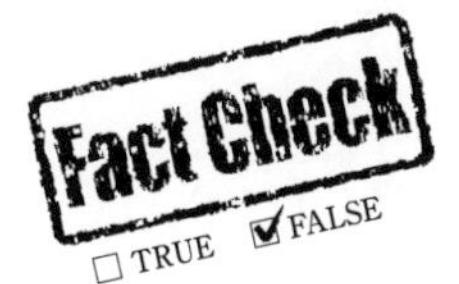

アンパック九日間デトックス

約束しましょう。アンパックダイエットをたった九日続けるだけで、あなたは健康に向かって快調に走り始めます。[*1] 数日で劇的に健康になれるなんてアリエナイ。お医者さんも、多くの人もそう言います。ですが、私はできると断言します。なぜか？　私はこの目で見てきたからです。私の実績あるプログラムをやってみてください。九日で四キロの減量も夢ではありません。それどころか糖尿病、喘息、関節の痛み、消化器官の問題、自己免疫疾患、頭痛、頭のもやもや、アレルギー、吹き出物、湿疹、性的機能不全までも予防したり回復させたりすることができるんです。

ステップ1　自分に正直になりましょう[*2]

体重を計り、ウエストまわりを計りましょう。それから、この前、完全に休養して、元気一杯だったのはいつだったかを思い出しましょう。次は自分に問いかけます。これは本当の自分？　それとも誰か違う誰か――、もっと痩せていて、もっと頭が良くて、もっと幸せで、もっと良い誰か――自分の中に隠れていて抜け出そうともがいている誰か？　その誰かに手を差し伸べて助ける準

*1　この導入部はマーク・ハイマン医師の一〇日間デトックスから借りました。病気の種類はそのまま、一〇日間の代わりに中国の縁起の良い数字九を使っています。

*2　これで読者はとても不安定になり、傷つきやすく影響されやすくなります。

備はできていますか？

ステップ2　『アンパックダイエット』を読みましょう

本当の自分になるのを邪魔しているものを見つけましょう。ショックを受け、怒りを感じ、それから健康への道を歩みだすために自分を変えるためのパワーを得ることになります。これからは好きなものをひとつ残らず何でも食べられるようになります。炭水化物、脂肪、塩分、砂糖、小麦、肉、乳製品。他のダイエットと違い、アンパックさえすれば、何もあきらめずにすむんです。

ステップ3　九日間デトックス

九日間だけ食事をアンパックしましょう。それからステップ1に戻ります。体重を計って、ウエストを計ります。そしてこの前、完全に休息して元気いっぱいだったのはいつだったかを思いだしてください。他の人たち同じように、体重をアンパックし始めましたか？　自分の可能性をアンパックし始めましたか？

もちろんそうなりましたよね！　だったら、アンパックダイエットを食生活だけではなくライフスタイルにしましょう。

なぜ、今、私たちはアンパックすべきなのでしょう?

ひいおばあさん（曾祖母）や、おばあさん（祖母）が作っていた昔ながらの料理について考えてみましょう。[*3] 大きな鉢いっぱいのマッシュポテト、大きなローストビーフ、たっぷりバターを使った白パン、焼き上がったばかりのパイのラード入りのパリパリしたパイ皮。お父さん、お母さんは、夏、毎日のようにアイスクリーム売りの車を追いかけていた楽しい思い出を持っているでしょう。この時代を思いださせてくれるコカ・コーラのレトロなポスター。暑い日には子供たちは何の罪悪感もなく瓶入りコーラを飲んでいました。

現代では同じような食品は成人病を起こすと言われているのに[*4]、あの時代の人たちは、どうして大丈夫だったのでしょう?

一般的に不健康な食習慣を続けていると、肥満、高血圧、心臓病、脳卒中、糖尿病などの現代病を起こすと言われています。最近の研究では[*5]、ＡＤＨＤやアルツハイマー、統合失調症、自閉症などのメンタルの問題も食生活が原因だという結果が出ています。

*3　早速、過去の楽園神話を召喚しています。

*4　昔の方が人生は安心だったと暗に言っているなら、そうではありませんでした。一九三五年と二〇一〇年を比べれば、年齢調整した死亡率は六割も減少しています。

*5　ここでアンパックダイエットが反権威であることを明言し、「主流医療」に苛立っている人々にアピールします。漠然と「最近の研究」について述べ、科学界では、本当に食事がこうした問題と関係があるのか、そしてどのように関係するのかについて反対する意見があることは隠しています。

でも、どの食べ物が問題なのでしょう？　科学者やダイエット導師は、容疑者リストを作っては塩だ、砂糖だ、脂肪だ、グルテンだと私たちを「翻弄」します。原始人ダイエットを信用しますか？　つまりそれは、赤身の肉は健康にいいけど、全粒粉小麦は危険だということです。それとも政府を信用しますか？　そうなると、全粒粉小麦は必須で、赤身肉はガンと心臓病の原因になります。主流の栄養学者はエネルギーバランスの話をします。利用するエネルギーより少ないカロリーを食べなさい、と。でもダイエットも運動も試したことがある人なら、そんな簡単なものじゃないのを知っているはずです。

最上の食を求めて伝統的な文化を見ていくと、*6さらなる疑問が湧いてきます。アフリカのマサイ族は生乳と肉の食事で病気をしないことが知られています。[1]一方、古代中国のすごい健康長寿はほぼ菜食主義と言ってよい食事のおかげだと考えられています。[2]ブラジルのヤノマノ・インディアンは塩を含まない食事で繁栄しています。ところが日本人（事実上、心臓病がない、最も健康な現代文化の一つです）は世界で最も塩辛い食事を食べています。[3][4]

これは、われわれの一般常識は一部しか正しくない、ということなんでしょうか？

*6　過去の楽園神話と「高貴なる野蛮人」の神話を健康な伝統文化の根拠のない引用で補強しています。ここで触れられている文化で、どの程度まで食生活が健康寄与しているかについての合意はありません。それだけでなく、健康的な伝統文化についての記述は時代遅れか、見聞レベルのものです。

われわれの食生活はどこかおかしくなっています。これはまちがいありません！　うなぎ上りの肥満率、成人病、がん、精神障害の多さを見てください。しかし、ここにショッキングな事実があります――問題は私たちが食べる食物の種類ではありません。

誰もが、これだけは賛成するでしょう。不健康で太り過ぎのアメリカ人は加工食品とパック入りの食品を食べ過ぎています。『ニューヨークタイムズ』紙の報告によれば、アメリカ人は未調理の新鮮な食品よりもパック入りの食品を三一パーセントも多く食べています。私たちは、他のどの国よりも多くのパック入り食品を食べているのです。でも、パック入り食品の中身について、結論に飛びつくのはやめましょう。アメリカのパック入り食品の約四割は乳製品です。中でも心臓の健康に良いヨーグルトとスキムミルクなのです。*7 肥満や病気と関連しそうなスナック菓子やキャンディーは、六パーセントだけです(5)。

事実は、食品生産業とファストフードチェーンが低脂肪食、発酵乳製品、全粒粉パン、調理済みサラダなど「もっとヘルシーな」選択肢を作り出しているのに、私たちの健康は悪くなり続けています。*8 努力すればするほど、知識を得れば得るほど、事態は悪化しているように見えます。

*7　自分の主張に都合のいいデータだけを使っています。アメリカのお菓子の消費量は他国の二倍になっているという情報には触れていません。また、一人当たりの総食品消費量はアメリカが最大だということにも触れていません。

*8　一般的な健康に関する単純化されたアラーミズムはほとんど間違いです。現代人の寿命は過去最高に長く、ＡＤＨＤ、自閉症、がんがなぜ増えたように見えるのかについては、かなりの質と量の科学的な検討がなされています。

ですから、もう一度一緒に考えてみましょう。昔の健康だった世代から本当に変わってしまったのはなんでしょう？　昔の人たちと、ヤノマノ族とマサイ族に共通しているのはなんでしょう？

私の祖母は九五歳ですが、[*9] 祖母のことを考えるといつもガラス瓶のことを思いだします。おばあちゃんの台所はガラス瓶でいっぱいでした。夏の終わりには、一年分の果物や野菜をガラス瓶に詰めて保存するのです。

現在では、食品保存にガラス瓶を使うことはあまりなくなってしまいました。理由は単純です。大食品企業が製品を安くしたいからです。[*10] おばあちゃんの食品庫は過去のものとなってしまいました。今やキッチンはプラスチックや金属、漂白されて加工された紙でいっぱいになってしまっています。昔ながらの麻袋など見たこともない人が多いでしょう。お米や穀類は代わりにプラスチック袋に密封されています。昔は新鮮なしぼりたての牛乳がガラスの牛乳瓶で配達されていたのに、今はプラスチックボトルやプラスチックフィルム・コーティングされた紙パックに入って、何日もお店に並んでいます。おばあちゃんは木箱入りや箱入りの農産物を買っていましたが、今は、[*11] プラスチック袋に真空包装されていたり、トレーに並べてラップされたりした便利なカット野菜や果物を

*9　長寿に関する体験談は人を動かしますが、何の決定的なエビデンスにもなりません。現代産業にかかわるものは悪に違いないと考える善と悪の物語を呼び出しています。

*10　ここでも現代産業にかかわるものは悪に違いないと考える善と悪の物語を呼び出しています。

*11　現代文明への恐怖に訴えかけています。

買うことになっています。

私たちの原始時代の祖先は暮らしている場所に応じてバラエティーに富んだ食生活をしていました。[(6)] 八百屋で買い物などせず、自然の中から食物を見つけていたのです。[*12] そうした食物は皮という「自然」のパッケージに包まれていました。現代の食物はまったく違っています。ガソリンスタンドの売店だろうが、巨大なスーパーマーケットだろうが、九分九厘プラスチックに包まれています。包まれていないものがあっても、家族にふるまう前にポリ袋に入れて家に持って帰ります。

現代人が昔ながらの食べ物についての考え方を無視しているとなれば、そこに現代の食生活の問題があるのは明白です。どのタイプの食品が悪玉なのか知りたい、どの流行のダイエットなら体重が減って、現代病にならずに済むのかと考えるのをやめれば、振り回されることもなくなります。科学的にどのダイエットが正しいかを聞いても答えはありません。正しいダイエットなどないのですから！

科学が答えを教えてくれます。これはあなたを振り回しているダイエット導師や栄養学者が知らせたくない事実です。なぜなら知られたら最後、彼らは仕

*12 理想化され、強調された「自然」を現代と比較しています。

事を失ってしまうからです。スーパーマーケットとファストフード店に溢れている包装材料は？　プラスチック、アルミ箔、缶詰のスズ、再生紙。危険な化学物質や重金属を含んでいて私たちを太らせ、健康を破壊しています。
　本当の悪玉は包装パッケージに潜んでいるのです。[*13]

プラスチックは素晴らしくなんかない

　プラスチックの健康への悪影響を何十年も研究してきた科学者にとって、プラスチックの危険性は驚きでも何でもありません。私たちの食物に浸出と移行という形で入り込んでくる微細なプラスチック粒子「ナノプラスチック」[*14]の危険性について研究者も政府の技官も憂慮する声を上げてきました。大化学企業と大食品企業はこの情報を隠蔽しようと手を尽くしてきましたが、数多くの研究が健康リスクが非常に高いことを証明しています。[*15]
　低糖質がいいか低脂肪がいいかの議論とは違って、こうした現代の食品包装資材の危険性については議論の余地はありません。[*16]
　こうしたプラスチックの中で最悪なのがＢＰＡです。きっと聞いたことはあるでしょう。ＢＰＡを含むポリカーボネイト・プラスチックは、アメリカの商

*13　すべての健康問題の原因として責めを負わせられる単純で満足がいくスケープゴートを示しています。

*14　ニセ科学用語を使っています。ナノプラスチックは本物の用語ですが「微細なプラスチック粒子」という意味ではありません。ただこう言われると確かに恐ろしい感じがします。

*15　大化学企業と大食品企業が悪の黒幕なのです！

*16　間違いです。

品包装ではごく普通に見かけるものです。二〇〇四年、ＣＤＣは集めた尿サンプルのほとんど（成人の九三パーセント）からＢＰＡの痕跡[*17]を発見しました。現在では数字は九九パーセントに上るだろうと科学者は予見しています[7]。このＢＰＡは主に私たちの食事から来ています[8]。

　この有害な内分泌かく乱化学物質の危険性は列挙するにも多すぎます[*18]。ＢＰＡはエストロゲンに似た働きをして、乳がん細胞を成長させることがわかっています[9]。若い年齢でＢＰＡに触れてしまうと、前立腺と乳腺の前がん病変、脳の発達の変化、精子数の減少、卵子の染色体異常、肥満、インシュリン抵抗性に繋がります[*19][10]。胎児のＢＰＡへの暴露は、成長後の乳がんと関連します。非常に警戒すべき事実で、乳がん基金がすべてのＢＰＡプラスチックを避けるように呼びかけているほどです[*20][11]。乳がん基金はまた缶詰の缶の内側のコーティングにＢＰＡが使われていることから、缶詰食品を食べないことを推奨しています[12]。

　健康な食事をしているとされる人々の食事に含まれているＢＰＡの量について考えてみましょう。独立の、企業とは無関係な乳がん基金の研究は三〇〇種類以上の食品を調べて、野菜の缶詰、スープ、低脂肪ココナッツミルクなどの健康的と言われる低脂肪食品のＢＰＡが最高レベルだったとの結果を得ていま[*21]

*17　容易ならぬ事態に見えますが、私たちの身体にはさまざまな物質の痕跡が残っています。こうした物質は大量であれば危険ですが、毒になるかどうかは量の問題です。

*18　この段落で取り上げられている恐ろしい関連性はいくつかの試験管内実験と動物実験に基づいて書かれています。何が人間のがんの原因になるかを確立した科学的事実にするには、人間を対象にした研究と疫学研究がいくつも必要になります。

*19　サルを使った、非常にあやふやな結論の、たった一つの研究に基づいています。

*20　組織が推奨しているからといって、いつも必ず科学的な根拠があるわけではありません。乳がん基金は前記のような種類の研究に基づいて推奨をしています。

*21　研究資金が企業から出ていないというだけで、信用できる、または偏っていないとは言えません。もし「最高レベルのＢＰＡ」がそれで

す。[13] つまり、賢く食品を選んでいると考えている人たちこそが、最も高い危険に晒されていることになります。

幸いなことにＢＰＡの蓄積は減らせるかもしれません。二〇一一年に乳がん基金は、沈黙の春研究所と合同でＢＰＡデトックス食を検証しています。*22 この研究は『環境保健展望』という国立衛生研究所の監督下にある一流雑誌に掲載されました。研究ではパック済み食品をすべて除いた食生活をした家族を検証しました。研究期間の終わりには、ＢＰＡレベルは驚きの六〇パーセント減となったのです。*23[14]

レシートが必要ですか？　レジのレシートはＢＰＡで被われていて、それが皮膚から吸収されてしまいます。ＢＰＡに過敏な人は買い物のときには手袋をするか、レシートはいりませんと断る方が良いでしょう。

ＢＰＡはカナダでは毒性ありとされていて、ＥＵではどこでも禁止されているのに未だに使用されているとは驚きです。ＦＤＡがようやくＢＰＡ哺乳瓶を禁止しましたが、*24 大食品産業と大化学産業はこれ以上の規制に抵抗し続けてい

も安全であったなら、これは問題ではなくなります。この研究で確認された最高レベルは、ＦＤＡのガイドラインよりも、それよりも厳しいＥＰＡの限界値よりもはるかに低いレベルのものです。

*22　企業以外なら信頼できるというバイアスの顕著な例です。沈黙の春協会のウェブサイトからいくつか引用をしましょう。彼らの科学的な手法への不信といらだちを示すものです。「（沈黙の春協会は）自らの研究施設を持つことにしました…彼らは科学ではなく市民運動を背景としています。それが彼らのアドバンテージなのです」「われわれは常に科学を必要としていません。お金を受け取ったらいなくなって、一〇年後にレポートを持って戻ってくるような科学者に資金提供をしたいとも思いません」

*23　有名な雑誌に発表された研究が常に信頼できるとは限りません。論文のこういうコメントに注目して

くださ い。「この研究に参加したのは五家族、食事は三日間つづけられた」。

*24 化学調味料と塩に関して見てきたように、行政の規制は、特に乳幼児の安全に関係する場合、フライングしがちで、その結果、科学的な結論が出たような誤った印象を与えることが多いのです。FDAは、二〇一二年のプレスリリースでBPA禁止の理由は「廃棄」であるとしています。「廃棄」とは、企業がBPAを使った哺乳瓶をもう作っていないという意味です。また、このリリースでは「廃棄は安全性と関係していない」と明示されています。

*25 容器から化学物質が放出されているということと、こうした物質が健康状態と関係しているというのは、まったく別のことです。

*26 スチュワート・ヤニガーはプラスティピュアというプラスチック製品会社で働いています。この会社は「エストロゲン様化学物質が食品、

ます。それどころか、われわれに「健康食品」に注目するように促し、本来はわが国の健康問題の中心であるはずの安い包装資材を使った低カロリー、低脂肪の製品ラインをどんどん増やすように勧めているのです。

恐ろしいことにBPAは氷山の一角にすぎません。二〇一一年の『環境保健展望』誌掲載の別の研究論文では、五〇〇個の化学容器を検査したところ、今までは安全だとされていまものを含めて、ほとんどが擬似エストロゲン化学物質を放出していました。哺乳瓶を含めたBPAフリー製品は実は合成エストロゲンを放出しているのです。[15] この研究の主著者の一人、スチュワート・ヤニガーは「哺乳瓶、プラスチック袋、プラスチックラップ、食品用クラムシェルパッケージ、自立容器、考えられる限りの食品・飲料用プラスチック容器でこうした物質を検出しました。ショックでした」と率直に述べています。*25[16]

ヤニガーのプラスチックラップに関する警告は特に重要です。ラップは非常に危険な内分泌かく乱化学物質であるDEHA（アジピン酸ビス（2エチルへキシル））を含んでいるのです。*26 パニックになった産業グループは毒性を否定し続けていますが、偏見のない公平な研究者たちはDEHAの肝臓腫瘍、喘息、がんとの関連を指摘し続けています。*27[17] コンシューマーズユニオンの研究は、

ラップに包まれた食品、たとえば、デリカテッセンのチーズなどには、ヨーロッパで安全とされている基準を上回るレベルのＤＥＨＡが含まれていることを確認しています。[18] 毒に浸した布で食べ物を包む人はいませんが、ＤＥＨＡで汚染されたプラスチックで食品を包むのは、それとまったく同じことなのです。[*28]

プラスチックの使用が増えるにしたがって、ＡＤＨＤや自閉症のような精神障害の率も増加しています。[*29][19] この二つは無関係に見えますが、科学者は関連性が見られるとしています。カリフォルニア大学デービス校　環境産業衛生部長アーヴァ・ハーツ・ピチョットは、プラスチック製食品包装が身体の自然なホルモン・システムに干渉するので、自閉症や他の発達障害になんらかの役割を演じている可能性があるといいます。他の研究者や医師もプラスチックパッケージが脳の発達に重要な甲状腺ホルモンに干渉している可能性を疑っています。甲状腺障害は自閉症の子供に特によく見られる症状です。[20]

そして、あの片頭痛は？　偏頭痛は頭の中だけで起こっているわけはありません。メイヨークリニックによればプラスチックが原因かもしれません。脳の中で頭痛を起こす化学物質に影響する生理と妊娠のコントロールには二つのホルモン、エストロゲンとプロゲステロンがカギとなる役割を果たしているので

飲料、他の資材に浸出しない」と保証するのを目標として掲げています。だからといって彼の研究がまちがっているわけではありませんが、プラスチック業界が出資した安全性についての研究に対するのと同じような懐疑的態度を持つべきでしょう。科学的な正式名称を記述するのは無意味ですが、専門的に見せて、かつ現代性への恐怖を引き起こす役には立ちます。

*27　業界が何かを否定しているからといって、その逆が正しいという意味ではないのを覚えておきましょう。

*28　コンシューマーズユニオンの報告でも、リスクが小さいことが強調されています。「ヨーロッパで安全とされている」確かにそうかもしれませんが、私たちにとってそれがどうしたというのでしょう？　化学物質に関する法的な安全基準は国ごと、保健団体ごとに大幅に異なり、しかも科学的根拠がないのも普通です。

す。[21] エストロゲン・レベルが安定していると頭痛は良くなりますが、レベルが変化すると悪化するのです。カンザス大学の研究結果によると、*30 ホルモンかく乱プラスチックが光と音感受性を含む片頭痛症状を起こしていました。[22] 食品包装プラスチック中の化学物質は、心臓病、[23] 成人発症型糖尿病、[24] 高血圧、[25] 思春期早発、[26] アレルギー、[27] 喘息、[28] 不安障害、[29] 見た目の悪さ、[30] 勃起機能不全、[31] うつ病、[32] 統合失調症、[33] アルツハイマー[34] とも関連付けられています。*31

なるほど、プラスチックは病気の元です。でも肥満の元なんでしょうか？答えははっきりしています。科学者はもう何十年もプラスチックでラットが肥満になることを知っていました。そして最近、このつながりが人間医まで及ぶことを発見したのです。二〇一二年 Smithsonian.com に掲載された「ソーダより缶が問題？」で著者のジョセフ・ストロムバーグは最初の大規模研究調査（約三〇〇〇人の子供を対象）を引用して、肥満とＢＰＡの間の特記すべきリンクを発見しています。*32 ストロムバーグは研究で「かつて単純に摂取カロリーと運動量のアンバランスだと考えられていた肥満の原因の根本は驚くべき複雑さであることを暗示している」と書いています。*33 [35] その後、『小児科』誌に掲載された研究は六歳から一八歳までの三二〇〇人の子供を調査して高レベルのＢ

*29　これは大きな議論となっています。多くの専門家は、実際のところ自閉症は増えていない、症状に気がつく機会が増えたことと、診断基準が拡大したことが、「流行」と見られている理由だと考えています。これが何らかの役割を果たしている可能性はあるかもしれません。可能性はあるかもしれません…が、ないかもしれません。可能性はある…あるいは、ないかも。

*30　……ラットによる研究ですが。

*31　引用がたくさんあるのは、良い研究を意味しません。この文章が参考として挙げているリンクはすべてたった一つの研究に基づいていて、時には根拠がとても薄弱です。

*32　相関と因果関係は違います。

*33　ストロムバーグは「発見されたのはどちらかがどちらかの原因であるという因果関係というよりは体内のＢＰＡ量と肥満の相関だけ」と書いています。

PAを持つ子供は「体脂肪が多く、ウエストが異常に太い」傾向があることを見つけ出しています。(36) 二〇一三年の健康維持機構カイザーパーマネンテの調査では、BPAレベルの高い少女たちは、五倍の確率で体重が平均以上でした。(37) いくつかの研究によれば、プラスチックを太いウエスト周りとインシュリン抵抗性に結び付けています。二〇一三年の『環境衛生展望』掲載のある研究によれば、プラスチックへの暴露は、アフリカ系アメリカ人の子供たちにとって特に肥満の危険性が高いという結果を出しています。[*34] 著者たちは、尿中のナノプラスチックが一ユニット増えるたびにその子が太りすぎになる確立は二一パーセント上昇し、肥満になる確率は二二パーセント上昇すると報告しています。(38)

プラスチック包装パッケージが出現してから、私たちも余計なお肉をお腹にパックし始めたのは偶然ではないのです。[*35]

スタイロフォーム——加熱する議論

ポリスチレンは一般的にはスタイロフォームという名で知られていますが、これもプラスチックの一種です。使い捨てカップやファストフードの容器、卵のカートン、持ち帰り用の箱として広く使われています。どこでも見かけるポ

*34　高レベルのＢＰＡを持つ子供は……の傾向がある。……だから、相関は因果関係じゃありませんってば！

*35　間違いです。偶然の一致である可能性が高いでしょう。

リスチレンフォームですが、発がん物質であるスチレンを含んでいます。スチレンポリマー工場で働く一万二〇〇〇人以上の男性労働者を調べた研究では、スチレンに晒された労働者は白血病及び非ホジキンリンパ腫になる確率が高くなっているとの結果になりました。[*36] 消化器系は特にスチレンの害の影響を受けやすいようです。この研究では白人は食道がんの、黒人は胃がんの率が高くなっていたとの結果が出ています。[*37] スチレンに晒されている黒人労働者では心臓病の率も高くなっています。[39] 他のスチレンに晒されることによる健康リスクとしては、皮膚、目、上気道の炎症と消化器系の問題などがありました。[40] もちろん上記以外にも「スチレン中毒」といわれている頭痛、疲労感、頭のもやもや、うつ病があります。[41]

スタイロフォームに熱い液体を注ぐと溶けて壊れてしまいます。公的な保健機関はスタイロフォームカップを絶対電子レンジで温めないようにといい、暖かい飲み物に使うことにも警告しています。[*38][42] それなのに大食品企業はポリスチレンを暖かい飲み物とスープに使うのをやめませんし、私たちもそうした商品を飲み続けています。最悪の企業の一つが毎年一〇億個のスタイロフォームカップを使うダンキンドーナツです。何回か嘆願も出され、フェイスブックに

*36 ほぼ、完全に、見当違いです。これらの工場の労働者は大量のスチレンを吸入していました。量が多いと害をなすなら、少量でも害になるはずだという単純化の誤謬です。

*37 大量のスチレンが消化器系に害があるということは、少量のスチレンの摂取でに害があるということを意味しません。

*38 どの専門家でしょうか？ おそらく信頼できないアラーミストでしょう。あなたのかかりつけ医はこんなことを言っていましたか？

はダンキンドーナツの包装を変えようというグループもありますが、現在のところ会社は抵抗しています。*39(43) スタイロフォームのカップに入ったコーヒーが真犯人だったのに、ずっとトランス脂肪酸まみれのドーナツの心配をしていたわけです。信じられますか？　ダンキンのコーヒーはダンキンのドーナツより体に悪いのです。覚えておきましょう。アメリカはダンキンに死す！

紙について知りましょう。外出するのにマイカップを忘れたとき、紙コップはとても安全で便利な代用になります。しかし、紙はどれも同じではありません。シリアルの箱に使われている再生紙はガンの原因になると発表されています。塩素漂白されたティーバッグの袋には発ガン物質ダイオキシンが含まれていて、熱い液体に染み出す可能性があります。

しかしコーヒーは（プラスチック）バケツの中の一滴にすぎません。私たちが摂取する化学かく乱物質の最大の供給源はボトル入りの飲料水です。アメリカ人は一年に九〇億ガロン以上のボトル入り飲料水を消費して、*40 その量は急速に増加しています。(44) 見た目はスタイロフォームのようには見えませんが、飲料

*39　多くの場合、こうした運動は、健康ではなく環境への影響を問題視しています。

*40　大きな数字は、過剰であるかのように聞こえますが、それは他の国のデータと比較していないからです。ちょうど塩の消費量のように、アメリカのボトル入り水の消費は、他の国々、メキシコ、タイ、イタリア、ベルギー、ドイツ、アラブ首長国連合、フランスよりも少ないのです。

ボトルもポリスチレンプラスチックからできています。二〇〇六年の研究によると、詰めたばかりのボトル入り水のサンプルから高レベルのスチレンが見つかっています。ボトル入り水が保存されている時間が長くなるにつれてレベルは高くなります。*41 ボトルが熱せられるとレベルはさらに高くなります。しかし、新しい冷たい水でも結果は警戒すべきものでした！(45) 『環境科学及び汚染研究ジャーナル』に掲載された新しい研究では、検査されたすべてのボトル入り水サンプルに、内分泌かく乱化学物質が存在することが確認されてています。*42(46)

266頁のグラフはボトル入り飲料水の消費量の変化を表しています。増加カーブは肥満流行の増加カーブ（267頁）とほとんどぴったり重なります！*43 普通のダイエットではたくさんの水を飲むことが体重を落とすカギだと強調します。しかし、ボトル入りの水を飲むと飲んだ水以上に体重が増えることが明らかです。

私たちは健康でみずみずしくあろうと努力すればするほど、もっと太って調子が悪くなってしまっているのです。砂糖もクリームもなしでコーヒーをブラックで飲みますが、役に立っているようには見えません。食事を減らしてウエストが細くなるならと、外食で食べ過ぎないようにして、持ち帰り容器に入

*41　健康に被害をもたらさない物質であれば、高レベルだから警戒すべきだということにはなりません。

*42　このレベルは毒性があるとは一言も書いてありません。毒性があるかないかは量の問題です。

*43　相関は因果関係とイコールではありません。Tylervigen.com というウェブサイトで、こういうグラフを作ることができます。たとえば、二〇〇〇年から二〇〇九年の一人当たりチーズ消費量は、「ベッドのシーツに絡まって死亡した人の数」とほとんどぴったり相関しています。

れて残りを持ち帰ります。しかし、こうやって食べ物にばかり注目していることが、科学的に証明されたこの問題の原因から私たちの眼をそらしている悲しい真実なのです。

アルミの挫折

アルミホイルは、家での残り物を包むのに、ラップに代わる安全なものだと思うかもしれませんが、それはまちがいです。家に潜む最も危険な金属がアルミニウムなのです。

アルミニウム包装は、二〇世紀になってから実用化され、急速に普及しました。*44 現在、世界全体のアルミニウム生産量は鉄を除くすべての金属より多くなっています。(47) 人間の体の中には誰でも同じ量のアルミニウムがありますが、それは身体機能の役には立っていません。しかし、アルミニウムが蓄積すると有毒になる可能性があります。アルミニウムは長い間アルツハイマー病の原因物質だとされてきました。*45 数多くの研究によってこの結びつきが確認されています。(48) 科学者はアルツハイマーに伴う脳の斑点の核部分にアルミニウムを発見しています。(49) しかし、このよく知られている関係よりも大きな危険があります。

*44　エアコンも多くのワクチンも同じように二〇世紀になってから普及しています。これもまた現代への恐怖を煽っています。

*45　これは長い間議論が続いていることでもあります。アルミニウムとアルツハイマー病の関連については、科学的な結論は出ていません。

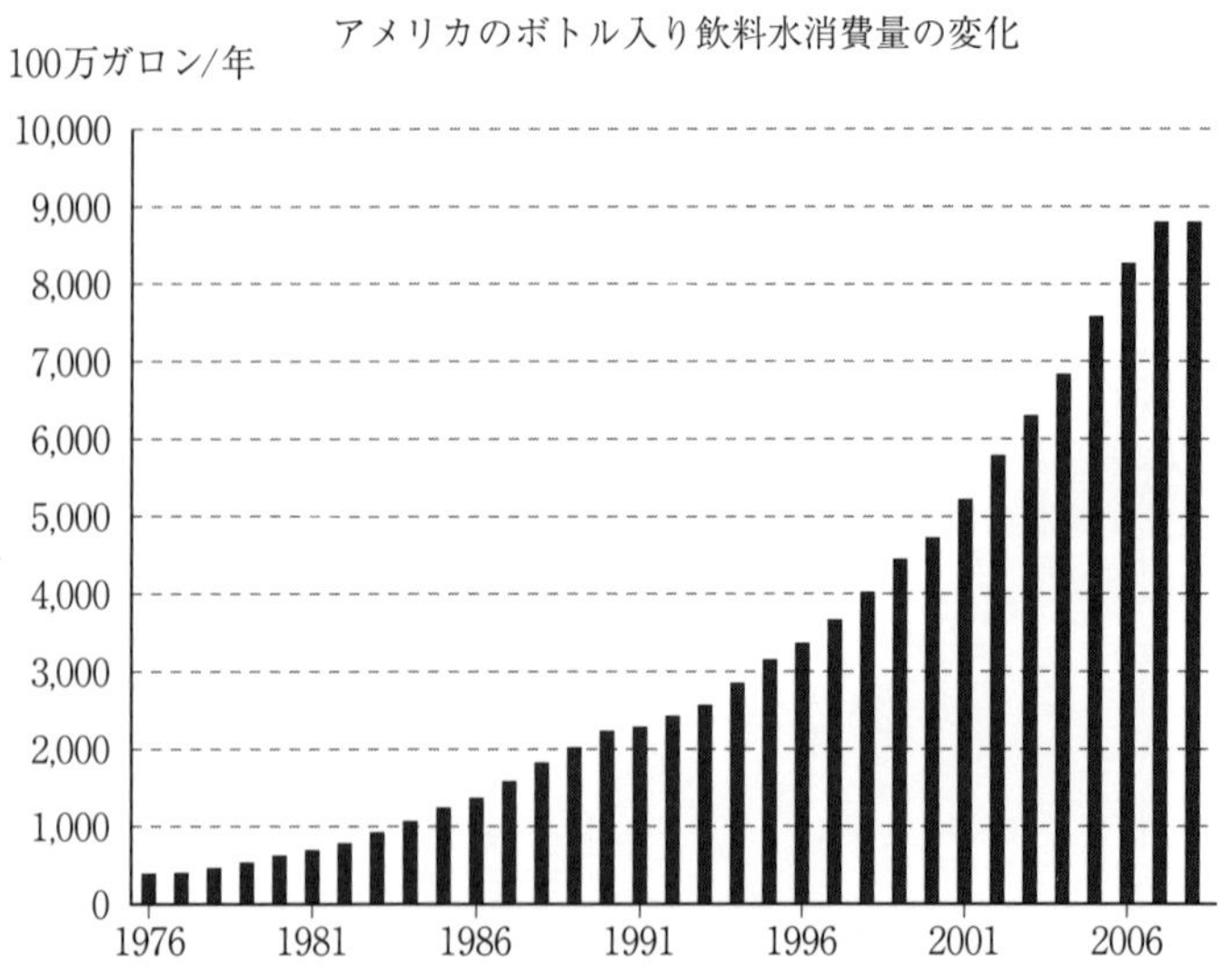

出典：The US Department of Agriculture, Economic Research Service, and the Beverage Making Corporation.

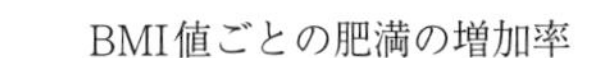

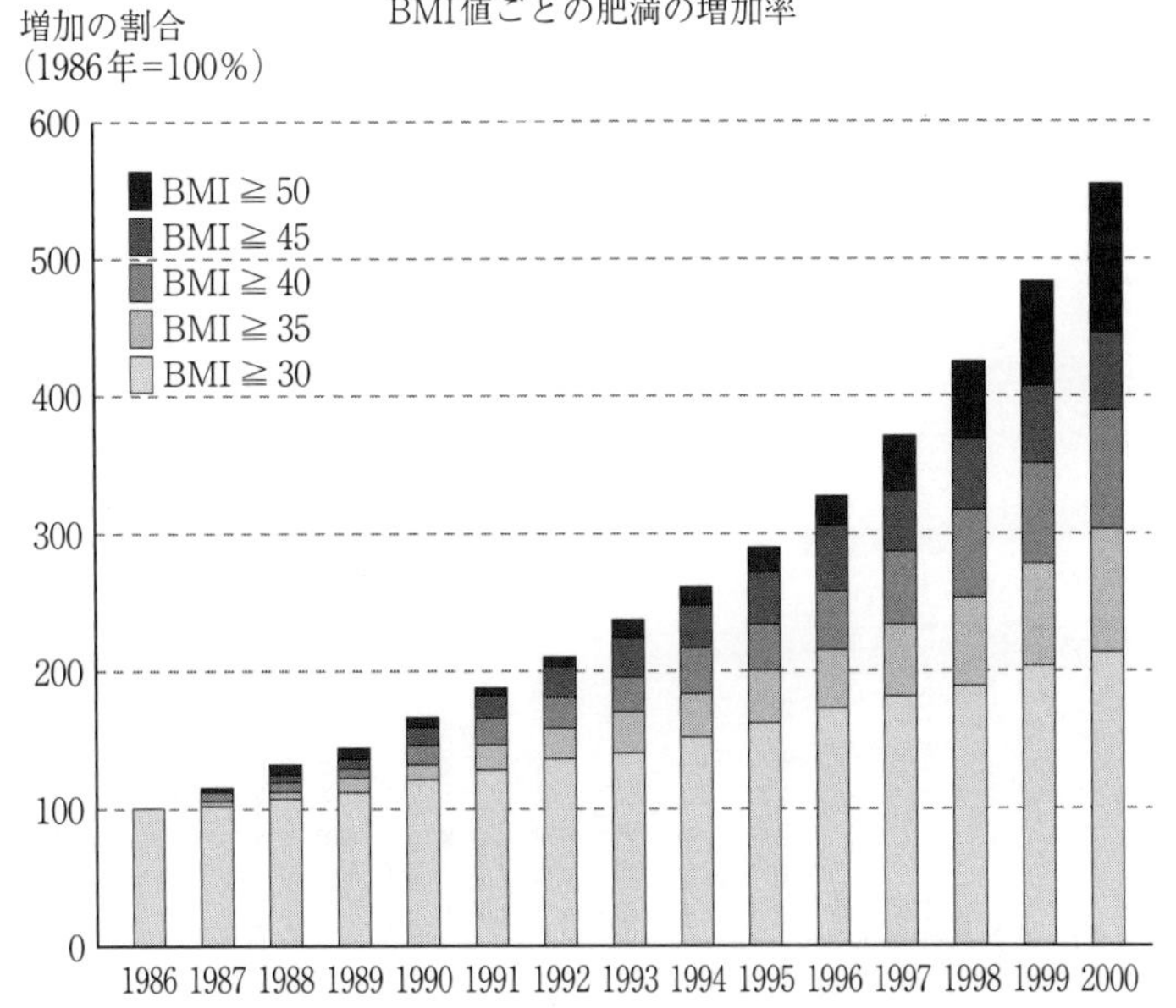

出典：R. Stum, "Increases in clinically severe obesity in the United States, 1986-2000," *Arch. Intern. Med.* 163(2003): 2146-49.

アルミニウムに晒されることと、乳がんから骨粗鬆症に至るまでさまざまな病気との関連が疑われているのです。事実、アルミニウムは二〇〇以上の生物機能において[50][51]、負の抑制をすることがわかってきています[*46][52]。

研究によると、ちょうどプラスチックが化学物質を浸出するように、アルミニウムに接触すると危険な金属が食物に移行するのがわかっています。食物に入り込むアルミニウムがあまりに多いので、オマーンでは二〇一〇年にこれで料理をすることを禁止し、熱い食物はホイルの光っている側にだけ触れるように規制しています[53]。最初の警告となったのは、一九九六年のイタリアの研究で、二~六ミリグラムのアルミニウムがアルミ箔、鍋、調理用具から食物に移行しているとしたものでした[54]。その後の研究ではもっと高い値がでました。二〇一一年の『国際電気化学科学ジャーナル』掲載の研究では、アルミホイルの中での調理や再加熱、それどころか単に包んで冷やしただけでも、WHOの食品中安全制限基準を遥かに上回る毒性レベルになっているという結果が得られています。酸性になるとこの作用はさらに増大します（これについてはまたあとで述べます[55]）。

*46　毒かどうかは量で決まります。量で決まります。量で決まります。

スチール缶は安全？　アルミニウム缶とブリキ缶（スズめっきスチール缶）の二つは缶詰の缶として広く使われています。スズに触れると神経学的な問題の他、皮膚や目に炎症を起こすことがあります。ブリキ缶を開けて、内側のコーティングが酸素に触れると腐食速度が速くなり、食物にさらに多くのスズが溶けだしてきます。

最近、科学者は、炭酸飲料のアルミ缶のＢＰＡコーティングとともに、アルミニウムと肥満の関係に注目し始めました。アルミニウムにも太らせる作用があるのです。*47 身体中の高いアルミニウムレベルは鉄欠乏症と関係するとされています。これは肥満の人に広く見られるアンバランスです。(56) 二〇〇七年のある報告では、生物化学者がアルミニウムによって引き起こされるミトコンドリア障害で肥満になるとの結果を発表しています。*48(57)

こうしたことを総合して考えると、なぜダイエットソーダで太るのかという栄養学者が誰も答えられないミステリーが説明できそうです。*49(58) 酸性だとアルミニウムの浸出効果を強まるのを覚えていますか？　酸性が強いゼロカロリー飲料はアルミニウムを高率で浸出させます。体重を落としたかったら、缶入りダ

*47　まともな科学者なら絶対支持しないであろう巨大な論理的飛躍です。

*48　たった一つの試験管内での研究は何の証明にもなりません。

*49　まちがいです。ダイエットソーダで太るという研究結果はありません。ダイエットソーダを飲む人は摂取カロリーも多いだろうというだけです。これもまったくおかしな話です。

イエットソーダではなく、ミルクシェイクをコップで飲んだほうが良さそうです。

恐ろしいことに、アルミニウムを学習障害や自閉症に結び付けた研究があります。二〇〇九年という早い時期に、有名な神経外科医のラッセル・ブレイロックはアルミニウムがいかに脳に変化をもたらすかを調べました。[*50][59] 二〇一二年の『アルミニウムとアセタミノフェン暴露に関連する自閉症症状を確認できる経験データ』と題したレビューでは、自閉症について「二〇世紀末に着実に増えており、この時期に水銀の利用が消え、アルミニウムアジュバンドが増加した」ことを特記しています。[*51] この報告ではアルミニウムを含んだワクチンと明らかに増加した「蜂巣炎、けいれん発作、うつ病、疲労感、痛み、死亡」が関連するとしています。[60]「ミトコンドリア機能不全及びＡＳＤとアルミニウム毒性」と題した記事では、ナンシー・ムーラン医師とエイミー・ヤスコ博士（自然療法医、米国統合医療協会フェロー）[*52] が「ミトコンドリア病及び／あるいは機能不全が自閉症スペクトラムの子どもに高い確率で見られることをめぐる強い興味と議論」について述べています。「この障害には遺伝的原因がないため」注目は遺伝から環境へ転じています。[61] アルミニウムの暴露が一番疑われ

*50　おや、ラッセル・ブレイロックではないですか。化学調味料の話で出てきていましたよね。確か、ケムトレイルは政府の陰謀でしたっけ?

*51　これは単なる相関ではなく、注射液の中のアルミニウムと自閉症の相関の話です。ソーダ缶のアルミニウムの話ではありません。

*52　肩書に気を取られて、議論の内容と科学的かどうかを疎かにしないでください。エイミー・ヤスコは完全にエビデンスに基づかない「自閉症治療」テクニックを支持している人物です。

る原因なのです。[*53]

上記の症状で悩んでいないあなたでも、だからといってアルミニウムの毒にやられていないというわけではありません。以下がアルミニウムの毒性で起こる症状のチェックリストです。[*54(62)] こうした症状が二つ以上あるなら、すぐにキッチンからすべてのアルミニウムをなくすべきです。

- 便秘
- 頭がはっきりしない
- 食欲不振
- 腹部の不快感、消化不良
- 多動
- 言語障害
- 認知症
- 骨軟化症
- 頭痛
- 不整脈

*53　この二つの文は実は意味が通りません。単に恐ろしく聞こえるだけです。

*54　このチェックリストはクレンジング、デトックス、ナチュラルな睡眠、ダイエットサプリを売っている適当ないくつかのウェブサイトから持ってきたものです。こうした症状を経験していない人がいるでしょうか？　していないという人はきっと超人です。

・手足のしびれ
・目のかすみ
・物忘れ

子供たちのためにアンパック

大化学企業からの圧力で、危険な化学物質が市場に出続けています。詳しい調査をしている神経学者、毒物学者、内分泌学者、生物化学者、小児科医のグループが声をあげているのにもかかわらず、です。今まで見てきたように、こうした研究者の研究調査は新たな道を開くものであり、不都合な真実を見つけ出しつつあります。中でもことのほか心配なのは現代の新生児の多くが重金属を体内に持って生まれてきているという発見です。*55 アルミニウム、すず、他の有毒な金属は母乳や胎盤を通じて赤ちゃんに届いてしまいます。(63) BPAは特に胎盤に高い濃度で集まると研究結果は告げています。どのくらいの量のBPAが母親から子どもに届いてしまうのかははっきりしませんが、二〇〇八年からBPAについて詳しく調査している全米毒物プログラムは胎児と子供に発達毒性がある「いくばくかの心配」があるとしています。*56(64) 二〇一一年の研究では、

*55 こうした主張はナチュロパシー（自然療法）医師のウェブサイトにあったものです。根拠としてはカルフォルニア州バークレーのセレストリアルアート社出版の『栄養学で健康に過ごす』という本と、一九世紀の自然療法哲学に基づいたという『マルツ医療栄養学』の二冊が挙げられていました。

*56 これは、三歳児に対して行われた「感情のコントロールと抑制が難しい」といった非常に主観的な変数とBPAとの相関を調べた研究です。

尿中のＢＰＡレベルが高い母親の娘は多動、不安症、うつ病である傾向があるとまで結論しています。こうした症状は三歳という早い時期に女の子たちに現れ始めました。*57(65)

ニコラス・クリストフは『ニューヨークタイムズ』紙の論説「大化学企業は大きな危険?」でこうした化学物質の影響が後成的たりうるかと論じています。後成的とは大人が化学物質に晒された結果、子孫に影響が及ぶことを意味します。「怖いです」と、バージニア大学のジェニファー・Ｔ・ウォルステンホルムは言います。彼女は低量のＢＰＡ（人間の摂取量と同じくらいの量）に晒されたマウスの子孫がＡＤＨＤや自閉症に類似した行動を見せることを発見しました。*58「こうした結果は、内分泌かく乱物質はたとえ低量でも大きな懸念があるということです」こう言うのは環境衛生科学の主任研究員のジョン・ピーターソン・マイヤーです。「ある世代だけ暴露を避けるよりもずっとむずかしくなります」クリストフはこうした新しい研究で問題が国政の場に上がることを希望しています。「われわれへの脅威は公表されるべきです」*59とクリフトフは述べています。「たとえ、イランの核兵器が原因ではなく、缶詰のスープやＡＴＭのレシートのような平凡なものが原因だとしても(66)」。

*57　ＢＰＡが胎児、乳幼児、子供に現在の暴露レベルで有毒だというわけではありません。これは、ＢＰＡは暴露レベルによっては有毒かもしれないので、さらなる調査が必要という意味です。

*58　人間の自閉症とＡＤＨＤを定義することがむずかしいのに、どうやってマウスの同じ状態を確実に診断できたのかと不思議に思います。

*59　そんな話はしていません。クリストフはただＢＰＡを核兵器と比べているだけです。

アンパックダイエットはあなた自身と未来の世代の健康を実際に改善する唯一のダイエットでしょう。もし私たちがアンパック社会を目指すことができれば、どんどんひどくなる肥満の流行を変え、増加する生活習慣病の率を反転させ、私たちの子供たちを、自分で選んだわけではない大きなまちがいから救うことができます。

体重をアンパック、あなたの可能性をアンパック、食品をアンパック！

アンパックダイエットの結果、あなたの見た目も体調もここ数年なかったぐらいに改善することが証明されています。[*60] 食品包装から普通に発見されている毒物、肥満物質、発がん物質を避ければ、あなたは素早く身体をデトックスすることができるのです。[*61]

くっつかない？　問題なし！　おなべのくっつき防止コーティングで広く使われているテフロンは、かつて発がん物質ではないかと疑われていました。数多くの研究がこの神話をデバンキングしました。実際は、テフロンのくっつきを防止する性質により、食物は加熱面と接触する面積が減り、最も安全な調理器

*60　ダイエットをしたいと思ったときには、たいていこう言いますよね。誰も止めません。

*61　デトックスは実際には何の実体もありません。

具の一つになっているのです。

ほとんどのダイエットは「食べたいものを何でも」食べられる自由を約束しますが、そのあとに食べていいものといけないもののリストが続きます。アンパックダイエットにはそんなリストはありません。どんな食文化でも適用可能で、すべての種類の食品が食べられます。チョコレートケーキが出てきたからといってそっと席を外さなくてもいいし、パン籠を避けなくてもいいのです。除去食ダイエットのせいで恥ずかしい思いをしたり、仲間外れになったと感じたりすることもなくなります。不健康だとされていて何年も避けていた食品を食べれば、包装で汚染されていない限り、気分がすごく良くなるのを実感するでしょう。[*62]

これだけ。簡単でしょう?

以下のルールだけを守れば、食べたいものを食べたいだけ、食べたいときに食べられます。[*63]

・プラスチックやラップに密封されていた食品を避ける。通気する容器（果

*62 プラセボ効果のせいです。善行を積んだ気になるからであり、自らコントロールしているからであり、自分が何を食べているか注意を向けざるを得なくなるからです。そして注意すればほとんどの場合体重が減ります。アンパックダイエットが科学的に的確だからではありません。

*63 こうしたルールは、私たちの文化においては、普通の人のように食べることを不可能にしてしまいます。

物のクラムシェルパック、メッシュ袋）のほうが密封されたラップより良いです。

・紙箱入りでも、中にプラスチック袋が入っていることが多いので気をつけましょう（シリアル、クラッカー、クッキーなどが常習犯です）。紙袋もプラスチックコートされていないかチェックしましょう。用心しすぎることはありません。

・残った料理はガラスや瀬戸物の容器に入れて保存しましょう。アンパック印の無孔ライナーを使えば汚染を防ぐことができます。

・プラスチック容器のまま温めるのは厳禁です。

・缶詰は避けます。覚えていますか？　ＢＰＡフリーの容器の内部はプラスチックでコートしてあります。

・プラスチックやスタイロフォームのカップでは絶対に暖かい飲み物を飲んではいけません。

・賢く調理しましょう。せっかくのケミカルフリー食品にプラスチックまな板を使ったり、熱くなりすぎたヘラで汚染してしまわないように。まな板は木製か竹製、料理用ヘラなども木製かステンレス製のものを。

・シリアル、パスタ、ご飯など再生紙パック入りの持ち帰り料理は避けましょう。こうした容器には発がん性のミネラルオイルが含まれていることが証明されています。

・無漂白紙または布製ティーバッグを使いましょう。無漂白コーヒー用紙フィルターと、アンパック推奨コーヒーメーカーだけを使いましょう。

・残った料理をアルミホイルやアルミ容器に直接触れるようにして保存してはいけません。

・アルミ鍋で料理をしたり、アルミホイルを使ってオーブン料理をしたりしないようにしましょう。グリルでアルミホイルを使うのは絶対にダメです。

・アンパック印の無孔ライナーを使ってビタミン・サプリを安全に保存しましょう。

（アンパック印の無孔ライナー、アンパック推奨コーヒーメーカー、アンパック・クックブックは unpackeddiet.com. でお買い求めいただけます[*64]）

私はこのダイエットの並みはずれた恩恵を自分でも経験しています。ニキビが消え、肌荒れもなくなり、頭もはっきりしました。科学を理解し、がん、ア

*64 ほとんどのダイエット本には、本の売り上げだけでなく、それ以外の利益相反が含まれています。

ルツハイマー、近代医療が薬で治そうとするさまざまな病気になるのではないかと恐れることがなくなりました。あなたも怯えなくていいんです。そして、私の男のおっぱい、ええ、あったんです。認めます。あの男のおっぱいが完全に消えました。身体から合成エストロゲンがすべてなくなったからです。ありがたい。

だけど、私の言葉だけを信じる必要はありません。ここにあげたのは、アンパックしてみた人たちの実際の体験談です。[*65]

「この本を先行予約していました。そして本が発売される一週間前にやっとアンパックしました。そしてすごい変化が起きたんです。私の血圧は、高血圧の薬を二種類飲んで平均一四〇／八八でした。たった二週間アンパックのやり方で食事をしたら、ここ四日間の平均は一二四／六八です。血圧一〇八／五八と低くなりすぎたので薬を一つやめました。ありえません！　そして、お腹が減って困ることもないのです。食べられるものはたくさんあります」[*66]

「夫と二人ですぐにアンパックの食べ方に変えました。そうしたら、わずか

*65　これは実際の体験談です。しかし、アンパックダイエットではなくいろいろなダイエット本やウェブサイトから引用してきたものです。すべての引用元は、アドバイスも科学的事実もダイエットプランもは矛盾だらけでした。それぞれのダイエット名だけアンパックに差し替えてあります。

*66　低糖質、穀物フリーダイエットを勧める『小麦は食べるな』の体験談です。

数週間で私は七キロ以上痩せました。私はちっとも太っていません。でもここ数年じりじり体重が増えてきて自分の普通に戻すことができなくなっていたんです。とても調子がいいです。両親もこの食べ方をしています。ふたりとも七〇代ですが、活動的で、健康に気を配っていて考え方が柔軟です[*67]」

＊67　全粒粉を勧め、『小麦は食べるな』『「いつものパン」があなたを殺す』のすべてに熱意を込めて反対するベジタリアン・ダイエット本の『フォーク・オーバー・ナイフ』の体験談です。

「アンパックで食べ始めて、エネルギーが上昇してきただけでなく、鬱状態が治り、肌がつややかで柔らかくなってきて、痩せようともしていないのに服のサイズが九号になりました。今まで一三号より小さな服が着られたことはなかったのです。いずれにしろ、パックされたご飯、小麦粉、オートミール、肉、お菓子を食べ始めるまで苦もなく元気で九号のままだったのです。すぐに六キロ以上太ってしまい、また鬱状態になってしまいました。これで、一度アンパックを始めたらそれを生き方にしなくてはと悟りました[*68]」

＊68　人間がもともと食べるようにできているものを食べれば痩せて健康になれると主張する『パレオダイエット改訂版』の体験談です。

「四九歳で体重一一一キロ。健康のためになんとか良い方へ変わらなくちゃいけないのはわかっていました。このプログラムは私のすべてを変えてくれました。健康、体重、痛み。三〇歳は若返った気分です。私は線維筋痛症ですが、痛みがまったくなくなりました。四〇日で一六キロ痩せました。赤ちゃんのように眠って、痛みがなくて——…今まで痛くて仕事もできないほどだったのです。自分のために本当にすごいことをしたかったら、これがそれです。アンパックが私の人生を救ってくれました！！！！！[*69]」

「体重オーバーで痩せることができそうにありませんでした。膨らんで、ぷくぷくしていて、エネルギーがないと感じていました。そのため自信もなく、自己評価も低かったのです。アンパックを見つけて、やってみようと決心しました」

「一〇日で一〇キロ痩せました。調子がすごく良いのでダイエットプランを続けて三ヵ月で二五キロ痩せ、元気と自信を取り戻しました。母がすっかり驚いて、今ダイエットやっています[*70]」

「信じられません。一番大変だったのは、今までに身につけてしまった〝ダイエットのルール〟から解放されて、ただアンパックダイエットの言うように

*69 いろいろな方法、中でもジュースとジュースファスティングを勧める映画『デブで病気で死にそう』の書籍版の体験談です。反砂糖で『果糖中毒』の著者ロバート・ラスティグ医師は、ジュースは、果物と野菜に対する最悪の方法と警告しています。

*70 聖書の預言者ダニエルが実行した菜食に基づいた本『ダニエルダイエット』の体験談です。キャッチフレーズは「神の自然健康法を復活」

することでした。第一日目にレビノヴィッツが勧めるようにしてみました。一・八キロ減りました。嘘じゃありません。リバウンドを繰り返している人たちに勧めたいです。もう我慢する必要はないのです。これはすごいです！[*71]」

さあ、アンパックを三〇日間だけ試してみましょう。体重以外に失う必要があるものなんてあるでしょうか？

*71 『エデンダイエット』という本の体験談です。これ以上の説明はいりませんよね。

謝辞

最初に私に答えてくださったり、インタビューに応じてくださった皆様に感謝します。ジェニファー・トーマス、ブライアン・ワンシンク、ステイシー・ローゼンフェルド、エミリー・エイベル、エミー・クバル、ノーティン・ハドラー、クリスティン・ヴォールヒーズ、プリヤンカ・チュー、ケイト・ファッセ、フィオナ・クライトン、ケイス・ペトリー、ザ・ビッチー・ウエイター、ファブリッツォ・ベネディッティ、ウェンディ・ウォロソン、ヒシャム・ジャウディーン、梶村真吾、ジャック・ビショップ、ステファン・ギネ、ポール・ロジン、シャロン・サロモン、ルーク・タッピー、デイヴィッド・カッツ、ヨニ・フリードフォフ、マイケル・ロー、アン・ヤクティン、シェリル・アンダーソン、ジェイムズ・ハンブリン、ローレン・ムーア、リチャード・フォーシー、スティーヴン・シェイピン、モートン・サテン、マッシモ・ピリウーチ、アンドリュー・ワード、ロン・ホーガン、ポール・ウンショルド。

われわれがいかに何も知らないかを理解するにあたって、私が言葉にできないほどの多大なる御助力をいただいたピーター・ギブソン、フィリップ・ツェイトラー、ヒレル・コーヘンに特別に感謝します。

第四次元で食べるというアイディアを使わせてくれたジェイ・オルシャンスキーにさらに特別に感謝します。（ジェイ、良いアイディアです！）

スレイトのローラ・ヘルムスが二〇一三年の時点で私に賭けようと思い切っていなければ、この本は存在していなかったでしょう。さらにリーガン・アーツのチームの信頼と精勤、ジュディス・リーガンの構想、リン・チカリオ―二の冷静な手助けがあったからこの本は存在しています。私の担当編集者マイケル・シェチューバンに対しては、言葉もない。どんな著者も私並みに幸運であればいいだろうに。

ミーガン・カーターは、初期のひどい原稿を読んで、それなのに良いコメントをくれました。ラリー・ヘイバーは、医師がどんなふうに科学論文を読むかを手ほどきしてくれました。行きつけカフェの店員ランニング・バードは辛抱強く付き合ってくれました。、数えきれない他の友人たち、家族、同僚たちが情報を送ってくれ、話し相手になってくれ、辛抱強く、励ましてくれました。思い返せば、生まれてこれまでずっとそうしてきてくれたのは両親でした。

最後に、歩みの一歩一歩で、ずっと私を支え続けてくれた私の妻に、どれほど感謝してもしきれません。

訳者あとがき

本書は原題をThe Glutain Lie（グルテンの嘘）といいます。

グルテンフリーについて最初に聞いたのは、一〇年以上前だった気がします。東京に暮らすアメリカ人の友人が「東京でグルテンフリー食品を手に入れるのはむずかしいわね」と言ったのですが、私は何の話をしているのかさっぱりわかりませんでした。インテリの例に漏れず彼女もベジタリアンで、東京でベジタリアン生活をするのがいかにむずかしいかと愚痴を聞かされていささかうんざりしていたところだったので、「それは何？」と聞くこともなく話は終わりました。その後、グルテンが体に悪いという本がベストセラーになっているのを知りましたが、いくらアメリカの流行が数年遅れで日本に上陸してくるとはいえ、グルテンを含まない米を主食にして、グルテンの塊であるお麩を楽しみ、国産小麦にはグルテンが不足しているからパスタに不向きなどと言っている日本に、まさかグルテンフリー・ブームが輸入されてくるとは思っていませんでした。けれども二〇一三年に『小麦は食べるな！』（ウイリアム・デイビス著、白澤卓二訳、日本文芸社、二〇一三年）が翻訳出版され、さらに、二〇一五年に出版された『ジョコビッチの生まれ変われる食事』（ノバク・ジョコビッチ著、タカ大丸翻訳、三五館）で、グルテンフリーがテニス選手ジョコビッチのすばらしい成績の秘密だと注目されるようになったので、私は「ふつうに米食べていればいいでしょ」とブックサ言うはめになりました。

私の日本文化に対する信頼は、このようにして何度も裏切られています。わが同胞たちは食や健康法の流行に乗るのが大好きなのです。今回もパンを食べなくなったら体調がいいと語る知り合いたちを前に、反論のためのソースを探していて、出会ったのが本書でした。

読み始めてみると、予想とは少し違う面白い本でした。グルテンフリー・ブームの意外な背景だけでなく、身体に悪いと言われている〝エントウシ〟（塩、糖、脂）を巡る科学と事実と歴史が検証されています。地味な科学の取り組みは評価していますが、いつもは正義のヒーローになる科学と科学者についても、こういうことをすると質の悪い科学になってしまうと厳しい批判が浴びせられています。さらに、歴史学を学問的な背景にしている私自身の姿勢と手法とよく似たアプローチで教えられるところも多く、これは日本の読者に紹介したいと思うようになりました。

巻末の「アンパックダイエット」にはすっかり騙されてしまい、著者がツイッターのアカウントで発信しているのを見つけたときに「あれはどういうつもりで書いたのですか？」と質問したところ、速攻で答えが返ってきました。加えて、次の本の取材で数日後に日本に来ると言うではありませんか。上野か浅草に宿をとるように勧めて、彼が福島の取材を終えて帰国する前の半日を一緒に浅草で過ごしました。

ちょっと興奮気味に現れた著者アラン・レヴィノヴィッツは、カリフォルニア育ちで、ユダヤ系だがユダヤ教徒ではない（ユダヤ系では世俗の人という）優秀な若い宗教学の研究者でした。少年時代からニセ科学や超常現象トリック等を批判的に調査する人々の活動に魅せられきていたと話してくれました。どうやら同じカテゴリーの人間らしいとわかると、一気に距離が縮まりました。

「科学的な批判活動はすごいよ。けれども最近は信じて騙されてしまっている人たちに対してもうちょっと優しくしてあげてもいいと思うようになったんだ」というその気持ちは、長らくニセ科学批判を続けている私もよくわかるものでした。インチキに騙されやすいのは本人の責任というよりは、人の脳と心の働き方をうまく利用されているからなのです。騙される仕組みを理解しない限り、たとえしっかり科学を勉強していても騙される時には騙されてしまいます。

科学の刃でインチキを切り捨てると、すかっとします。しかし、インチキ話が人の心を捉えて横行するのは、現実の正体がもやもやしたものだからです。もやもやをすっきりと説明したい欲求が白黒単純でインチキな説明を呼び込んでしまいます。科学の刃で一刀両断にしたいという欲求も、ニセ科学や陰謀論を求めてしまう人の心とたいして変わりはないかもしれません。深淵を覗くものが深淵に見られている姿が、〝ニセ科学批判〟批判に繋がっているようなところがあるのです。

もやもやした現実を扱うのは本来文系の学問の仕事で、科学はそのあたりが苦手なんですが、困ったことにあまり良い仕事がなされていないのが現状です。哲学にしろ、歴史学にしろ一般の人に取っては科学以上にわかりにくいのです。そのせいで、歴史などはアマチュアの描くニセ歴史が横行している始末です。

ただ、アメリカにはわかりやすく面白い本を書く哲学者や歴史研究者が少数ながらいます。おそらく著者はこれからその少数の中に加わっていくだろうと私は期待しています。

見渡す限りグレーの濃淡が広がって風景を作っているような現実に関して、白黒はっきりさせたい欲求にどう対処すればいいのか？　著者は「神話」という概念と物語のタイプ分けである「話型」という類型化のテクニック、歴史的事実、そして論理的思考を使ってもやもやに挑んでいます。世界中の文化に現実がこうなっている仕組みを説明する神話があります。素朴な人たちも納得しやすくファンタスティックな物語は、現代人にの心にも深く作用しやすいのです。私たちは未だに神話的解釈を聞くと、「ああ、やっぱり」と納得してしまいがちなのです。

本書にはたくさんの専門家、ジャーナリスト、消費者運動の活動家が登場します。著者は彼らの書いた記事や論文を読むだけでなく、直接（あるいは電話で）取材をしています。

取材インタビューでは、なぜ宗教学者が食の問題を扱うのかと繰り返し聞かれたといいます。浅草で会ったときに「この問題に興味を持ったのは、高校時代のクラスメイトの女の子たちの多数が摂食障害になっていたから。あまりにも多すぎて、おかしいと思ったんだ」と話してくれました。しかし、ある意味門外漢でしがらみのない立場である結果、インチキに対抗できない科学者たち、医師たち、ジャーナリストたちや、政府官僚が陥りやすい罠や弱点もストレートに批判することができています。本書のユニークさの一つです。

ページをめくると、オープニングは、日本が誇る「味の素」を巡る騒動です。今でも「化学調味料無添加」に相当するグルタミン酸ソーダ・フリーは根強く健康食と結びついているそうです。さらに、新ブームのグルテンフリーとバナナの意外な因縁、脂質と塩と砂糖について私たちが常識だと持っていることの歴史と読み進むうちに、最新エビデンスを求めて「あなたの食の常識は間違っている」「最新医学で判明した健康食」などのニュースに振り回されがちな日常とちょっと距離を置いて、「食べて健康」という一種の呪縛についても考え直そうと思えてきます。

自分は大丈夫と思っていたが、気がつかないうちに健康食情報にだいぶ毒されてきてしまっていた部分があります。野菜をたくさん食べたいのは美味しいからで、健康のために食べなくてはならないものだからではなかったはずです。食育とは「体のために、マクドナルドに行かないでもっと野菜を食べます」と子供に言わせることではなくて、友達と一緒に学校の菜園で育てた野菜がフライパンでじゅうじゅうとおいしそうな音を立てるのが楽しくてたまらない時間を経験させてあげることだったはずです。沢庵漬けを食べるたびに罪悪感を感じるのは、たぶん塩分よりも体に悪いのです。

食物には美味しいか美味しくないかの二種類しかないにもかかわらず、いつの間にか「身体によい食べ物」、「身体に悪い食べ物」というような差別的なまなざしで食物を見ていたことにも気づかされました。栄養学、科学、医学研究者は、研究対象として食物を見るので、より健康になるというような目的をもって食物を検討することもあって当然ですが、私たちはそれに一喜一憂して振り回される必要などないのです。

世界的に肥満化が進行していて、確かに肥満は多くの不健康な状態を産み出していますが、同時に世界中の人の寿命は延びています。日本はすっかり長寿国であることに慣れてしまって、高齢化の問題ばかり言われていますが、若い人はもちろん中年以降の人もまだ好きなことに使える時間はたっぷりあるとゆったり構えていられるのは、世界でも有数の長寿国だからです。そして、肥満に悩むアメリカ人だって寿命は延びています。

長い人生で楽しめる食の回数も増えてきているのに、それを台なしにするのはやめようという著者のメッセージが読者に届き、新手の健康法、食事法に振り回されることがなくなれば、訳者の私も本当にうれしいです。

著者が言うように、最良のダイエット法の答えはすでに出ています。ほどほどに食べることです。ちなみに還暦を迎えて少し太めになりつつある私も、本書を翻訳し終わって、アランのメッセージをじっくりと考えて、「ほどほどに食べる」を実行したところ、体重がじわじわと減ってきています。

著者の次の本は「ナチュラル」という題で、自然を信頼してしまう危うさについて考察しているということです、発行は四月、私はも予約してあって、読むのが待ちきれません。本書でアランファンが増えて、次の翻訳出版につながることを何よりも願っています。

ナカイサヤカ

(52) Masahiro Kawahara and Midori Kato-Negishi, "Link between Aluminum and the Pathogenesis of Alzheimer's Disease: The Integration of the Aluminum and Amyloid Cascade Hypotheses," *International Journal of Alzheimer's Disease* (2011).
(53) www.thenational.ae/news/uae-news/aluminium-foil-linked-to-osteoporosis-and-alzheimers.
(54) L. Gramiccioni, et al., "Aluminium Levels in Italian Diets and in Selected Foods from Aluminium Utensils." *Food Additives & Contaminants* 13.7 (1996): 767-74.
(55) F. S. Mohammad, E. A. H. Al Zubaidy, and G. Bassion, "Effect of Aluminum Leaching Process of Cooking Wares on Food," *International Journal of Electrochemical Science* 6.1 (2011): 222-230.
(56) Sungwon Han, et al., "How Aluminum, an Intracellular ROS Generator Promotes Hepatic and Neurological Diseases: The Metabolic Tale," *Cell Biology and Toxicology* 29.2 (2013): 75-84.
(57) Ryan Mailloux, Joseph Lemire, and Vasu Appanna, "Aluminum-Induced Mitochondrial Dysfunction Leads to Lipid Accumulation in Human Hepatocytes: A Link to Obesity," *Cellular Physiology and Biochemistry* 20.5 (2008): 627-38.
(58) Susan E. Swithers, "Artificial Sweeteners Produce the Counterintuitive Effect of Inducing Metabolic Derangements," *Trends in Endocrinology & Metabolism* 24.9 (2013): 431-41.
(59) Russell L. Blaylock, "A Possible Central Mechanism in Autism Spectrum Disorders, Part 3: The Role of Excitotoxin Food Additives and the Synergistic Effects of Other Environmental Toxins," *Alternative Therapies in Health and Medicine* 15.2 (2008): 56-60.
(60) Stephanie Seneff, Robert M. Davidson, and Jingjing Liu, "Empirical Data Confirm Autism Symptoms Related to Aluminum and Acetaminophen Exposure," *Entropy* 14.11 (2012): 2227-53.
(61) Nancy Mullan, et al., "Aluminum Toxicity in Mitochondrial Dysfunction and ASD."
(62) www.bodyhealth.com/sources-heavy- metals.
(63) www.positivehealth.com/article/environmental/heavy-metal- toxicity- an-unsuspected- illness.
(64) www.infantrisk.com/content/bisphenol-effects.
(65) Joe M. Braun, et al., "Impact of Early-Life Bisphenol A Exposure on Behavior and Executive Function in Children," *Pediatrics* 128.5 (2011): 873-82.
(66) www.nytimes.com/2012/08/26/opinion/sunday/kristof-big- chem- big-harm. html?_r=0

Theory of Schizophrenia," *Schizophrenia Bulletin* 35.1 (2009): 256-78.
(34) Wei Sun, et al., "Perinatal Exposure to Di - (2 - Ethylhexyl) - Phthalate Leads to Cognitive Dysfunction and Phospho - Tau Level Increase in Aged Rats," *Environmental Toxicology* (2012).
(35) www.smithsonianmag.com/ist/?next=/science-nature/is-the-can-worse-than-the-soda-study-finds-correlation-between-BPA-and-obesity-40894828.
(36) Donna S. Eng, et al., "Bisphenol A and Chronic Disease Risk Factors in US Children," *Pediatrics* 132.3 (2013): e637-e645.
(37) De-Kun Li, Maohua Miao, ZhiJun Zhou, Chunhua Wu, Huijing Shi, Xiaoqin Liu, Siqi Wang, and Wei Yuan, "Urine Bisphenol-A Level in Relation to Obesity and Overweight in School-Age Children," PLoS ONE, 2013; 8 (6): e65399 DOI: 10.1371/journal.pone.0065399.
(38) Leonardo Trasande, et al., "Race/Ethnicity-Specific Associations of Urinary Phthalates with Childhood Body Mass in a Nationally Representative Sample," *Environmental Health Perspectives* 121.4 (2013): 501-506.
(39) Genevieve M. Matanoski, Carlos Santos-Burgoa, and Linda Schwartz, "Mortality of a Cohort of Workers in the Styrene-Butadiene Polymer Manufacturing Industry (1943-1982)," *Environmental Health Perspectives* 86 (1990): 107.
(40) www.earthresource.org/campaigns/capp/capp-styrofoam.html.
(41) www.rodalenews.com/coffee-and-styrofoam-cups.
(42) www.ewg.org/research/healthy-home-tips/tip-3-pick-plastics-carefully.
(43) www.facebook.com/pages/Encouraging-Dunkin-Donuts-to-stop-using-1-Billion-styrofoam-cups-a-year/199731989943.
(44) "Smaller categories still saw growth as the U.S. liquid refreshment beverage market shrunk by 2.0 percent in 2008, Beverage Marketing Corporation reports," press release, Beverage Marketing Corporation, March 30, 2009.
(45) Maqbool Ahmad and Ahmad S. Bajahlan, "Leaching of Styrene and Other Aromatic Compounds in Drinking Water from PS Bottles," *Journal of Environmental Sciences* 19.4 (2007): 421-26.
(46) Martin Wagner and Jorg Oehlmann, "Endocrine Disruptors in Bottled Mineral Water: Total Estrogenic Burden and Migration from Plastic Bottles," *Environmental Science and Pollution Research* 16.3 (2009): 278-86.
(47) www.commodities-now.com/news/metals-and-mining/612-world-metal-production-surges.html.
(48) www.whfoods.com/genpage.php?tname=newtip&dbid=8.
(49) www.doctoroz.com/article/your-brain-protection-plan.
(50) P. D. Darbre, "Underarm Cosmetics Are a Cause of Breast Cancer," *European Journal of Cancer Prevention* 10.5 (2001): 389-94.
(51) Bengt Mjoberg, et al., "Aluminum, Alzheimer's Disease and Bone Fragility." *Acta Orthopaedica* 68.6 (1997): 511-14.

(16) www.chriskresser.com/how-plastic-food-containers-could-be-making-you-fat-infertile-and-sick.
(17) www.center4research.org/healthy-living-prevention/products-with-health-risks/plastic-wrap-and-plastic-food-containers-are-they-safe.
(18) www.consumersunion.org/news/report-to-the-fda-regarding-plastic-packaging.
(19) www.articles.mercola.com/sites/articles/archive/2014/04/02/environmental-toxin-exposure.aspx.
(20) www.thechart.blogs.cnn.com/2011/06/07/scientists-warn-of-chemical-autism-link.
(21) www.mayoclinic.org/diseases-conditions/chronic-daily-headaches/in-depth/headaches/art-20046729.
(22) NEJ Berman, E Gregory, KE McCarson et al., "Exposure to BisphenolA Exacerbates Migraine-Like Behaviors in a Multibehavior Model of Rat Migraine," *Toxicological Sciences* 137.2 (2014): 416-27.
(23) Naomi Lubick, "Cardiovascular Health: Exploring a Potential Link between BPA and Heart Disease," *Environmental Health Perspectives* 118.3 (2010): A116.
(24) Ben Harder, "Diabetes from a Plastic-: Estrogen Mimic Provokes Insulin Resistance," *Science News* 169.3 (2006): 36-37.
(25) Leonardo Trasande, et al., "Urinary Phthalates Are Associated with Higher Blood Pressure in Childhood," *Journal of Pediatrics* 163.3 (2013): 747-53.
(26) Jonathan R. Roy, Sanjoy Chakraborty, and Tandra R. Chakraborty, "Estrogen-Like Endocrine Disrupting Chemicals Affecting Puberty in Humans: A Review," *Medical Science Monitor* 15.6 (2009): 137-45.
(27) Datis Kharrazian, "The Potential Roles of Bisphenol A (BPA) Pathogenesis in Autoimmunity," *Autoimmune Diseases*, vol. 2014, Article ID 743616, 12 pages, 2014. doi:10.1155/2014/743616.
(28) Carl-Gustaf Bornehag, et al., "The Association between Asthma and Allergic Symptoms in Children and Phthalates in House Dust: A Nested Case-Control Study," *Environmental Health Perspectives* (2004): 1393-97.
(29) Bryce C. Ryan, and John G. Vandenbergh, "Developmental Exposure to Environmental Estrogens Alters Anxiety and Spatial Memory in Female Mice." *Hormones and Behavior* 50.1 (2006): 85-93.
(30) Lisa A. M. Galea, and Cindy K. Barha, "Maternal Bisphenol A (BPA) Decreases Attractiveness of Male Offspring," *Proceedings of the National Academy of Sciences* 108.28 (2011): 11305-6.
(31) De - Kun Li, et al., "Relationship between Urine Bisphenol - A Level and Declining Male Sexual Function," *Journal of Andrology* 31.5 (2010): 500-506.
(32) www.rodalenews.com/multiple-chemical-sensitivity.
(33) James S. Brown, "Effects of Bisphenol-A and Other Endocrine Disruptors Compared with Abnormalities of Schizophrenia: An Endocrine-Disruption

「アンパックダイエット」参考文献

(p.247 ~ p.281)

(1) Friedrich-Schiller-Universitat Jena, "Nomadic People's Good Health Baffles Scientists," ScienceDaily, May 18, 2010.

(2) Keith Akers, *A Vegetarian Sourcebook: The Nutrition, Ecology, and Ethics of a Vegetarian Diet*, (Vegetarian Press, 1983).

(3) William J. Oliver, Edwin L. Cohen, and James V. Neel, "Blood Pressure, Sodium Intake, and Sodium Related Hormones in the Yanomamo Indians, a 'No-Salt' Culture," *Circulation* 52.1 (1975): 146-51.

(4) Taichi Shimazu, et al., "Dietary Patterns and Cardiovascular Disease Mortality in Japan: A Prospective Cohort Study," *International Journal of Epidemiology* 36.3 (2007): 600-609.

(5) www.nytimes.com/imagepates/2010/04/04/business/04metrics_g.html.

(6) Marlene Zuk, *Paleofantasy: What Evolution Really Tells Us about Sex, Diet, and How We Live* (New York: W. W. Norton & Company, 2013).

(7) Antonia M. Calafat, et al., "Exposure of the US population to Bisphenol A and 4-Tertiary- Octylphenol: 2003-2004," *Environmental Health Perspectives* (2008): 39-44.

(8) L Trasande, TM Attina, and J Blustein, "Association between Urinary Bisphenol A Concentration and Obesity Prevalence in Children and Adolescents," *JAMA* 308 (2012): 1113-21.

(9) Endocrine Society, "BPA Stimulates Growth of an Advanced Subtype of Human Breast Cancer Cells Called Inflammatory Breast Cancer," ScienceDaily, June 23, 2014.

(10) www.medicalnewstoday.com/articles/243626.php.

(11) Endocrine Society, "BPA Exposure in Utero May Increase Predisposition to Breast Cancer," ScienceDaily, October 3, 2011.

(12) www.breastcancerfund.org/reduce-your-risk/tips/eat-live-better.

(13) Breast Cancer Fund (2010), What Labels Don't Tell Us: Getting BPA out of Our Food and Our Bodies, www.breastcancerfund.org/assets/pdfs/publications/what-labels-dont-tell-us-1.pdf.

(14) Ruthann A. Rudel, et al., "Food Packaging and Bisphenol A and Bis (2-Ethyhexyl) Phthalate Exposure: Findings from a Dietary Intervention," *Environmental Health Perspectives* 119.7 (2011): 914-20.

(15) *Environmental Health Perspectives* 119 (2011): 989-96. dx.doi.org/10.1289/ehp.1003220. [online March 2, 2011]

arent-paleo.
(19) p.237　九ヵ月の娘にはワクチンを打たないことに決めたと認めています："We haven't given Sylvie any vaccinations at all. She's nine months old now . . . " From transcript of a podcast, Chris Kresser, "RHR: CoQ10, Vaccination, and Natural Treatment for Migraines," May 2, 2012.
(20) p.238　私が調査した母親たちは……子供たちの健康を守る努力をしていると説明しています：Jennifer Reich, "Neo-Liberal Mothering and Vaccine Refusal," September 2, 2014, http://gendersociety.wordpress.com/2014/09/02/neoliberal-mothering-and-vaccine-refusal.
(21) p.239　子供部屋の恐怖：Judith Crist, "Horror in the Nursery," *Collier's* 27 (1948): 22–23.
(22) p.239　ウェストバージニア州スペンサーで起きた焚書イベント：Jacqui Shine, "The Great Comic Book Conflagration," Laphamsquarterly.org, August 12, 2014.
(23) p.240　クリストファー・ファーガソンを筆頭として……道徳的なパニックによって導き出されたのではないかとする議論：たとえば、以下を参照のこと Christopher J. Ferguson, "The School Shooting/Violent Video Game Link: Causal Relationship or Moral Panic?," *Journal of Investigative Psychology and Offender Profiling* 5.1–2 (2008): 25–37.
(24) p.241　食べ物が健康的であるかどうかについて気にしていません：Paul Rozin, Claude Fischler, Sumio Imada, Allison Sarubin, and Amy Wrzesniewski. "Attitudes to Food and the Role of Food in Life in the USA, Japan, Flemish Belgium and France: Possible Implications for the Diet–Health Debate," *Appetite* 33.2 (1999): 163–80.
(25) p.242　ほとんどの場合……体重を増やしてしまう結果になっています：Evelyn Tribole, "Warning: Dieting Increases Your Risk of Gaining MORE Weight (An Update)," Intuitiveeating.com, accessed October 28, 2014.
(26) p.242　フィンランドの双子を対象にしたものによれば、遺伝子と関係なく：K. H. Pietiläinen, S. E. Saarni, J. Kaprio, and A. Rissanen, "Does Dieting Make You Fat?; A Twin Study," *International Journal of Obesity* 36.3 (2011): 456–64.
(27) p.242　散歩を運動としてカウントし、食べ物をカロリーに換算する人々：For this and the following quotes, see Max Horkheimer and Theodor W. Adorno, *Dialectic of Enlightenment: Philosophical Fragments*, E. Jephcott, translator (Stanford: 2002), 195–96.
(28) p.243　「第四次元で食べる」ダイエット：ジェイ・オルシャンスキー（Jay Olshansky）が私と話しているときにこのフレーズを思い付き、寛大にも私が使用するのを許してくれました。もちろん、著者明記のうえで！

石光子訳、白水社、二〇〇九年）

(8) p.227　ミンデルは奇跡の食療法ジャンルのベテランですが（彼の本、『アール・ミンデルの大豆の奇跡』〔未邦訳〕、『アールミンデルのビタミン・バイブル』〔邦訳は『ビタミンバイブル』丸元淑生訳、小学館、一九八二年〕、『完全版ビタミン・バイブル』〔邦訳は『完全版ビタミン・バイブル』丸元淑生訳、小学館、二〇〇四年〕は、数百万部を売っています：James A. Lowell, "An Irreverent Look at the Vitamin Bible and Its Author (Earl Mindell)," Nutrition Forum, June 1986, http://www .quackwatch.com/04ConsumerEducation/NegativeBR/vbible.html.

(9) p.228　どのくらい長生きしたいですか？　とミンデルは読者に質問します：以下からの引用 Leith, 164.

(10) p.229　『メンズヘルス』誌によれば：Adam Hadhazy, "Should You Be Drinking Bulletproof Coffee?" *Men's Health Journal*, January 28, 2014.

(11) p.231　カラギーナンへの恐怖は、一人の科学者の研究と運動に基づいています：カラギーナンの歴史についての秀逸な記載は以下参照のこと "Public health and carrageenan regulation: a review and analysis," *Nineteenth International Seaweed Symposium* (Springer Netherlands, 2009), 55–63. Yes, the International Seaweed Symposium. そうです、国際海藻シンポジウムです。

(12) p.231　現在、トバックマンは……カラギーナンを結び付ける方向に転じています：S. Bhattacharyya, I. O-Sullivan, S. Katyal, T. Unterman, and J. K. Tobacman, "Exposure to the Common Food Additive Carrageenan Leads to Glucose Intolerance, Insulin Resistance and Inhibition of Insulin Signalling in HepG2 Cells and C57BL/6J Mice," *Diabetologia* 55.1 (2012): 194–203.

(13) p.232　委員会は乳幼児用粉ミルクまたは特別な医療用粉ミルクへのカラギーナンの使用は：Joint FAO/WHO Expert Committee on Food Additives, "Summary and Conclusions," July 2, 2014, http://www.who.int/foodsafety/publications/Summary79.pdf?ua=1.

(14) p.232　「フードベイブ」と「フードベイブ軍」が……ホワイトウェーブ・フーズに圧力をかけて：Vani Hari, "BREAKING: Major Company Removing Controversial Ingredient Carrageenan Because of You!," Foodbabe.com, August 19, 2014.

(15) p.233　私たちを悩ますほとんどの神経変性疾患は：http://www.forksoverknives.com/synopsis.

(16) p.234　食べるものすべてががんに関係しているのか？：Jonathan D. Schoenfeld and John P. A. Ioannidis., "Is Everything We Eat Associated with Cancer? A Systematic Cookbook Review," *American Journal of Clinical Nutrition* 97.1 (2013): 127–34.

(17) p.236　二〇一四年には靴メーカーのビブラムＵＳＡが訴えられて三七五万ドルで和解しています：Emily Thomas, "Vibram, 'Barefoot Running Shoe' Company, Settles Multi-Million Dollar Lawsuit," Huffingtonpost.com, May 13, 2014.

(18) p.237　進化に潜む知恵を尊重："Why Vaccines Aren't Paleo," GreenMedInfo.com, February 23, 2014, http://www.greenmedinfo.com/blog/why-vaccines-

(60) p.219　食べ物本来の味を味わいましょう：http://www.actiononsalt.org.uk/resources/Postcard/88012.pdf.
(61) p.219　塩辛い習慣を変えましょう：http://www.heart.org/HEARTORG/GettingHealthy/NutritionCenter/HealthyEating/Sodium-Swap-Change-Your-Salty-Ways-in-21-Days-Infographic_UCM_455060_SubHomePage.jsp.
(62) p.219　スープやサンドイッチに潜み：AHA, "How to Track Your Sodium," http://www.heart.org/HEARTORG/Conditions/More/MyHeartandStrokeNews/How-to-Track-Your-Sodium_UCM_449547_Article.jsp?appName=MobileApp.
(63) p.220　すべてのアメリカ産の食物のナトリウム含有量を一〇パーセント減量した後でも：Matthieu Maillot, Pablo Monsivais, and Adam Drewnowski, "Food Pattern Modeling Shows That the 2010 Dietary Guidelines for Sodium and Potassium Cannot Be Met Simultaneously," *Nutrition Research* 33.3 (2013): 188–94.
(64) p.221　ホーメルの「罪のない」ローカロリーシリーズ：http://www.hormelhealthlabs.com/2colTemplate_product.aspx?page=CO_SinFree&cond_id=132&cat_id=136.
(65) p.221　「罪悪感なしグルメ」の無塩ポテトチップス：http://www.guiltless gourmet .com.146. to eat with pleasure is something I will never experience: Renfro, Fat Like Us, 240.

第６章 栄養の神話をデトックス

(1) p.223　怪しげなサプリも勧めていました：Robert Ford Campany, *To Live as Long as Heaven and Earth: A Translation and Study of Ge Hong's Traditions of Divine Transcendents* (University of California Press, 2002).
(2) p.223　ヒナの血：Ibid., 289.
(3) p.224　作り方は：Dave Asprey, "Recipe: How to Make Your Coffee Bulletproof® . . . And Your Morning Too," accessed October 28, 2014, https://www.bulletproofexec.com/how-to-make-your-coffee-bulletproof-and-your-morning-too.
(4) p.225　クリーンなコーヒーは実際にがんと闘い、抗酸化物質を供給する：Bulletproof はダイエット本になると、恥ずかしくも搾取的なガンと闘うという主張はこすり落とされてしまっています。アーカイブページを参照のこと：http://web.archive.org/web/20140701034518/https://www.bulletproofexec.com/how-to-make-your-coffee-bulletproof-and-your-morning-too.
(5) p.225　「運動しないでも一〇〇ポンド減らす」……「ＩＱを一二ポイント以上上げる」：https://www.bulletproofexec.com.
(6) p.226　男性雑誌『メンズヘルス』誌によれば：Jonny Bowden, "The Ten Best Foods You Aren't Eating," http://www.menshealth.com/mhlists/best_healthy_foods/Goji_Berries.php.
(7) p.227　アダム・リース・ゴウルナーは……アール・ミンデルという男がどうやって：Adam Leith Gollner, *The Fruit Hunters: A Story of Nature, Adventure, Commerce, and Obsession* (New York: Simon and Schuster, 2013). Mindell's story is on p.164.（『フルーツ・ハンター――果物をめぐる冒険とビジネス』立

(44) p.206　二〇一四年のカナダの研究の結果が……推奨量はそのままです：Martin O'Donnell, Andrew Mente, Sumathy Rangarajan, Matthew J. McQueen, Xingyu Wang, Lisheng Liu, Hou Yan, et al., "Urinary Sodium and Potassium Excretion, Mortality, and Cardiovascular Events," *New England Journal of Medicine* 371.7 (2014): 612–23.

(45) p.206　世界平均の三九五〇ミリグラムを十分下回っています：Lenny Berstein, "Salt Intake Is Too High in 181 of 187 Countries around the World," *Washington Post*, August 14, 2014.

(46) p.208　ケンプナーは一九九七年……に八百万ドルを寄付しています：AP, "Faculty Doctor Donates $8M to Duke," October 8, 1997.

(47) p.208　ライス・ダイエットの地元経済効果は毎年三千万ドルに及びました：Tim Gray, "Heavy Industry," *Business North Carolina*, July 2006.

(48) p.208　全国の新聞が虐待と洗脳のショッキングなニュース記事を掲載しました：AP, "Report: Rice Diet Doctor Admitted to Whippings in Depositions," October 19, 1997.

(49) p.208　元患者のレベッカ・レイノルズ：本人の希望により仮名。

(50) p.209　事実上の性奴隷／召使：Bob Ellinger, "Case against Duke Rice Diet King Continues Despite Roadblocks," *Duke Chronicle*, October 23, 1997.

(51) p.209　私は自分が悪い、鞭打ちは当然だと思ったので泣いていました：Ibid.

(52) p.209　信者となっていたのは、レイノルズだけではありませんでした：ケンプナーとクライスについての詳細は 地元新聞 *Charlotte News Observer* の詳しい記事によって提供された情報に依っています。: Chris O'Brien, Wendy Howes, "Suit Reveals Kempner's Guarded Private Life," October 19, 1997.

(53) p.211　対照群を使うことを拒否したので：Klemmer, "Who and What Drove Walter Kempner?," and also Newborg, *Walter Kempner and the Rice Diet*.

(54) p.212　ファットシティーを訪れた……『われらデブ』ほど最適の本はないでしょう：Jean Renfro Anspaugh, *Fat Like Us* (Generation Books, 2001). このセクションの引用元はすべてレンフロの著作によります。

(55) p.219　『ヴォーグ』誌のジェフリー・ステインガーテンが……エッセイを書いています:"Salt," in Jeffrey Steingarten, *The Man Who Ate Everything* (New York: Random House LLC, 2011).

(56) p.217　主にハーブ、スパイス、玉ねぎの味がしました：Ibid., 197.

(57) p.218　『ワシントンポスト』紙の記者ティム・カーマンが……以下にしようと決めました：Tim Carman, "How Hard Is It to Reduce Your Salt?," *Washington Post*, February 15, 2011.

(58) p.219　公衆にかなりの努力を必要とし：Rod S. Taylor, Kate E. Ashton, Tiffany Moxham, Lee Hooper, and Shah Ebrahim, "Reduced Dietary Salt for the Prevention of Cardiovascular Disease: A Meta-Analysis of Randomized Controlled Trials (Cochrane Reviews)," *American Journal of Hypertension* 24.8 (2011): 843–53.

(59) p.219　塩辛い味が好きになっています：Consensus Action on Salt, "How to eat less salt," http://www.actiononsalt.org.uk/less/Reducing%20Intake/79609.html.

31.6 (1978): 1088–97.
(31) p.202　ルイス・ダールその人が……塩と高血圧の関係に例えています：Lewis K. Dahl, Martha Heine, George Leitl, and Lorraine Tassinari, "Hypertension and Death from Consumption of Processed Baby Foods by Rats," *Experimental Biology and Medicine* 133.4 (1970): 1405–8.
(32) p.202　業界が資金を提供した塩についての研究……イギリスの新聞が暴露しました：Bayer, et al.
(33) p.202　議論が続くことは、業界にとって利益でしかありません：Fiona Godlee, "The Food Industry Fights for Salt," *BMJ* 312.7041 (1996): 1239–40.
(34) p.202　結果は食物中のナトリウム削減に対して議論を投げかけている：Suzanne Oparil, "Low Sodium Intake—Cardiovascular Health Benefit or Risk?," *New England Journal of Medicine* 371.7 (2014): 677–79.
(35) p.202　オパリル博士は……報酬を受け取っていると報告しているにもかかわらず：Marion Nestle, "It's salt war time again: new research, arguments over public health recommendations, and issues of conflicts of interest," Foodpolitics.com, August 14, 2014.
(36) p.203　結果はまず最初に『イギリス医師会誌』で議論されました：P. Pietinen, U. Uusitalo, A. Nissinen, and Intersalt Cooperative Research Group, "Intersalt: An International Study of Electrolyte Excretion and Blood Pressure, Results for 24 Hour Urinary Sodium and Potassium Excretion," *BMJ: British Medical Journal* (1988).
(37) p.203　福音主義的な熱烈さ：J. D. Swales, "Salt Saga Continued," *BMJ: British Medical Journal* 297.6644 (1988): 307.
(38) p.204　一九九八年、ゲイリー・タウビズがその意見に光を当て：Gary Taubes, "The (Political) Science of Salt," *Science*, August 14, 1998.
(39) p.205　塩を原因とする高血圧は血管内の液体の増加に起因しえない：Irene Gavras and Haralambos Gavras, " 'Volume-Expanded' Hypertension: The Effect of Fluid Overload and the Role of the Sympathetic Nervous System in Salt-Dependent Hypertension," *Journal of Hypertension* 30.4 (2012): 655–59.
(40) p.205　二〇一二年……共同で徹底的に塩戦争を調査執筆しました：Ronald Bayer, David Merritt Johns, and Sandro Galea, "Salt and Public Health: Contested Science and the Challenge of Evidence-Based Decision Making," *Health Affairs* 31.12 (2012): 2738–46.
(41) p.205　驚くほどわずかな理論的根拠：Aaron Carroll, "Dash of Salt Does No Harm, Extremes Are the Enemy," *New York Times*, August 26, 2014.
(42) p.206　ＣＤＣは……ナトリウム摂取量を一五〇〇ミリグラムとするように推奨しています："Most Americans Should Consume Less Sodium," accessed October 28, 2014, http://www.cdc.gov/salt.
(43) p.206　高齢者とアフリカ系アメリカ人を……エビデンスはないとわかった：IOM, "Sodium Intake in Populations: Assessment of Evidence," May 2013, http://www.iom.edu/~/media/Files/Report%20Files/2013/Sodium-Intake-Populations/SodiumIntakeinPopulations_RB.pdf.

ずです：Philip Klemmer, Clarence E. Grim, and Friedrich C. Luft, "Who and What Drove Walter Kempner? The Rice Diet Revisited," *Hypertension* 64.4 (2014): 684–88.

(19) p.194　懐疑派はケンプナーのデータ偽造を疑い：Ibid.

(20) p.195　ルイス・K・ダールという医師が一九五〇年代に……低ナトリウムだと確定したのです：Vincent P. Dole, Lewis K. Dahl, George C. Cotzias, Howard A. Eder, and Margaret E. Krebs, "Dietary Treatment of Hypertension. Clinical and Metabolic studies of Patients on the Rice-Fruit Diet," *Journal of Clinical Investigation* 29.9 (1950): 1189.

(21) p.196　患者の血圧の変動を精査した結果……はっきりした相関を見出しました：Ibid. 引き続き行った同様の研究で、ダールはライスダイエットをする患者は、カロリー消費とは別にたんぱく質の欠如で痩せたと結論付けています。これは他の研究結果をしっかり裏付けるものではありません。：Vincent P. Dole, Lewis K. Dahl, Irving L. Schwartz, George C. Cotzias, Jørn H. Thaysen, and Cecilia Harris, "Dietary Treatment of Hypertension. III. The Effect of Protein on Appetite and Weight," *Journal of Clinical Investigation* 32.2 (1953).

(22) p.196　一九五四年には「本当に原始的な人種」の調査を分析し：Lewis K. Dahl and R. A. Love, "Evidence for Relationship Between Sodium (Chloride) Intake and Human Essential Hypertension," Archives of *Internal Medicine* 94.4 (1954): 525–31.

(23) p.196　彼らの産婆は自然のみだ：Benjamin Rush, *Medical Inquiries and Observations*, Vol. I, Second Edition (Philadelphia, 1805), 10.

(24) p.197　「ヨーロッパ人に塩を使うように教えられるまで」まったく塩を使わなかった：Ibid., 8.

(25) p.197　これはまったくの嘘で、北アメリカの原住民の文化には塩の神もいる：以下を参照のこと Kurlansky, Salt, 202.

(26) p.198　長年にわたって塩分の多い食事をしてきた社会は……高血圧の頻度がずっと高い：United States, Congress, Senate, Select Committee on Nutrition and Human Needs, Hearings, Reports and Prints of the Senate Select Committee on Nutrition and Human Needs (U.S.Government Printing Office, 1969), 3995.

(27) p.199　ベビーフードの塩は害がある可能性、と研究者が語る："Baby Food Salt May Be Harmful, Researcher Says," *Times Record*, April 28, 1970.

(28) p.199　アメリカ科学アカデミー委員会が……「エビデンスはない」と宣言しました：Ronald Bayer, David Merritt Johns, and Sandro Galea, "Salt and Public Health: Contested Science and the Challenge of Evidence-Based Decision Making," *Health Affairs* 31.12 (2012): 2738–46.

(29) p.200　一九七七年ビーチナットは、無塩の新製品「ナチュラルベビーフード」を発表し：Frank Zell, "Baby Foods Change Seasonings—Sugar, Salt," *Chicago Tribune*, February 3, 1971. Cited in Bayer, et al.

(30) p.200　一九七八年の『アメリカ臨床栄養学会誌』の記事から引用：R. J. Contreras, "Salt Taste and Disease," *American Journal of Clinical Nutrition*

むずかしく、漢方には高血圧というものは実はないのです。塩が高血圧に関係しているかもしれないとする他の個所は 10-70-6「是故多食鹹則脈凝泣」（是故に鹹を多食則ち脈は凝泣す）と 12-80-2「鹽者勝血（塩なるものは血に勝つ）」です。どちらも当てはまりません。ポール・アンシュレド（Paul Unschuld）が私へのeメールで書いてきたように、「高血圧と塩の摂取の関係を素問にまで遡って追い求めるのは素敵なファンタジーで歴史的な事実とはかけ離れている。考慮しても良い単純な事実は、血圧というコンセプトがなかったのだから血圧が上がるというコンセプトもなかった」なのです。

(8) p.189　悪魔を祓うために犬の糞に浸かる：Donald Harper, *Early Chinese Medical Literature: The Mawangdui Medical Manuscripts* (London: Kegan Paul International, 1998), 171.

(9) p.191　塩は医療においても卓越した歴史があります：塩の最も信頼できる歴史については以下を参照のこと Mark Kurlansky, *Salt: A World History* (Walker and Company, 2002).〔邦訳『塩の世界史』（上・下）山本光伸訳、中公文庫〕

(10) p.191　中世ヨーロッパでは……抑鬱の薬：Ibid., 120.

(11) p.191　塩の暗い側面を示唆する最初の研究が発表されたのは一九〇四年でした：Ambard Beaujard, "Causes de l'hypertension artérielles," *Arch Gén Méd* 1 (1904): 520–33.

(12) p.191　ほどほどに満足が行くが……塩が少ない食事を作るのは見かけほど簡単ではない：Frederick M. Allen, "Arterial Hypertension," *Journal of the American Medical Association* 74.10 (1920): 652–55, 654.

(13) p.192　エビデンスは決定的ではないと判断しています：たとえば次を参照のこと James G. O'Hare and William G. Walker, "Observations on Salt in Vascular Hypertension," *Archives of Internal Medicine* 32.2 (1923): 283–97.

(14) p.192　二〇世紀初頭にベストセラーとなった分厚い医学知識の要約本『健康ライブラリ』：B. Frank Scholl, ed., *The Library of Health: Complete Guide to Prevention and Cure of Disease* (Historical Publishing: 1935).

(15) p.192　一九四四年六月一二日の……ニュースでした。ＡＰ通信社は、デューク大学のウォルター・ケンプナーが：Howard W. Blakeslee, "Rice Diet Used to Fight High Blood Pressure," *Associated Press*, June 12, 1944.

(16) p.193　アメリカに来て最初の一年、ケンプナーは英語を練習しつつ：アリゲーターの話を含むケンプナーの初期の経歴については以下を参照のこと Barbara Newborg and Florence Nash, *Walter Kempner and the Rice Diet*: Challenging Conventional Wisdom (Carolina Academic Press, 2011).

(17) p.194　五年後、ケンプナーは……レントゲン写真を伴った結果発表講演をしました：以下を参照のこと Philip Klemmer, Clarence E. Grim, and Friedrich C. Luft, "Who and What Drove Walter Kempner? The Rice Diet Revisited," *Hypertension* 64.4 (2014): 684–88. See also E. Harvey Estes and Lauren Kerivan, "An Archaeologic Dig: A Rice-Fruit Diet Reverses ECG Changes in Hypertension," *Journal of Electrocardiology* (2014).

(18) p.194　成績が良くないように見えますが……比べてみると認識が変わるは

(69) p.172　ウォロソンによれば、早くも一八三〇年代には：この段落の引用については Woloson, esp. 61ff 以降を参照のこと

(70) p.174　二〇〇九年の『国際肥満学会誌』に掲載された論文：Mark B. Cope and David B. Allison, "White Hat Bias: Examples of Its Presence in Obesity Research and a Call for Renewed Commitment to Faithfulness in Research Reporting," *International Journal of Obesity* 34.1 (2009): 84–88.

(71) p.174　この事実と呼ばれているものは二〇〇一年のたった一本の論文に基づいています：David S. Ludwig, Karen E. Peterson, and Steven L. Gortmaker, "Relation Between Consumption of Sugar-Sweetened Drinks and Childhood Obesity: A Prospective, Observational Analysis," *The Lancet* 357.9255 (2001): 505–8.

(72) p.177　カッツはアリソンの研究と名誉を擁護するコラムを一本書いています：David Katz, "Research Funding: When Is the Money Dirty?" June 13, 2014, http://www.huffingtonpost.com/david-katz-md/research-funding-when-is-b_5493613.html.

第５章 塩の罪

(1) p.184　激しく勝敗を競う競技選手、鋳物工場の労働者……人は除きます：AHA, "Frequently Asked Questions (FAQs) About Sodium," http://www.heart.org/HEARTORG/GettingHealthy/NutritionCenter/HealthyEating/Frequently-Asked-Questions-FAQs-About-Sodium_UCM_306840_Article.jsp.

(2) p.184　アメリカ心臓学会は、塩分摂取量が多すぎると……疾病で死亡すると言います：Ibid.

(3) p.186　アメリカの医師……ジョン・マクドゥーガルの食事プランを考察してみましょう。："Salt: The Scapegoat for the Western Diet," *McDougall Newsletter*, August 2008, https://www.drmcdougall.com/misc/2008nl/aug/salt.htm.

(4) p.186　アメリカ人に一日当たりの塩分消費は三グラム以下：United States, Congress, Senate, Select Committee on Nutrition and Human Needs, Diet Related to Killer Diseases: Hearings before the Select Committee on Nutrition and Human Needs of the United States Senate, Ninety-Fifth Congress, first session (Washington: U.S. Government Printing Office, 1977), 157.

(5) p.188　二〇一三年、論文誌『疫学』の論評：Jiang He and Tanika Kelly, "Commentary: Sodium and Blood Pressure: Never Too Late to Reduce Dietary Intake," *Epidemiology* 24.3 (2013): 419–20.

(6) p.188　これが最初に引用されたのは……アーサー・ラスキン医師が編集した：Arthur Ruskin, *Classics in Arterial Hypertension* (C. C. Thomas, 1956), xi ff.

(7) p.189　私が原典を確認したところ……塩を増やして治療せよと書いてありました：以下を参照のこと Paul U. Unschuld, and Hermann Tessenow, *Huang Di Nei Jing Su Wen: An Annotated Translation of Huang Di's Inner Classic–Basic Questions*: 2 volumes (University of California Press, 2011), 559, n. 98. ここでは、王冰は、塩は余分な火気を治療するために使うと言っています。伝統的な漢方では、高血圧は陽気あるいは火気が多すぎると理解されていました。これは間違いです。多くの現代のコンセプトを伝統的漢方で例えるのは本当に

いレビューとして以下参照のこと Jim Laidler, "High Fructose Corn Syrup: Tasty Toxin or Slandered Sweetener?," August 23, 2010, http://www.sciencebasedmedicine.org/high-fructose-corn-syrup.

(53) p.164　欺瞞と茶番、臆病、残酷、堕落下降線の諸段階である：James W. Redfield, *Comparative Physiognomy or Resemblances between Men and Animals: Illustrated by 330 Engravings* (Redfield, 1852), 270.

(54) p.165　たとえばウマアブや砂糖ツボに住みつくアリ、スズメバチについても：Ibid.

(55) p.166　私は……自分たちの製品を売る後押しをしたいわけではありません：Tara Parker-Pope, "A New Name for High-Fructose Corn Syrup," *New York Times*, September 14, 2010.

(56) p.166　二〇一四年には……イチジクロールクッキーについてのブログ記事で：Vani Hari, "The Ingredients in This Popular Snack Might Surprise You," Foodbabe.com, July 29, 2014, http://foodbabe.com/2014/07/29/fig-newtons-100-whole-grain.

(57) p.166　高果糖コーンシロップがあなたを殺す五つの理由：http://drhyman.com/blog/2011/05/13/5-reasons-high-fructose-corn-syrup-will-kill-you.

(58) p.167　砂糖の使用は飲酒癖への踏み石である：Redfield, 270–71. Cited in Woloson, 60.

(59) p.168　父親のトディー（砂糖を加えたお湯割りの酒）のコップの底に溜まった砂糖を食べていました：Cited in Woloson, 36.

(60) p.168　アルコールを飲みたい欲望とキャンディーを食べたい食欲は基本的に同じものである：Ibid., 62.

(61) p.168　アメリカ独立の父の一人であるベンジャミン・ラッシュが：Benjamin Rush, *Medical Inquiries and Observations upon the Diseases of the Mind* (John Grigg, 1830).

(62) p.168　依存症という概念は……身体的な状態へと変化させました：Joseph W. Schneider, "Deviant Drinking as Disease: Alcoholism as a Social Accomplishment," *Social Problems* (1978): 361–72.

(63) p.169　ソーダファウンテンは当初……女性らしい飲み物を提供する場所と認識されていました：以下を参照のこと Woloson, 99.

(64) p.170　アメリカ糖尿病学会のウェブサイトの「糖尿病についての神話」セクションで：http://www.diabetes.org/diabetes-basics/myths.

(65) p.170　大笑いしてしまうのは……センセーショナルな物語を産み出したことです：以下の3章と4章を参照のこと Woloson.

(66) p.171　女性の魂の大きな敵である：Cited in Woloson, 138.

(67) p.171　キャンディー、スパイス、シナモン、クローブ、ペパーミント、そしてすべての強いエッセンス：John Harvey Kellogg, Plain Facts for Old and Young (I. F. Segner, 1882), 330.

(68) p.171　神が神の法にしばしば反するものに神意として付け加えた罰則：William Andrus Alcott, *The Physiology of Marriage* (J. P. Jewett & Co., 1856), 215, 67.

Abbot, *Elizabeth, Sugar: A Bitterweet History* (New York: Penguin, 2010).
(35) p.157　ハチミツでも虫歯になること：William H. Bowen and Ruth A. Lawrence, "Comparison of the Cariogenicity of Cola, Honey, Cow Milk, Human Milk, and Sucrose," *Pediatrics* 116.4 (2005): 921–26.
(36) p.157　多くの病の原因：Jonas Hanway, *A journal of eight days journey from Portsmouth to Kingston upon Thames*, H. Woodfall, 1756, ix.
(37) p.157　空想的な欲望と自然ではない悪習を生み出す傾向があり：Ibid., 39.
(38) p.157　砂糖という外国産品：以下に引用 Mintz, "Sugar and Morality."
(39) p.157　ハンウェイは、子供たちは特に砂糖の有害な影響を受けやすく……警告しています：Hanway, *A journal*, 221.
(40) p.158　血で汚された製品：Lowell J. Ragatz, *The Fall of the Planter Class in the British Caribbean*, 1763–1833 (New York: Appleton-Century), 262. 以下より引用 Mintz, "Sugar and Morality," 176.
(41) p.158　黒い弟たちが奴隷として売られないように：Ibid.
(42) p.159　アフリカ系アメリカ人は一番甘いもの、一番塩辛いものを選んだ：Michael Moss, *Salt Sugar Fat: How the Food Giants Hooked Us* (New York: Random House, 2013), 8.
(43) p.159『果糖中毒』も『フードトラップ』も……触れていません：Nicholar Bakalar, "Added Sugars Pile Up on Children's Plates," *New York Times*, March 19, 2012.
(44) p.159　どちらの本も……無関係であることにも触れていません：Ibid.
(45) p.160　ニコラス・ベイヤードのような小売商は：Wendy A. Woloson, *Refined Tastes: Sugar, Confectionery, and Consumers in Nineteenth-Century America, No. 1* (Johns Hopkins University Press, 2002), 47. これより先は、広くウォロソン（Wendy A. Woloson）の本にしたがっている。
(46) p.161　ペニーキャンディーは若い人々のより大きなグループにとってもっと買いやすく：Ibid., 49.
(47) p.161　われわれはいつもそれを凶兆であると見なす：*The Friend, A Religious and Literary Journal*, vol. VIII, 141.
(48) p.162　果実にはもちろん果糖が含まれているが、自然の繊維も含んでいる：Ibid., 133.
(49) p.163　イェール大学の栄養学者デイヴィッド・カッツが指摘するように：David Katz, "Fructose, Fruit, and Frittering," August 2, 2013, http://www.huffingtonpost.com/david-katz-md/fructose-fruit_b_3694684.html.
(50) p.163　ハチミツには何十種類もの異なった成分が含まれていて：Cal Orey, *The Healing Powers of Honey* (Kensington Publishing Corp., 2011), 44.
(51) p.164「われわれはそれを食べるべきでしょうか？」とシッソンは問いかけ：Mark Sisson, "Is Honey a Safe (r) Sweetener?" Blog post, February 8, 2012, http://www.marksdailyapple.com/is-honey-a-safer-sweetener/#axzz3HRj3oNDZ.
(52) p.164　高果糖コーンシロップの生物学的効果は……ほぼ一致した意見だからです：For an excellent review of the evidence, このエビデンスの良

Joon Ko, Kyung Hee Park, and Christos S. Mantzoros, "Diet Patterns, Adipokines, and Metabolism: Where Are We and What Is Next?," *Metabolism: Clinical and Experimental* 63.2 (2014): 168.

(23) p.151　セックスや甘さを含め、とてつもなく嬉しく楽しいものは悪いものに違いない：Paul Rozin, "Sweetness, sensuality, sin, safety, and socialization: some speculations," In *Sweetness*, pp. 99–111 (Springer London, 1987), 100.

(24) p.152　アメリカ人の三分の一近くが……砂糖がまったく入っていない食事の方が健康的だ：Paul Rozin, Michele Ashmore, and Maureen Markwith, "Lay American Conceptions of Nutrition: Dose Insensitivity, Categorical Thinking, Contagion, and the Monotonic Mind," *Health Psychology* 15.6 (1996): 438.

(25) p.153　六〇年代、七〇年代にイギリスとアメリカで爆発的な蔗糖恐怖症が起こったことを解説しています：Harvey Levenstein, *Fear of Food: A History of Why We Worry about What We Eat* (University of Chicago Press, 2012), 145 ff.

(26) p.154　アメリカ卵栄養全国委員会（業界の科学！）は、ユドキンをアメリカに招いて：『ニューヨークタイムズ』紙配信のジーン・ヒューイットの記事がさまざま見出しで掲載されています。以下の記事を参照のこと "British Doctor Defends the Egg," Eugene *Register-Guard*, December 26, 1974.

(27) p.154　ユドキンを「予言者」、自分を「使徒」、「従者」と呼んでいます：預言者と従者についてはラスティグのユーチューブビデオ "The Bitter Truth" の 32 分あたりを参照。使徒については以下を参照のこと John Yudkin, *Pure, White and Deadly: How Sugar Is Killing Us and What We Can Do to Stop It* (New York: Penguin, 2013), xiv and xv.

(28) p.154　レイプからナチズムまですべてを砂糖のせいにしました：Jerome Irving Rodale, *Natural Health, Sugar and the Criminal Mind* (Pyramid Books, 1968).

(29) p.155　砂糖の常習性を「白い疫病」と呼び……常習は「破滅への道」だと説明していました：William Dufty, *Sugar Blues* (New York: Warner Books, 1975), 1, 96, and 14. For an analysis of Dufty and Yudkin as moralists, see Elizabeth Walker Mechling and Jay Mechling, "Sweet Talk: The Moral Rhetoric Against Sugar," *Communication Studies* 34.1 (1983): 19–32.

(30) p.155　「たった過去三年で」とクルック博士は書いています：William C. Crook, "An Alternate Method of Managing the Hyperactive Child," *Pediatrics* 54.5 (1974): 656.

(31) p.155　アメリカ国立精神衛生研究所が記述しているように：National Institute of Mental Health, "What is Attention Deficit Hyperactivity Disorder?" Accessed October 28, 2014, http://www.nimh.nih.gov/health/publications/attention-deficit-hyperactivity-disorder/index.shtml.

(32) p.156　目的と考えるべきは栄養（ではなく）むしろ消化を助ける：Sidney Mintz, "Sugar and Morality," *Morality and Health* (1997): 173–84.

(33) p.156　砂糖の歴史を研究しているシドニー・ミンツによれば：Sidney Wilfred Mintz, *Sweetness and Power* (New York: Viking, 1985).

(34) p.156　砂糖が今やハチミツを超える成功を収めている：James Hart, "The Diet of the Diseased," London: John Beale for Thomas Allot, 1633. Cited in

(10) p.141 「祝日のためのアップルクリスプ」のレシピまで載っています：Kyle Cornforth, "Celebratory Apple Crisp," March 8, 2013, Accessed October 27, 2014, http://edibleschoolyard.org/node/8113.

(11) p.142 砂糖――苦い真実：ラスティグのプレゼンは500万回以上再生されています。https://www.youtube.com/watch?v=dBnniua6-oM.

(12) p.143 タバコ、アルコール、コカイン、ヘロイン、モルヒネとの比較が目立ちます：Robert H. Lustig, *Fat Chance: Beating the Odds Against Sugar, Processed Food, Obesity, and Disease* (New York: Penguin, 2012).（『果糖中毒――19億人が太り過ぎの世界はどのように生まれたのか？』中里京子訳、ダイヤモンド社（2018））ランダムにどのページでも開いてみれば、私の言わんとしていることがわかるはずです。

(13) p.144 過去三〇年に肥満と糖尿病のアメリカ人が急増した第一要因である：Gary Taubes, "Is Sugar Toxic?," *New York Times Magazine*, April 17, 2011.

(14) p.144 二〇一三年の加糖飲料と肥満の相関を調べた研究についてのシステマティック・レビュー：Maira Bes-Rastrollo, Matthias B. Schulze, Miguel Ruiz-Canela, and Miguel A. Martinez-Gonzalez, "Financial Conflicts of Interest and Reporting Bias Regarding the Association Between Sugar-Sweetened Beverages and Weight Gain: A Systematic Review of Systematic Reviews," *PLoS Medicine* 10.12 (2013): e1001578.

(15) p.145 『ワシントンポスト』紙は、二〇一四年に……すっぱ抜きました：Tom Hamburger, " 'Soft Lobbying' War Between Sugar, Corn Syrup Shows New Tactics in Washington Influence," *Washington Post*, February 12, 2014.

(16) p.145 オンラインの著者紹介のセクションには……専門的な成果が列挙されています：http://www.springer.com/new+%26+forthcoming+titles+%28default%29/book/978-1-4899-8076-2?detailsPage=authorsAndEditors.

(17) p.145 タウベスと共著者のクリスティン・カーンズ・カズンスは……解き明かしています：G. Taubes and C. K. Couzens, "Big Sugar's Sweet Little Lies: How the Industry Kept Scientists from Asking: Does Sugar Kill?," *Mother Jones* (2012).

(18) p.147 それは今も続いています：たとえば以下を参照のこと Alan Bavley and Mike McGraw, "Big Beef: Industry Fights Back Using Money, Science," Kansas City Star, December 11, 2012. See also the American Dairy Science Institute: http://www.adsa.org.

(19) p.149 脳の報酬システムは複雑ですが：Lustig, Fat Chance, 50.

(20) p.149 タバコのような果糖配送車：Ibid., 197.

(21) p.149 食品依存症のモデルには重大な欠陥があると考えています：以下を参照のこと H. Ziauddeen and P. C. Fletcher, "Is Food Addiction a Valid and Useful Concept?," Obesity Reviews 14.1 (2013): 19–28. See also: Hisham Ziauddeen, I. Sadaf Farooqi, and Paul C. Fletcher, "Obesity and the Brain: How Convincing Is the Addiction Model?," *Nature Reviews Neuroscience* 13.4 (2012): 279–86.

(22) p.150 最新の論文が学術誌『メタボリズム』に掲載されています：Byung-

た：Ibid., 71 ff.

(73) p.131　アメリカ人が……無精で自分に甘くなってきているからだ:Ibid., 72.

(74) p.131　アメリカの六二〇人の初期医療医師についての研究：Gary D. Foster, Thomas A. Wadden, Angela P. Makris, Duncan Davidson, Rebecca Swain Sanderson, David B. Allison, and Amy Kessler, "Primary Care Physicians' Attitudes about Obesity and Its Treatment," *Obesity Research* 11.10 (2003): 1168–77. Cited in Saguy, 74.

(75) p.132　「誰のせいでもない」は……拒食症についての記事の副題：Peg Tyre, "Fighting Anorexia—No One to Blame," *Newsweek*, December 4, 2005. Cited in Saguy.

(76) p.133　アリソンの研究グループは……研究結果を発表しました：Yann C. Klimentidis, T. Mark Beasley, Hui-Yi Lin, Giulianna Murati, Gregory E. Glass, Marcus Guyton, Wendy Newton, et al., "Canaries in the Coal Mine: A Cross-Species Analysis of the Plurality of Obesity Epidemics," *Proceedings of the Royal Society B: Biological Sciences* 278.1712 (2011): 1626–32.

(77) p.134　アメリカ心臓学会はすべての種類の脂肪の量を……に推奨しています: http://www.heart.org/HEARTORG/Conditions/Cholesterol/PreventionTreatmentofHighCholesterol/Know-Your-Fats_UCM_305628_Article.jsp.

(78) p.134　ハーバード大学公衆衛生大学院は……としています。: http://www.hsph.harvard.edu/nutritionsource/healthy-eating-plate.

第４章 砂糖狂い

(1) p.137　甘さはこうやって毒になる：http://healthland.time.com/2013/08/14/how-sweet-can-become-toxic.

(2) p.138　ウェブサイトには、制作者が提供した冷静な統計が長々と載っています: http://fedupmovie.com/#/page/about-the-issue?scrollTo=facts.

(3) p.139　なんと砂糖には五六もの別名があります：E-mail, Fed Up Challenge Day 2.

(4) p.139　これは悪魔の数よりも一五も多い数です：名前の数には議論がありますが、聖書に出てくるものの便利な引用は、以下にあります http://www.markbeast.com/satan/names-of-satan.htm.

(5) p.139　砂糖の摂取に対する新しいガイドラインを発表しました："WHO opens public consultation on draft sugars guidelines," March 5, 2014. 砂糖の絶対的な許容量は総カロリーの 10%、そして、目標は 5%以下です。 http://www.who.int/mediacentre/news/notes/2014/consultation-sugar-guideline/en.

(6) p.141　食べられる校庭：http://edibleschoolyard.org/our-story.

(7) p.141　「狡猾で」「不誠実な」ファストフード文化：Lindsey Christians, "Alice Waters Decries 'Insidious' Fast Food Culture," *Capital Times*, March 28, 2014.

(8) p.141　今は健康の異常発生のただ中にいるのです：Roberta Furger, "Middle School Students Grow Their Own Lunch," March 11, 2004, Edutopia.com, http://www.edutopia.org/garden-of-eating-middle-schoolers-grow-lunch.

(9) p.141　まるで砂糖の大プロパガンダのように読めてしまいます：Ibid.

(55) p.125　肉を断って長寿だった：Ibid., 27.

(56) p.125　ウイリアム・ラムという人が……推測された関連を利用しました：William Lambe and Joel Shew, *Water and Vegetable Diet in Consumption, Scrofula, Cancer, Asthma, and Other Chronic Diseases* (Fowlers & Wells, 1854). これはアメリカ版の題です。1815年のイギリス版の原書の題は *Additional Reports on the Effects of a Peculiar Regimen in Cases of Cancer, Scrofula, Consumption, Asthma, and Other Chronic Diseases.*

(57) p.125　強いエール、動物性食品と大量のバターとチーズの食事で非常に太っていました：Ibid., 60.

(58) p.125　動物性食品は明らかに肥満傾向を生じさせる。わずかな疑いの余地さえない：Ibid., 73.

(59) p.126　脂肪を食べると脂肪がついて太るように……食欲と性欲が増加するというのです：Or, Remarks on Diet and Regimen. Dedicated to the Rising Generation (W. Applegate, 1835). たとえば 114 ff.

(60) p.126　この主張を裏付けようと、グラハムは……完璧に健康だという逸話を集めました：Ibid., 25 ff.

(61) p.126　人には鋭い牙は与えられていない：Ibid., 105.

(62) p.126　カリフォルニアの柑橘類栽培者は……一八日間ダイエットを広めました：Harvey A. Levenstein, *Paradox of Plenty: A Social History of Eating in Modern America* (University of California Press, 2003), 11.

(63) p.126　さまざまな二種類食品ダイエット：Ibid.

(64) p.127　グレープフルーツジュースダイエットもありました：Ibid.

(65) p.127　酸っぱいパイナップルがラム肉を消化し：Berkowitz, *The Hundred Year Diet*, 34.

(66) p.127　これはミシガン大学とスミスカレッジで一九二〇年代に大流行しました：Ibid.

(67) p.127 「変わるアメリカのダイエット物語」は……理想的な時代としてみていて：Taubes, *Good Calories, Bad Calories*, 10.

(68) p.128　ロジンとの研究グループは……狩猟と食生活と家族の説明文を書きました：Carol Nemeroff and Paul Rozin, " 'You Are What You Eat': Applying the Demand-Free 'Impressions' Technique to an Unacknowledged Belief," *Ethos* 17.1 (1989): 50–69.

(69) p.129　心理学者マイケル・オークスが……脂肪含有量とカロリーのどちらが重要かを：Michael E. Oakes, "Stereotypical Thinking about Foods and Perceived Capacity to Promote Weight Gain," *Appetite* 44.3 (2005): 317–24.

(70) p.129　二人は低脂肪ラベルが食品消費に及ぼす影響を実験するため：Brian Wansink and Pierre Chandon, "Can 'Low-Fat' Nutrition Labels Lead to Obesity?," *Journal of Marketing Research* 43.4 (2006): 605–17.

(71) p.131　ＵＣＬＡの社会学者アビゲイル・サガイはそうではないと論じています：Abigail C. Saguy, *What's Wrong with Fat?* (Oxford University Press, 2012).

(72) p.131　肥満については「自己責任の枠組み」が優勢であることがわかりまし

"Weight Loss in the Age of Reason," in Christopher E. Forth and Ana Carden-Coyne, eds., *Cultures of the Abdomen: Diet, Digestion, and Fat in the Modern World* (New York: Palgrave Macmillan, 2005), 171.

(37) p.120　患者を電球を並べた箱に入れて六〇度の高温に晒させた：Christopher E. Forth, "The Belly of Paris," Ibid., 214.

(38) p.120　ヨハン・フリードリヒ・ヘルトは、肥満をベルトのサイズで表した最初の人：Albala, Ibid., 175–77.

(39) p.121　歴史学者ルーシア・ダコメは……年代記としてまとめています：Useless and Pernicious Matter: Corpulence in Eighteenth-Century England," Ibid.

(40) p.121　われわれの時代よりも肥満症の実例を提供している時代はかつてなかっただろう：Thomas Short, *A Discourse Concerning the Causes and Effects of Corpulency: Together with the Method for Its Prevention and Cure*. By Thomas Short, MD, J. Roberts, near the Oxford Arms in Warwick Lane, 1727, 10.

(41) p.121　フランネルのシャツを着ること、沼地から引っ越すこと：Ibid, 75, 11.

(42) p.121　魚と鶏肉を勧め、脂肪の多い特に子牛肉、豚肉、ベーコン、羊肉などの肉を避けるように：Ibid., 72. ショート（Short）は魚と鶏は「栄養が少ない」と言っています。脂の多い肉を禁止するにあたって、カロリーを減らすというような考えを持っていたのかもしれません。同時にある種の食物は消化が悪く、身体の中に長く残る結果になるので、望ましくないと考えていたようです。野菜や甲殻類などです。どういう論理なのかははっきりとはわからないのですが、どんな理屈であれショートは脂肪の多い肉は認めておらず、はっきりと勧めているのは「オート麦、ライ麦、大麦のパン」だけです。正確には低糖質ではないのです。

(43) p.122　酢やレモンジュースでやや酸味をつけた水：Ibid., 73.

(44) p.122　ほどほどで、控える：Ibid., 72.

(45) p.122　裕福な者、怠け者、贅沢な者：George Cheyne, *The English Malady, Or a Treatise of Nervous Diseases of All Kinds* . . . by George Cheyne, 1733, 28. Cited in Fredrik Albritton Jonsson, "The Physiology of Hypochondria in Eighteenth-Century Britain," Ibid., 17.

(46) p.122　種子、パン、あらびきの根菜とフルーツ：*The English Malady*, 337.

(47) p.123　動物性脂肪をほしいままに食べる人々：William Wadd, *Cursory remarks on corpulence; or Obesity considered as a disease*, Reprint 1816, 79.

(48) p.123　菜食の効果について強力なエビデンス：Ibid., 40.

(49) p.123　富裕な家：Ibid., 80.

(50) p.123　熟したサトウキビ以外食べるものがないのに：Ibid., 79.

(51) p.123　動物性の食事をを避けている菜食主義者であっても：Ibid., 78.

(52) p.125　人間が社会的に感染させた動物：Percy Bysshe Shelley, *A Vindication of Natural Diet*, No. 4, F. Pitman, 1886, 12.

(53) p.125　途方もない種類の病気で：Ibid., 12.

(54) p.125　死の大食漢のポン引き：Ibid., 26.

Doctor: Unprocessed Fatty Foods May Actually Be Good for You," Independent. com, October 23, 2013, http://www.independent.co.uk/life-style/health-and-families/health-news/top-heart-doctor-unprocessed-fatty-foods-may-actually-be-good-for-you-8897707.html.

(24) p.113　すべての慢性病が長年脂肪を食べてきたせいにされたのは：Nina Teicholz, *The Big Fat Surprise: Why Butter, Meat and Cheese Belong in a Healthy Diet* (New Yourk: Simon and Schuster, 2014), 28.

(25) p.114　炭水化物を含むもの……などは丁寧に避けていた：Gary Taubes, *Good Calories, Bad Calories* (New York: Random House LLC, 2007), x.

(26) p.114　できる限りのすべての甘いもの、でんぷん、そして油の多い食べ物を避ける：William A. Woodbury, *How to Get Thin and How to Acquire Plumpness: A Text Book for Professional and Private Use* (G. W. Dillingham, 1915), 15.

(27) p.114　豚肉は太る性質がある：William Banting, Letter on Corpulence, Addressed to the Public …… with Addenda (Harrison, 1869), 47.

(28) p.116　トラのペニスを食べ、トラの血を飲むなど特殊な嗜好を：Shaojie Huang, "Businessman Guilty of Killing and Eating Tigers," Sinosphere blog for *New York Times*, June 13, 2014, http://sinosphere.blogs.nytimes.com/2014/06/13/businessman-guilty-of-killing-and-eating-tigers.

(29) p.116　『ニューヨークタイムズ』紙に掲載された……生息数の減少についての記事：Philip Shenon, "The World; Poachers 'n' Tigers 'n' Bears," *New York Times*, December 11, 1994.

(30) p.116　中国漢方施術者の還元主義的な世界観における強力な神話：Ibid.

(31) p.117　アメリカ原住民は鹿肉を食べると足が速くなると信じる：James George Frazer, The Golden Bough: A Study in Magic and Religion, Accessed on Project Gutenberg, LI, Homeopathic Magic of a Flesh Diet, http://www.gutenberg .org/dirs/etext03/bough11h.htm. すべての例はこのセクションによります。フレイザーはインドのミシン族を「アッサムのミリ族」と呼んでいます。

(32) p.118　中国のトラのペニスの市場は小さくなり続けています。：William Von Hippel, Frank A. Von Hippel, Norman Chan, and Clara Cheng, "Exploring the Use of Viagra in Place of Animal and Plant Potency Products in Traditional Chinese Medicine," *Environmental Conservation* 32.3 (2005): 235–38.

(33) p.118　古代ギリシャの医師ガレノスは紀元二世紀の著作：Niki S. Papavramidou, Spiros T. Papavramidis, and Helen Christopoulou-Aletra, "Galen on Obesity: Etiology, Effects, and Treatment," *World Journal of Surgery* 28.6 (2004): 631–35. ガレノスについての情報はすべてこの記事に依っています。

(34) p.119　ルネッサンス時代初期の医師たちは赤いぶどうは血液に良いと言っていました：Ken Albala, *Eating Right in the Renaissance* (University of California Press, 2002), 80.

(35) p.120　共感魔術の理屈は……性質を吸収するというものです：Ibid., 168.

(36) p.120　食の歴史を研究するケン・アルバーラが指摘する：Ken Albala,

の事後検討会でのプレゼンテーションを参照のこと：https://acss.org.uk/wp-content/uploads/2014/01/5-AcSS-IAG-Seminar-3-Holm.pdf.

(12) p.107　ある意味大量殺人に等しい：William Borders, "New Diet Decried by Nutritionists," *New York Times*, July 7, 1965. Cited in Susan Berkowitz, *The Hundred Year Diet: America's Voracious Appetite for Losing Weight* (New York: Rodale, 2010).

(13) p.108　説得力のある事例を描いてみせました：Gary Taubes, "The Soft Science of Dietary Fat," *Science* 291.5513 (2001): 2536–45. Gary Taubes, "What If It's All Been a Big Fat Lie?," *New York Times* Magazine 7 (2002).

(14) p.108　高脂肪食は低糖質食よりも悪いわけではありませんでした：最近のブランド付きダイエットのメタ分析は以下を参照のこと Bradley C. Johnston, Steve Kanters, Kristofer Bandayrel, Ping Wu, Faysal Naji, Reed A. Siemieniuk, Geoff DC Ball, et al., "Comparison of Weight Loss Among Named Diet Programs in Overweight and Obese Adults: A Meta-Analysis," *JAMA* 312.9 (2014): 923–33.

(15) p.109　ウォルター・ウィレットは……植物油の方が、当然ながらバターより健康に良いと答えています：http://www.cnn.com/2014/06/06/health/saturated-fat-debate.

(16) p.109　ローカロリークッキーへの大転換：David Katz, "Is All Saturated Fat the Same?," June 15, 2011, http://www.huffingtonpost.com/david-katz-md/saturated-fat_b_875401.html.

(17) p.109　ほとんどまちがいなくバカなことをやったのです：David Katz, "Scapegoats, Saints and Saturated Fats: Old Mistakes in New Directions," October 24, 2013, http://www.huffingtonpost.com/david-katz-md/saturated-fat_b_4156320.html.

(18) p.109　とても説得力のあるデータがあります：Katz, "Is All Saturated Fat the Same?"

(19) p.110　アメリカがん研究協会（ＡＩＣＲ）は、ウエブサイトで……宣言しています：" 'Eat Butter'? The Skinny On Saturated Fat," June 19, 2014, http://blog.aicr.org/2014/06/19/eat-butter-the-skinny-on-saturated-fat.

(20) p.110　最適なのは……自分に合った方法なのです：Freedhoff confirmed this to me in an interview. Also see this characteristically levelheaded blog post, "Atkins—the King of Diets?," March 6, 2007, http://www.weightymatters.ca/2007/03/atkins-king-of-diets.html.

(21) p.111　アシーム・マルホトラは……率直に書いています：Aseem Malhotra, "Saturated Fat Is Not the Major Issue," *BMJ: British Medical Journal* 347 (2013).

(22) p.111　政府は豊富なエビデンスに基づいて推奨をしています：Sarah Boseley, "Butter and Cheese Better Than Trans-Fat Margarines, Says Heart Specialist," Guardian.com, October 23, 2013, http://www.theguardian.com/lifeandstyle/2013/oct/22/butter-cheese-saturated-fat-heart-specialist.

(23) p.111　独立したエビデンスを分析した結果：Charlie Cooper, "Top Heart

=print.

(2) p.103　揚げ油を吸わない特別な衣：Alexandra Sifferlin, "Have It the Healthier Way: Burger King Reveals Low-Fat Satisfries," September 24, 2013, for *Time*'s online "Healthland" section, http://healthland.time.com/2013/09/24/have-it-the-healthier-way-burger-king-reveals-low-fat-satisfries.

(3) p.104　アメリカ心臓学会は……アドバイスしています：アメリカ心臓病学会の低脂肪料理アドバイスについては、学会の低脂肪低コレステロール料理の本を参照のこと American Heart Association *Low-Fat, Low-Cholesterol Cookbook: Delicious Recipes to Help Lower Your Cholesterol*, 4th ed. (New York: Clarkson Potter, 2008). 学会はロビンフッドの愉快な仲間ではありません。「ほどほどのアルコール摂取は心臓病のリスクを減らす可能性があります」にもかかわらず「お酒を飲むのであれば、控えめに飲みましょう。飲まないのであればこれからも飲んではいけません」Ibid., 7.

(4) p.104　心臓病を予防して体重増加を避けることができる：Ibid., 3–5.

(5) p.104　確かな科学の何十年にもわたる成果が、……心臓病のリスクを上げることを証明しています：http://www.heart.org/HEARTORG/General/Frequently-Asked-Questions-About-Saturated-Fats_UCM_463756_Article.jsp.

(6) p.105　『アメリカ臨床栄養学会誌』に発表された研究について触れていません：Marcia C. de Oliveira Otto, Dariush Mozaffarian, Daan Kromhout, Alain G. Bertoni, Christopher T. Sibley, David R. Jacobs, and Jennifer A. Nettleton, "Dietary Intake of Saturated Fat by Food Source and Incident Cardiovascular Disease: The Multi-Ethnic Study of Atherosclerosis," *American Journal of Clinical Nutrition* 96.2 (2012): 397–404.

(7) p.105　この研究は脂肪を減らそうという呼びかけに疑問を投げかけています：Rajiv Chowdhury, Samantha Warnakula, Setor Kunutsor, Francesca Crowe, Heather A. Ward, Laura Johnson, Oscar H. Franco, et al., "Association of Dietary, Circulating, and Supplement Fatty Acids with Coronary Risk: A Systematic Review and Meta-Analysis," *Annals of Internal Medicine* 160.6 (2014): 398–406. この研究は猛烈な抗議を引き起こしました。著者らが元の論文のまちがいを訂正しなくてはならなくなった後に特に激しくなりました。栄養科学でありがちなことですが、肯定的な証明ではなく、ほとんどの食のガイドラインが合法的には無効だと指摘されている結論に基づいているという山のような証拠をさらに増やしたのでした。

(8) p.105　デンマーク国民は他国民と比較しても健康で細身です：http://www.noo.org.uk/NOO_about_obesity/adult_obesity/international.

(9) p.105　世界で最初に飽和脂肪酸に税金をかけることにしました：Marion Nestle, "World's First Fat Tax: What Will It Achieve?," *New Scientist*, October 23, 2011, http://www.newscientist.com/article/mg21228356.600-worlds-first-fat-tax-what-will-it-achieve.html#.VE1mU76przI.

(10) p.106　デンマークの革命的な実験にお祝いを述べさせてほしい：Ibid.

(11) p.107　その科学的な根拠もはっきりしていませんでした：この当時のデンマークの科学者たちもはっきりわかっていませんでした。コペンハーゲン大学

(102) p.95　専門家としての活動を通して、よくある症状……が医学的な症状とされてしまうことを批判し続けています：Nortin M. Hadler, *Worried Sick: A Prescription for Health in an Overtreated America* (University of North Carolina Press, 2012). こうした問題についての本に「不安病」と題をつけたのは、ハドラー（Nortin M. Hadler）が最初ではありません。同じような論議の過去バージョンは以下を参照のこと Arthur J. Barsky, *Worried Sick: Our Troubled Quest for Wellness* (New York: Little, Brown and Co, 1988).

(103) p.96　ある症状がおそらく心因性だというはっきりした公的メッセージ：Simon Wessely, "Responding to Mass Psychogenic Illness," *New England Journal of Medicine* 342.2 (2000): 129–30.

(104) p.97　実は二〇世紀前半には日常的にヒステリーと診断されてきました：Louis R. Caplan and Theodore Nadelson. "Multiple Sclerosis and Hysteria: Lessons Learned from Their Association," *JAMA* 243.23 (1980): 2418–21.

(105) p.98　自分たちの恐ろしい健康問題について語ります：Harvey A. Levenstein, *Revolution at the Table: The Transformation of the American Diet* (University of California Press, 1988), 86. Also cited in Abel.

(106) p.98　最近のラジオ討論で自分の食事療法について：デイヴィス（William Davis）は保健法と科学政策を専門とする教授で『万能治療法健康――フィットネス、幸福についてのねじれたメッセージを解きほぐす』（未邦訳）の著者であるティム・コールフィールドと討論しました。http://www.cbc.ca/q/blog/2013/02/07/are-wheat-free-diets-a-fad; Matthew Chang and Peter H. R. Green, "Genetic Testing Before Serologic Screening in Relatives of Patients with Celiac Disease as a Cost Containment Method, *Journal of Clinical Gastroenterology* 43.1 (2009): 43–50.

(107) p.99　グルテン過敏症なのではないかと疑っている人々に医者に行って検査を受けるように呼び掛けています：http://www.oregonlive.com/living/index.ssf/2012/02/focus_on_gluten_q_a_with_celia.html. 下記も参照のこと Peter H. R. Green and Rory Jones, *Celiac Disease: A Hidden Epidemic* (New York: Collins, 2006).

(108) p.101　メイヨー・クリニックのジョセフ・ムーレイ医師があるインタビューで述べているように：Jane Brody, "When Gluten Sensitivity Isn't Celiac Disease," New York Times, October 6, 2014, http://well.blogs.nytimes.com/2014/10/06/when-gluten-sensitivity-isnt-celiac-disease/?_php=true&_type=blogs&_r=0.

(109) p.101　アレッシオ・ファサノ医師に聞いてみました：以下のポッドキャストからの書き起こし www.glutenfreeschool.com, May 20, 2014, http://www.glutenfreeschool.com/2014/05/20/alessio-fasano-gluten-freedom.

第３章 脂肪の魔術

(1) p.103　極地の魚のクローンで作った不凍タンパク質：Julia Moskin, "Creamy, Healthier Ice Cream? What's the Catch?," *New York Times*, July 26, 2006, http://www.nytimes.com/2006/07/26/dining/26cream.html?pagewanted

た、以下を参照のこと Simon Chapman, "Wind turbine syndrome: a classic 'communicated' disease," July 19, 2012, http://theconversation.com/wind-turbine-syndrome-a-classic-communicated-disease-8318.

(94) p.85　風車症候群の仕組みを研究するために：Fiona Crichton, George Dodd, Gian Schmid, Greg Gamble, and Keith J. Petrie, "Can Expectations Produce Symptoms from Infrasound Associated with Wind Turbines?," *Health Psychology* 33.4 (2014): 360.

(95) p.86　彼が二〇〇八年に『イギリス医療ジャーナル』誌に掲載した見解：Nicholas A. Christakis, "This Allergies Hysteria Is Just Nuts," *BMJ*: *British Medical Journal* 337.7683 (2008): 1384. また、下記も参照のこと Miranda R. Waggoner, "Parsing the Peanut Panic: The Social Life of a Contested Food Allergy Epidemic," *Social Science & Medicine* 90 (2013): 49–55.

(96) p.89　アメリカ人の拒食症、過食症、過食性障害の生涯有病率の推定：James I. Hudson, Eva Hiripi, Harrison G. Pope Jr., and Ronald C. Kessler, "The Prevalence and Correlates of Eating Disorders in the National Comorbidity Survey Replication," *Biological Psychiatry* 61.3 (2007): 348–58.

(97) p.89　拒食症と過食症は致死率が四パーセント程度：http://www.anad.org/get-information/about-eating-disorders/eating-disorders-statistics.

(98) p.89　食物アレルギーで死亡する人全員よりも摂食障害で死亡する人の方が一〇倍も多いのです：メレディス・ブルサード（Meredith Broussard）によれば、食物アレルギーによる死の多くは誇張されています。彼女の記事 "Everyone's Gone Nuts," Harper's, January 2008. を参照のこと。ブルサードは食物アレルギーによる死者数は年間 12 人程度であるのに対して、拒食症だけでどんなに少なく見積もっても年間 145 人が死亡しているといいます。以下を参照のこと Paul L. Hewitt, Stanley Coren, and G. D. Steel, "Death from Anorexia Nervosa: Age Span and Sex Differences," *Aging & Mental Health* 5.1 (2001): 41–46.

(99) p.89　グルテンで深刻な体重増加が起こると確認：http://www.naturalnews.com/038699_gluten_weight_gain_wheat_belly.html.

(100) p.89　小麦があなたをデブにする三つの隠されたわけ：マーク・ハイマン医師（Mark Hyman）は自分の恐ろしい題をつけた記事を素晴らしい言い回しで味付けしています。「小麦が織り上げたミステリー」（wheat weaves its misery）「津波のように押し寄せる慢性病」（tsunami of chronic illness）「フランケンフード」（FrankenFoods）また、お約束であるかのように、祖父母を持ち出しています。「これはひいお婆ちゃんがパンを焼くのに使っていた小麦ではありません」（this is not the wheat your great-grandmother used to bake her bread）http://www.huffingtonpost.com/dr-mark-hyman/wheat-gluten_b_1274872 .html.

(101) p.92　私の場合：Amy Kubal, "Coming Out," blog post, February 12, 2014, http://robbwolf.com/2014/02/12/coming-out. 猛烈な人気がある原始食ダイエットのウエブサイトの管理者で、原始食で最も崇められている導師の一人であるロブ・ウルフ（Robb Wolf）は、エイミーの記事を掲載したことで賞賛されても良いでしょう。この記事によって除去食ダイエッターのコミュニティーで猛反省がの口火が切られますように。

を使うことを支持し始めています。ただし、なぜ効くのか、どの患者に向いているのか、そしてどれくらいの期間効くのかについて、それに加えて潜在的な欠点と副作用を見極めるためにもさらなる検討が必要です。しかしながら、この有望な研究は、現代医療の一致した見解を無視して、反権力のダイエット導師たちを信用すべきだと追認しているわけではありません。全く逆です。これは、ゴッシャル（Gottschall）のような人々が自信過剰気味に、（そして間違って）セリアック病や自閉症を「治癒させる」と話すのは、彼らが選んだ食事療法のもっとずっと優しい効き目を証明してくれるはずの研究者その人を遠ざけてしまうリスクを犯しているということを表わしています。これはこの研究から大きな利益を受ける筈の患者にとって、ひどい仕打ちになってしまいます。本当に効く可能性がある治療とニセ医学の万能薬とを区別するのがむずかしいままになってしまうのです。たとえば、以下参照のこと。Stanley A. Cohen, et al., "Clinical and Mucosal Improvement with the Specific Carbohydrate Diet in Pediatric Crohn's Disease: A Prospective Pilot Study," *Journal of Pediatric Gastroenterology and Nutrition* (2014).

(86) p.82　一九九九年六月八日にベルギー、ボーネムの小さな学校で始まりました：Benoit Nemery, Benjamin Fischler, Marc Boogaerts, Dominique Lison, and Jan Willems, "The Coca-Cola Incident in Belgium, June 1999," *Food and Chemical Toxicology* 40.11 (2002): 1657–67. 私の説明はこのきわめて詳細な記事に基づいています。

(87) p.83　発がん物質と疑われていた：Jouko Tuomisto and Jouni T. Tuomisto, "Is the Fear of Dioxin Cancer More Harmful Than Dioxin?," *Toxicology Letters* 210.3 (2012): 338–44.

(88) p.83　ダイオキシン事件でリスク受容に大きく影響するいくつもの要因が重なりました："The Coca-Cola Incident," 2.2.

(89) p.84　報告された苦情の驚くべき一貫性：Benoit Nemery, Benjamin Fischler, Marc Boogaerts, and Dominique Lison, "Dioxins, Coca-Cola, and Mass Sociogenic Illness in Belgium," *The Lancet* 347.9172 (1999): 77.

(90) p.84　自分たちは悪魔に取りつかれたと信じ込み、動物の真似をし：Robert E. Bartholomew and Simon Wessely, "Protean Nature of Mass Sociogenic Illness: From Possessed Nuns to Chemical and Biological Terrorism Fears," *British Journal of Psychiatry* 180.4 (2002): 300–306.

(91) p.85　シンガポールの高校の生徒たちが……息苦しくなったりしました：Ibid.

(92) p.85　一九八九年にはテネシー州の高校でも同じことが起こり：Timothy F. Jones, Allen S. Craig, Debbie Hoy, Elaine W. Gunter, David L. Ashley, Dana B. Barr, John W. Brock, and William Schaffner, "Mass Psychogenic Illness Attributed to Toxic Exposure at a High School," *New England Journal of Medicine* 342.2 (2000): 96–100.

(93) p.85　この症候群は英語圏の国々では広く公表されていて：以下を参照のこと Ketan Joshi, "Diseases That Speak English," blog post, October 6, 2012, http://etwasluft.blogspot.com/2012/10/diseases-that-speak-english.html. ま

(75) p.78　グルテンフリーを選ぶでしょう：Ibid., 183.
(76) p.78　ジェニファー・アニストンは二〇一〇年に：http://www.thedailybeast.com/galleries/2010/08/01/gluten-free-stars.html.
(77) p.78　ベビーフードダイエット：http://www.huffingtonpost.com/2010/05/05/jennifer-aniston-put-on--b_n_564484.html.
(78) p.79　みんな一週間はグルテン抜きを試してみるべきよ：https://twitter.com/MileyCyrus/status/189211162808827905.
(79) p.80　人々は……症状が良くなったと反応することが研究で明らかになっています：Karolina Wartolowska, Andrew Judge, Sally Hopewell, Gary S. Collins, Benjamin JF Dean, Ines Rombach, David Brindley, Julian Savulescu, David J. Beard, and Andrew J. Carr, "Use of Placebo Controls in the Evaluation of Surgery: Systematic Review," *BMJ: British Medical Journal* 348 (2014). David Colquhoun and Steven P. Novella, "Acupuncture Is Theatrical Placebo," *Anesthesia & Analgesia* 116.6 (2013): 1360–63.
(80) p.80　ノセボ効果は逆方向のプラセボ効果です：Robert A. Hahn, "The Nocebo Phenomenon: Concept, Evidence, and Implications for Public Health," *Preventive Medicine* 26.5 (1997): 607–11.
(81) p.80　二〇〇九年の乳糖に関する研究では……症状を訴えたと報告されています：Piero Vernia, Mauro Di Camillo, Tiziana Foglietta, Veronica E. Avallone, and Aurora De Carolis, "Diagnosis of Lactose Intolerance and the 'Nocebo' Effect: The Role of Negative Expectations," *Digestive and Liver Disease* 42.9 (2010): 616–19.
(82) p.80　モナシュ大学が……強いノセボ効果が観察されています："A high nocebo response was found regardless of known background dietary triggers . . . " Biesierkski et al., "No effects of gluten," 2013.
(83) p.81　多くの場合グルテン過敏症は……ノセボ効果によって引き起こされる架空のものである：Umberto Volta, Giacomo Caio, Francesco Tovoli, and Roberto De Giorgio, "Non-Celiac Gluten Sensitivity: Questions Still to Be Answered Despite Increasing Awareness," *Cellular & Molecular Immunology* 10.5 (2013) : 386.
(84) p.81　治療が有名で、高価で、非常に儀式的である場合には、プラセボ効果が増します：A. Branthwaite and P. Cooper, clinical research edition, "Analgesic Effects of Branding in Treatment of Headaches," *British Medical Journal* 282.6276 (1981): 1576. Rebecca L. Waber, Baba Shiv, and Ziv Carmon, "Commercial Features of Placebo and Therapeutic," *JAMA* 299.9 (2008): 1016–17. Ted J. Kaptchuk, William B. Stason, Roger B. Davis, Anna RT Legedza, Rosa N. Schnyer, Catherine E. Kerr, David A. Stone, Bong Hyun Nam, Irving Kirsch, and Rose H. Goldman, "Sham Device v Inert Pill: Randomised Controlled Trial of Two Placebo Treatments," *BMJ* 332.7538 (2006): 391–97.
(85) p.82　尋常ならざる努力については：最近の研究は、ひどく遅ればせながら、クローン病と潰瘍性大腸炎のコントロールにゴッシャルの特定炭水化物食療法

php?3760-Installment-34-Ask-the-Doctor-hosted-by-Dr-James-Braly.

(63) p.74　感情的で、選り好みが激しく……そしていつも自分が病気だと思い込んでいる：*Dangerous Grains*, xvii.

(64) p.74　ジャックは聞き入れませんでした：Ibid., xix. ホーガン（Hoggan）は私との取材インタビューでこの話をすばらしく詳細に話してくれました。インタビューが終わった後、彼は疑いを覚えて、話したくないことまで話させるように仕向けたと私を責めました。彼が私を責めるようになったあと、連絡を取ろうとしましたが失敗しました。彼が私に話してくれた人生の話の個人的な詳細は書かないように、公開されているものだけを取り上げるように努力しました。

(65) p.75　数ヵ月に渡る鬱と無気力、腹部の痛みが起こりました：Ibid., xx.

(66) p.75　線維筋痛症、過敏性大腸炎症候群、糖尿病、アトピーその他の症状で……セリアック病患者が含まれている：Bruce Taubman, Peter Mamula, and David D. Sherry, "Prevalence of Asymptomatic Celiac Disease in Children with Fibromyalgia: A Pilot Study," *Pediatric Rheumatology* 2011, 9:11.

(67) p.75　過敏性大腸炎症候群：David S. Sanders, Martyn J. Carter, David P. Hurlstone, Alison Pearce, Anthony Milford Ward, Mark E. McAlindon, and Alan J. Lobo, "Association of Adult Coeliac Disease with Irritable Bowel Syndrome: A Case-Control Study in Patients Fulfilling ROME II Criteria Referred to Secondary Care," *The Lancet* 358.9292 (2001): 1504–8.

(68) p.75　糖尿病：T. Not, A. Tommasini, G. Tonini, E. Buratti, M. Pocecco, C. Tortul, M. Valussi, et al., "Undiagnosed Coeliac Disease and Risk of Autoimmune Disorders in Subjects with Type I Diabetes Mellitus," *Diabetologia* 44.2 (2001): 151–55.

(69) p.75　アトピーその他の症状：D. Zauli, A. Grassi, A. Granito, S. Foderaro, L. De Franceschi, G. Ballardini, F. B. Bianchi, and U. Volta, "Prevalence of Silent Coeliac Disease in Atopics," *Digestive and Liver Disease* 32.9 (2000): 775–79.

(70) p.76　慢性の健康問題に悩む人々の間にある噂が流れ始めました：ロン・ホーガンと（Ron Hoggan）の個別取材インタビュー。ホーガンによれば中でもオンラインのチャットルームで彼の本が噂になって広がったそうです。

(71) p.77　グーグル検索大学：Jenny McCarthy, *Louder Than Words: A Mother's Journey in Healing Autism* (New York: Penguin, 2007), 166.

(72) p.78　グルテン過敏症と言われる軽いセリアック病は……人に見られる：Joseph Mercola, *The No-Grain Diet: Conquer Carbohydrate Addiction and Stay Slim for Life* (New York: Penguin, 2004), 27.

(73) p.78　私たちは祖父母のように……享受することはもうできません：Ibid., 149.

(74) p.78　ほとんどの人に良いもので：Elisabeth Hasselbeck, *The G-Free Diet: A Gluten-Free Survival Guide* (New York: Center Street, 2011), 192.（コロンビア大学医療センターセリアック病センター長）ピーター・グリーン医師（Dr. Peter Green）は、ハッセルバックの立場には賛成していないものの、実はこの本の前書きを書いています。http://glutendude.com/celebrities/elizabeth-hasselbeck-or-dr-peter-green.

in Abel.

(47) p.68　赤ちゃんには生後四、五ヵ月ではなく、四、五週間からバナナを与え始めなさい：William Brady, "Mothers Making Baby Book Obselete," *Milwaukee Sentinel*, October 1, 1959, 11.

(48) p.68　三人の赤ちゃんに生後二週間ほどでバナナを与え始めました：Ibid.

(49) p.69　後戻りしない恒久的な治癒をもたらすことができるのです：Sidney Haas, "Celiac Disease," *New York State Journal of Medicine* 63 (1963): 1346. Cited in Abel.

(50) p.70　セリアック病についてアメリカ人が書いた研究論文は全体の一パーセントだけでした：Alessio Fasano, "Where Have All the American Celiacs Gone?," *Acta Paediatrica* 85.s412 (1996): 20–24. Cited in Abel.

(51) p.70　新聞や雑誌の記事でこの病気が取り上げられることはありませんでした：Abel, 103.

(52) p.70　ジュディは一九五五年に深刻な慢性腸疾患と下血に苦しむようになりました："About the Author," http://www.breakingtheviciouscycle.info/p/about-the-author. このあとの物語はこのウェブサイトの「著者について」のセクションに従って書いています。

(53) p.71　医師たちが知的な怠慢からディッケの方法に引き寄せられたと責め：Elaine Gottschall, "Whatever Happened to the Cure for Coeliac Disease?," Nutritional Therapy Today 7.1 (1997): 8–11. ゴッシャル（Elaine Gottschall）はセリアック病のグルテンフリー療法は「食品生化学を探求しなぜトウモロコシのようなグルテンが含まれた食物が許されると考えられたのかを探求する必要がなかったから」魅力的だったのですと書いています。

(54) p.71　生物学士を取得後、栄養生化学及び細胞生物学で修士号を取得しました："About the Author," http://www.breakingtheviciouscycle.info/p/about-the-author.

(55) p.71　「特定炭水化物食療法」だけが本当にセリアック病を治療できると主張し：(「セリアック病の治療に起こったこと」）の中で、ゴッシャルは「特定炭水化物食療法」は、最低１年続ければほとんどのセリアック病を完全に治療できるという結果を出している」と書いています。

(56) p.71　他の症候群：http://www.breakingtheviciouscycle.info/home.

(57) p.71　自閉症についての一章が加えられていて：http://www.breakingtheviciouscycle.info/p/scd-autism.

(58) p.72　特定炭水化物ダイエットは生物学的に正しいのです：http://www.breakingtheviciouscycle.info/p/beginners-guide.

(59) p.73　ジェームズ・ブラリー博士とロン・ホーガンが『危険な穀物』を出版しました：James Braly and Ron Hoggan, *Dangerous Grains: Why Gluten Cereal Grains May Be Hazardous to Your Health* (New York: Penguin, 2002).

(60) p.73　モルヒネそっくりでモルヒネのように効く：Ibid., 109.

(61) p.74　プロフィール：http://www.linkedin.com/pub/james-braly-md/34/90/225.

(62) p.74　かつてメキシコのティファナにあり："Ask the Doctor," installment 34, hosted by James Braly, http://www.stemcellpioneers.com/showthread.

(35) p.65　数多くの食事療法指導者がバナナの治癒力について述べていました：Abel, 95–96.
(36) p.65　治療を受けた一〇人の子供のうち……身長も体重も急激に増えたのです：Hass, "Value of the Banana," 421.
(37) p.65　目ざましく変貌を遂げた治療前と後の子供たち：アベル（Abel）はハス（Haas）の報告には多少懐疑的です。写真や表の挿入は、彼女が指摘するように「ハスの主張に科学的なオーラを添えています」。もっと最近のダイエット本についても同様です。
(38) p.66　炭水化物を加水分解できる特別な酵素：Sidney V. Haas, "Powdered Ripe Banana in Infant Feeding," Archives of *Pediatrics* 48（1931): 249. Cited in Abel.
(39) p.66　ジョージ・ハロップ博士が簡易版のバナナ食療法を……試してみたところ：ハロップ（Harrop）はもう一人の重要なセリアック病研究者ジョン・ハウランド（John Howland）と同じ時期にジョンズホプキンスに在籍していました。ハウランドはアメリカの最初の小児科の正規教授で、小児科部長でした。ハウランドは、セリアック病を牛乳を使った食事療法で治療することを早い時期に提唱していました。ハロップも間違いなく牛乳とバナナによるセリアック病治療を熟知して、糖尿病治療研究を実行したのでしょう。
(40) p.66　ハロップはこの研究結果を一九三四年に発表しました：George A. Harrop, "A Milk and Banana Diet for the Treatment of Obesity," *Journal of the American Medical Association* 102.24（1934): 2003–5. ハロップ（Harrop）もハス（Haas）もバナナによって得られる満腹感を強調しています。
(41) p.66　ミルウォーキーの新聞は……記事に書いています："Reducing on a Banana-Milk Diet Brings Warning From Medical Men," *Milwaukee Journal*, May 3, 1934.
(42) p.67　バナナダイエットは劇的に痩せられますが、イライラがつのることがあるかもしれません：Erin Monahan, "Banana and Milk Diet," August 16, 2013, http://www.livestrong.com/article/292271-banana-milk-diet. 公平に言うならば、リビングストロング・ドット・コム（livestrong.com）は、このダイエットを批判する別の記事も掲載しています。http://www.livestrong.com/article/474308-bananas-only-diet.
(43) p.67　ユナイテッドフルーツ会社の広告のように見える：John Lovett Morse, "Progress in Pediatrics," *New England Journal of Medicine* 204.13（1931): 668–75. Cited in Abel.
(44) p.67　バナナ、病気の子供を助ける："New Vaccine Held Rheumatism Check; Bananas Help Ill Child," *New York Times*, May 12, 1932. Cited in Abel.
(45) p.67　『ニューズウィーク』誌と『ニューヨークタイムズ』紙は……探しまわる母親たちを描写しています："24 Bananas for Baby, Ill of Rare Ailment, Are Located after Police Join Frantic Hunt," New York Times, July 31, 1942, 17. "Banana Priorities," *Newsweek*, August 10, 1942, 20, 56–57. Cited in Abel.
(46) p.67　ユナイテッドフルーツは事態に対応すべく可能な限りの手を打っている：Sidney V. Haas, "To the Editor," *New York Times*, August 4, 1942. Cited

Nervosa' and Proposed Diagnostic Criteria," *Psychosomatics* (2014).

(21) p.60　九割以上の治癒率を持ち：Andrew Pollack, "Gilead's Hepatitis C Drug Wins F.D.A. Approval," *New York Times*, October 11, 2014.

(22) p.60　二〇一四年九月には俳優クリストファー・リーヴの息子が……硬膜外刺激について発表しました：Sharon Cotliar, "Christopher Reeve's Son Gives First Look at Amazing Progress in Spinal Cord Injury Research," *People Magazine*, October 9, 2014, http://www.people.com/article/christopher-reeve-spinal-cord-injury-breakthrough.

(23) p.62　セリアックはギリシャ語で腹腔の疾患という意味です：ジー（Samuel Gee）は、この症状を紀元1世紀に説明したギリシャの医師アレタイオスからこの病名を借用しました。Samuel Gee, "On the Coeliac Affection," *St. Bartholomew's Hospital Reports*, 1888, 24, 17.

(24) p.62　病気の進行は非常に遅い：Samuel Gee, "On the Coeliac Affection," *St. Bartholomew's Hospital Reports*, 1888, 24, 19.

(25) p.62　ジーは推測することしかできませんでした："The causes of the disease are obscure."「病気の原因は不明です Ibid 同上., 18.

(26) p.63　「ロバの乳が良い」、「薄く切ってよく両面を焼いたパン」：Ibid., 21.

(27) p.63　一九三九年にイギリスでの七三の事例を調査した研究：Christopher Hardwick, "Prognosis in Coeliac Disease: A Review of Seventy-Three Cases," Archives of Disease in *Childhood* 14.80 (1939): 279–94.

(28) p.63　小児科医学会に出席してセリアック病に興味を持ちました：G. P. van Berge-Henegouwen and C. J. Mulder, "Pioneer in the Gluten Free Diet: Willem-Karel Dicke 1905–1962, over 50 Years of Gluten Free Diet," *Gut* 34.11 (1993): 1473.

(29) p.63　私はシンプルな食事を提供しました：Ibid., 1474.

(30) p.63　第二次世界大戦の末の出来事でこの説が証明されました：Ibid., 1473.

(31) p.64　イギリスの医師マーゴット・シナーが先駆けて使った腸内生検カプセル：Emily K. Abel, "The Rise and Fall of Celiac Disease in the United States," *Journal of the History of Medicine and Allied Sciences* 65.1 (2010): 81–105. この歴史のほとんどはアベル（Emily K. Abel）の著作に依っています。また、この章の結論を形成することになった論争の多い病気につきものの困難さについて、アベルが私との議論に時間を割いてくれたことに感謝しています。

(32) p.64　初出は一九二四年の『アメリカ小児病ジャーナル』誌：Sidney Hass, "The Value of the Banana in the Treatment of Celiac Disease," *Archives of Pediatrics & Adolescent Medicine* 28.4 (1924): 421. Originally for *American Journal of Diseases of Children*. Abel を参照のこと。

(33) p.65　ユナイテッド・フルーツ・カンパニーは……積極的な広告戦略を開始しました：以下の論考はアベル（Emily K. Abel）の記事に大きく依存して引用もしています。

(34) p.65　この果物は自然の状態で事実上無菌かつ抗菌包装されているのです：Anon., Food Value of the Banana: Opinion of *Leading Medical and Scientific Authorities* (Boston: United Fruit, 1917), In Food Value, 20. Cited in Abel.

原因なのです：William Davis, *Wheat Belly: Lose the Wheat, Lose the Weight, and Find Your Path Back to Health* (city TK: Rodale, 2011), 65.〔邦訳『小麦は食べるな！』白澤卓二訳、日本文芸社〕

(7) p.50　携帯電話で脳がフライになるだろうか？：David Perlmutter and Carol Colman, *The Better Brain Book* (New York: Penguin, 2005), 154. This book also has a section on excitotoxins. この本には興奮毒についての章もあります。

(8) p.50　時計付きのラジオも脳に悪影響があります：Ibid., 11.

(9) p.50　ＩＱを三〇点上げ、子供の天才遺伝子のスイッチを入れる：Carol Colman and David Perlmutter, *Raise a Smarter Child by Kindergarten: Raise IQ by up to 30 Points and Turn on Your Child's Smart Genes* (New York: Harmony Reprint, Random House LLC, 2008).

(10) p.50　さらにウェブサイトを見に行きましょう：http://www.drperlmutter.com, http://www.wheatbellyblog.com, and http://www.cureality.com.

(11) p.52　パールムッターのウェブサイトに寄せられたあるコメントは……熱い調子で書いています：http://www.drperlmutter.com/good-true,Posted by "RiRi Ray," Retrieved October 25, 2014.

(12) p.54　必要がない人にとっては健康的な食事ではない：Kenneth Chang, "Gluten-Free, Whether You Need It or Not," *New York Times*, February 5, 2013.

(13) p.54　本質的に流行を追っているだけ：Ibid.

(14) p.55　「(治療法に）従うのに負担が大きくなることもあり、生活費がかなり嵩むことになる」ので、治療を始める前に：*A Clinical Guide*, 72.

(15) p.55　特に議論の余地がある：Ibid., xii.

(16) p.55　空想：Ibid.

(17) p.56　……グルテン除去の効果は、プラセボ効果だけでは説明することはできない：Ibid., 43.

(18) p.56　過敏性大腸炎類似症状は、プラセボ群よりもグルテンを摂取した被験者の方が多かったと結論している：Ibid.

(19) p.56　自分は非セリアック病グルテン過敏症だと申請した患者に……という結果が出た：Jessica R. Biesiekierski, Simone L. Peters, Evan D. Newnham, Ourania Rosella, Jane G. Muir, and Peter R. Gibson, "No Effects of Gluten in Patients with Self-Reported Non-Celiac Gluten Sensitivity after Dietary Reduction of Fermentable, Poorly Absorbed, Short-Chain Carbohydrates," *Gastroenterology* 145.2 (2013): 320–28.

(20) p.59　摂食障害の発症と悪化に貢献してしまいます：DSM-V（精神障害統計診断マニュアル５）には含まれていませんが、オルトレキシア症（正しい食べ方にこだわると言う意味）として知られている状態があります。食物の種類と品質に憑りつかれたように注目してしまう摂食障害のことです。Steven Bratman and David Knight, *Health Food Junkies Orthorexia Nervosa; Overcoming the Obsession with Healthful Eating* (New York: Broadway, 2001). 最近の症例研究と論考は、Ryan M. Moroze, Thomas M. Dunn, J. Craig Holland, Joel Yager, and Philippe Weintraub, "Microthinking about Micronutrients: A Case of Transition from Obsessions about Healthy Eating to Near-Fatal 'Orthorexia

"Dr. Oz Show—The New Science of Reversing Aging," posted on Ornish's website, http://ornishspectrum.com/video/dr-oz-show-the-new-science-of-reversing-aging. See also 以下も参照のこと〔2019年現在サイトにたどり着けず〕"Dr. Oz and Dean Ornish: New Diet ScienceReverses Aging from Eithin," Examiner.com, July 22, 2013, http://www.examiner.com/article/dr-oz-and-dean-ornish-new-diet-science-reverses-aging-from-within.

(21) p.40　健康指導者のホーレス・フレッチャーが咀嚼法を広めました：James C. Whorton, *Crusaders for Fitness: The History of American Health Reformers* (Princeton, NJ: Princeton University Press, 1982). The account of Fletcher draws on Whorton's research. フレッチャーについての考察は、ホートン（James C. Whorton）の研究からの引用です。

(22) p.40　ホットビスケットよりも臭くない：Ibid., 178.

(23) p.40　この教えの信者には……などがいたのです：Sander L. Gilman, *Diets and Dieting: A Cultural Encyclopedia* (New York: Routledge, 2008), 101.

(24) p.41　簡単に手が届く果実：Geoffrey C. Kabat, *Hyping Health Risks: Environmental Hazards in Daily Life and the Science of Epidemiology* (New York: Columbia University Press, 2008), 5.

(25) p.42　アメリカという国自体が摂食障害だ：Michael Pollan, "Our National Eating Disorder," *New York Times Magazine*, October 17, 2004.

(26) p.43　食品について心配するのは、人にとってよくないこと：ロジン（Rozin）は取材で私にこう言いましたが、ポランの記事にもとても良く似た引用があります。

第2章 グルテンの嘘

(1) p.46　研究によれば、アメリカ人のほぼ百人に一人、三百万人が："Celiac Disease: Fast Facts," National Foundation for Celiac Awareness, http://www.celiaccentral.org/celiac-disease/facts-and-figures.

(2) p.47　関節痛や疲労感、頭がはっきりしない感じ、手足のしびれなどを：Alessio Fasano, ed., *A Clinical Guide to Gluten-Related Disorders* (Philadelphia: Wolters Kluwer/Lippincott Williams & Wilkins, 2014), 43.

(3) p.48　世界的なグルテンフリー食品市場は……二〇一九年には七〇億ドル近くに達するだろうと予想されています：Markets and Markets, "Gluten-Free Products Market by Type, Sales Channel & Geography— Global Trends & Forecasts to 2019," report summary, http://www.markets-andmarkets.com/Market-Reports/gluten-free-products-market-738.html.

(4) p.48　犬のグルテン過敏症は……確認されていないというのにです：A. Verlinden, Myriam Hesta, Sam Millet, and G. P. J. Janssens, "Food Allergy in Dogs and Cats: A Review," Critical Reviews in *Food Science and Nutrition* 46.3 (2006): 259–73.

(5) p.48　二〇〇八年の二つの大規模チェーン食料品店に関する研究：Laci Stevens and Mohsin Rashid, "Gluten-Free and Regular Foods: A Cost Comparison," *Canadian Journal of Dietetic Practice and Research* 69.3 (2008): 147–50.

(6) p.49　エストロゲンの増加、乳がん、男性の乳房肥大は……二袋のベーグルが以下を参照のこと Campany, 51.

(8) p.30　道教信者のタブーは五穀から肉と血に移ります：Ibid.

(9) p.31　人類学者が採集しているさまざまな文化の食べ物を使った侮辱の言葉：Frederick J. Simoons, *Eat Not This Flesh: Food Avoidances from Prehistory to the Present* (University of Wisconsin Press, 1994), 319–20.

(10) p.34　科学的な語り口を使っているからといって……というわけではありません：古典的な例としてがんの疫学研究者であるジェフリー・カバット（Geoffrey Kabat）が解説しているのは、がんと照射食品に触れたと認識することの関係です。照射は純粋に科学的な用語です。しかし、カバットが自著 *Hyping Health Risks* で指摘するように、科学者が照射食品は「低リスク」で「利用可」と評価するのに対して、一般人は「やや高リスク」と評価しています。照射＝不自然＝悪 なのです。Geoffrey C. Kabat, *Hyping Health Risks: Environmental Hazards in Daily Life and the Science of Epidemiology* (New York: Columbia University Press, 2011), 7.

(11) p.35　『タイム』誌の伝説的な表紙：*Time*, March 26, 1984.

(12) p.35　すべての赤い肉は危険であると研究によって判明：*Los Angeles Times*, LATExtra, March 13, 2012, http://articles.latimes.com/2012/mar/13/health/la-he-red-meat-20120313.

(13) p.36　肉の脂身は不当にも悪者にされた："Saturated Fat Heart Disease 'Myth,'" October 22, 2013, BBC Health News, http://www.bbc.com/news/health-24625808.

(14) p.36　肥満マウスの寿命伸びる：Nicholas Wade, "Longer Lives for Obese Mice, With Hope for Humans of All Sizes," *New York Times*, August 19, 2011. ニコラス・ウエイド（Nicholas Wade）とニコラス・バカラー（Nicholas Bakalar）の二人の記者の間でレスベラトロールの効果についての見解の対立があったのが見て取れます。この記事はワインにごく微量含まれているレスベラトロールに似た働きをする薬についてのものです。

(15) p.36　メタボリズム対策としてのレスベラトロールに限界：Nicholas Bakalar, "Patterns: Limits to Resveratrol as a Metabolism Aid," *New York Times*, November 6, 2012.

(16) p.36　レスベラトロールに新しい楽観論：Nicholas Wade, "Nutrition: New Optimism on Resveratrol," *New York Times*, March 12, 2013.

(17) p.36　ワインの成分は健康に良いわけではないらしい：Nicholas Bakalar, "Wine Ingredient May Have Few Health Benefits," *New York Times*, "Well Blog," May 15, 2014, http://well.blogs.nytimes.com/2014/05/15/wine-ingredient-may-have-few-health-benefits.

(18) p.36　『ヴォーグ』誌が……「キノアは避けた方が良い」という発言を引用しています：Petronella Ravenshear, "Lifting the Lid On Superfoods," *Vogue*, April 8, 2014, http://www.vogue.co.uk/news/2014/04/08/foods-of-the-gods.

(19) p.37　なぜほとんどの発表された研究結果はまちがっているのか：John P. A. Ioannidis, "Why Most Published Research Findings Are False," *PLoS Medicine* 2.8 (2005): e124.

(20) p.39　ニュースメディアやテレビ番組は……若返り法と褒めちぎっています：

Neurosurgeon Dr. Russell Blaylock Reveals Shocking Facts," YouTube video, 50:13, posted by Russell Blaylock, MD, April 7, 2013, https://www.youtube.com/watch?v=X3lW-TGGlk0.

(23) p.22 「シックスティ・ミニッツ」がシュワルツを主役に据えて……危険性について報じました：Robert Pratt, " '60 Minutes' Report on MSG Triggers More Debate," Chicago Tribune, November 7, 1991.

(24) p.22 消費者が不要なパニックを起こす：Ibid.

(25) p.23 まるでダメ押しのように、……動画まで制作しました：The American Chemical Society, "Is MSG Bad for You? Debunking a Long-Running Food Myth," August 25, 2014, http://www.acs.org/content/acs/en/pressroom/newsreleases/2014/august/is-msg-bad-for-you-debunking-a-long-running-food-myth-video.html.

(26) p.24 「ハフィントンポスト」のある記事：Joseph Mercola, "MSG: Is This Silent Killer Lurking in Your Kitchen Cabinets?," May 16, 2010, http://www.huffingtonpost.com/dr-mercola/msg-is-this-silent-killer_b_491502.html.

(27) p.24 子供が慢性的に化学調味料を摂取していることが……理由かも知れない：Barbara L. Minton, "Consuming Common Food Additive MSG Increases Risk of Weight Gain," January 19, 2009, Written for NaturalNews .com. http://www.naturalnews.com/025353_msg_food_brain.html.

第１章 空想科学は空想のまま

(1) p.28 古代中国の五穀断ちをする行者：Robert Ford Campany, "The Meanings of Cuisines of Transcendence in Late Classical and Early Medieval China," *T'oung Pao* (2005): 1–57. 私の五穀断ち行者についての論考はすべてがカンパニーの研究のおかげです。

(2) p.28 ……黍、稗、麻、稲、豆の五穀でした：Sometimes the five grains included wheat. 五穀は小麦を含むことがありました。さらなる論考については、Campany, 25, 参照のこと。

(3) p.29 やがて道教へと発展していく教団を始めた少数の道士は：道教の歴史については論議があり、カンパニーを含む数人の学者は、こうした初期の宗教者を道士（Daoists）とは呼びません。私はわかりやすさ優先で道士と呼びます。以下を参照のこと Campany, 6.

(4) p.29 命を切り落とす鋏：出典ははフランス語で："Les ciseaux qui coupent la vie." Jean Lévi, "L'abstinence des céréales chez les taoïstes," *Études chinoises* 1 (1982): 3–47. Lévi describes as literally demonizing grains: "une veritable mythologie démoniaque." レビー（Lévi）は穀物を魔物化することを"une veritable mythologie démoniaque"（本物の悪魔神話）と説明しています。

(5) p.29 不死、空を飛び瞬間移動する能力：Campany, 40.

(6) p.29 病気にならない空とぶ錬金術師の信頼性を疑っている人はたくさんいたのです：一例として、後漢の文人王充（おうじゅう、Wang Chong）がその著書、論衡に記している懐疑主義。Lévi, 5 参照のこと。

(7) p.29 当時の文化の拒絶と、神話的な楽園への帰還の約束を意味していました：

Syndrome," *Nature* (1970): 611–12. Cited in Mosby.

(10) p.14　若い弁護士であり……ラルフ・ネーダーとともに：Mosby.

(11) p.14　圧倒的な世論の圧力に屈したガーバー、ハインズ、ビーチナットの主要ベビーフードメーカー：Ibid.

(12) p.14　アメリカ学術研究会議（NRC）が……「食用に適するが必ずしも乳幼児に与える必要はない」とまるで暗号のような書き方で：Ibid.

(13) p.15　臨床研究は……頭痛のような症状を起こさないことを示していました：以下を参照のこと L. Tarasoff and M. F. Kelly, "Monosodium L-Glutamate: A Double-Blind Study and Review," *Food and Chemical Toxicology* 31.12 (1993): 1019–35. 以下も参照のこと Raif S. Geha, et al., "Review of Alleged Reaction to Monosodium Glutamate and Outcome of a Multicenter Double-Blind Placebo-Controlled Study," *Journal of Nutrition* 130.4 (2000): 1058S–1062S. レビューに関しては以下参照のこと Matthew Freeman, "Reconsidering the Effects of Monosodium Glutamate: A Literature Review," *Journal of the American Academy of Nurse Practitioners* 18.10 (2006): 482–86.

(14) p.15　グルタミン酸ナトリウム症候群の人はほとんどいない：Dean D. Metcalfe, et al., eds., *Food Allergy: Adverse Reaction to Foods and Food Additives* (New York: John Wiley & Sons, 2013), 378.

(15) p.16　グルタミン酸ナトリウムは誤解されている？：Joe Donatelli, "Is MSG (Monosodium Glutamate) Misunderstood?," June 30, 2014, http://www.livestrong.com/article/1011122-msg-monosodium-glutamate-misunderstood.

(16) p.20　メディア報道は誇張された見出しを使って：Carol Kleiman, "Chinese Food Make You Crazy? MSG is No. 1 Suspect," *Chicago Tribune*, October 29, 1979.

(17) p.20　化学調味料は次のような病気の原因だと書いたのです：George R. Schwartz, *In Bad Taste: The MSG Syndrome: How Living without MSG Can Reduce Headache, Depression and Asthma, and Help You Get Control of Your Life* (Santa Fe, NM: Health Press, 1988).

(18) p.21　最先端の総合体である：Russell L. Blaylock, *Excitotoxins: The Taste That* Kills (Santa Fe, NM: Health Press, 1996), xiii.

(19) p.21　歴史に残るような画期的な研究であるとみなされ、私たちの時代を代表するものとなるだろう：Ibid., xv.

(20) p.21　二〇〇六年に医師免許停止措置を受けたのです：シュワルツはモルジェロンズ病（Morgellons）という妄想系の病気に対して睡眠薬と覚せい剤を処方していました。モルジェロンズ病の患者は、昆虫や寄生虫に寄生されていると信じ込んでしまい、皮膚の傷から奇妙な繊維が出てきていると訴えます。以下参照のこと Seth Mnookin, *The Panic Virus: A True Story of Medicine, Science, and Fear* (New York: Simon & Schuster, 2011), 90.

(21) p.21　栄養学とイルミナティの計画："Dr. Russell Blaylock—Nutrition and the Illuminati Agenda," YouTube video, 48:36, posted by RobinMFisher, July 26, 2012, https://www.youtube.com/watch?v=d1g9YWib4mk.

(22) p.21　ブレイロックの最近の仮説は、……「ケムトレイル」がすべての問題の原因だとするものです："What Chemtrails Are Doing to Your Brain—

原注

序

(1) p.11　一億人以上のアメリカ人がグルテンを避けたいと考えています：NPD Group, "Percentage of U.S. Adults Trying to Cut Down or Avoid Gluten in Their Diets Reaches New High in 2013,"March 6, 2013, https://www.npd.com/wps/portal/npd/us/news/press-releases/percentage-of-us-adults-trying-to-cut-down-or-avoid-gluten-in-their-diets-reaches-new-high-in-2013-reports-npd.

(2) p.11　マーク・ハイマン医師は「現代のスーパーグルテンは食物の魔物だ」とまで言います：ハイマン医師はグルテンに関する場のどこにでも出てきています。ある時はアメリカ人のうち2000万人にだけ悪いのだと言い、別の時には我々すべてを殺すと言っています。ハイマン医師のサイトの動画 "Dr. Hyman Discusses Gluten on the Dr. Oz Show," "Gluten: What You Don't Know Might Kill You," and "Three Hidden Ways Wheat Makes You Fat," を参照のこと。

(3) p.11　小麦は頭からつま先まで全身の健康を破壊する：William Davis, *Wheat Belly: Lose the Wheat, Lose the Weight, and Find Your Path Back to Health* (Emmaus, PA: Rodale, 2011), 44.（ウイリアム・デイビス『小麦は食べるな！』白澤卓司訳、日本文芸社（2013））

(4) p.12　一九〇八年にはじめて日本の科学者が海草から抽出したナトリウム塩で：Jordan Sand, "A Short History of MSG: Good Science, Bad Science, and Taste Cultures," Gastronomica: *The Journal of Critical Food Studies 5.4* (2005): 38–49.

(5) p.12　化学調味料恐怖症騒動は……ある手紙を送ったことがきっかけでした：Ian Mosby, " 'That Won-Ton Soup Headache': The Chinese Restaurant Syndrome, MSG and the Making of American Food, 1968–1980," Social History of Medicine 22 1 (2009): 133–51. 私の化学調味料についての論考はモスビーの秀逸な記事に大きく負っています。

(6) p.13　原因は不明だ：R. H. M. Kwok, "Chinese-Restaurant Syndrome," *New England Journal of Medicine* 278 (1968): 796. 掲載時のタイトルはクォックではなく、編集者がつけたものです。

(7) p.13　五月には、そうした報告のうち一〇本ほどが掲載されました：Correspondence, *New England Journal of Medicine* 278 (1968): 1122–24.

(8) p.14　『ニューヨークタイムズ』紙が……記事を掲載しました：R. D. Lyons, "Chinese Restaurant Syndrome Puzzles Doctors," *New York Times*, May 19, 1968. Cited in Mosby.

(9) p.14　権威ある科学雑誌『ネイチャー』に……論文が掲載されました：P. L. Morselli and S. Garattini, "Monosodium Glutamate and the Chinese Restaurant

もっと知りたい人に推薦図書など

食習慣の文化的重要性についてもっと学びたいならば、人類学者メアリ・ダグラスの『汚穢と禁忌』塚本利明訳（思潮社、1972年、《ちくま学芸文庫》、2009）が古典的必読書です。食物タブーとその意味についての詳しい調査については、フレデリック・J. シムーンズの『肉食タブーの世界史』山内昶・山内彰・香ノ木隆臣・西川隆訳（法政大学出版局、2001）、アメリカの食の歴史については、ハーベイ・レーベンシュタインの3冊の本 ***Revolution at the Table***, ***Paradox of Plenty***, and ***Fear of Food.***〔未邦訳〕がすばらしい。

ダイエットと健康のウソを見抜きたいスケプティックなら、ティモシー・コールフィールドの ***The Cure for Everything: Untangling Twisted Messages about Health, Fitness, and Happiness***〔未邦訳〕が健全な科学研究と誇張した主張をより分ける良い仕事をしています。代替医療に特化したものなら、ポール・オフィット『代替医療の光と闇』ナカイサヤカ訳（地人書館、2015）を読んでみるとよいでしょう。それから、製薬業界の邪悪な影響については、ベン・ゴールドエイカーの『悪の製薬：製薬業界と新薬開発がわたしたちにしていること』忠平美幸・増子久美訳（青土社、2015）以上のものはないでしょう。

「栄養学の導師にイラついている？」、「連中はどんな生活を送っているの？」という人には、ジェイムズ・ハンブリンの『アトランティック』誌の記事 "This Is Your Brain on Gluten"（theatlantic.com）とマイケル・スペクターの『ニューヨーカー』誌の記事 "The Operator"（newyorker. com）は、デイビッド・パールムッターとマーメット・オズ、それぞれへの素晴らしい寸評です。

痩せたいと思っている人には、ブライアン・ワンシンクの『そのひとクチがブタのもと』中井京子訳（集英社、2007）と、ヨニ・フリードホフの ***The Diet Fix***〔未邦訳〕が、食物を魔物扱いしたり奇跡を約束しない良識的なガイダンスとなってくれるでしょう。

最後に信頼できないブログの山の中から、信頼できるブログを二つ。

The Incidental Economist: primary focus on health care,（theincidentaleconomist.com）は、統計学者オースチン・フランクトと、小児科医のアーロン・キャロルが運営しています。

Science-Based Medicine: skeptical evaluations of medical claims and treatments,（sciencebasedmedicine.org）は、神経学者スティーブン・ノベラが設立したサイトです。ノベラが2011年にドクター・オズ・ショーに出演したときは素晴らしかったです。〔SBM（Science-Based Medicine）は複数の医師が関与しているが、現在はデイビッド・ゴースキー医師が主筆として奮闘している〕

【へ】

【ほ】

【ま】

【み】

【ひ】

【ふ】

【せ】

【そ】

【た】

【ち】

【て】

【こ】

【さ】

【き】

【く】

【け】

索引

【著者】
アラン・レヴィノヴィッツ（Alan Levinovitz, PhD）
1981年生まれ。スタンフォード大学で哲学と宗教学を学び、シカゴ大学で宗教学のPhDを取得。現在はバージニア州立ジェイムズ・マディソン大学宗教学准教授。専門は古代中国思想、宗教と医学の関連。多数の学術論文の他、『ワシントンポスト』『アトランティック』『ワイアード』といった著名なメディアにも寄稿している。本書は最初の一般向け著作で、現在、現代の自然信仰の歴史と功罪を扱った著作を準備中。

【訳者】
ナカイサヤカ（Nakai Sayaka）
翻訳家、ライター。ASIOS（超常現象の懐疑調査のための会）運営委員。共著：『謎解き超常現象シリーズ』（彩図社）。訳書：ポール・オフィット『代替医療の光と闇』『反ワクチン運動の真実』（地人書館）、ステイシー・ホーン『超常現象を科学にした男』（紀伊國屋書店）、絵本『ティラノサウルス・レックス』『探し絵シリーズ』全9冊（文溪堂）など。

さらば健康食神話

フードファディズムの罠

2020年5月20日　初版第1刷

著　者　アラン・レヴィノヴィッツ
訳　者　ナカイサヤカ
発行者　上條　宰
発行所　株式会社　**地人書館**
162-0835 東京都新宿区中町15
電話 03-3235-4422　　FAX 03-3235-8984
振替口座 00160-6-1532
e-mail chijinshokan@nifty.com
URL http://www.chijinshokan.co.jp/
印刷所　モリモト印刷
製本所　カナメブックス

Printed in Japan.
ISBN978-4-8052-0941-7

●植物の本

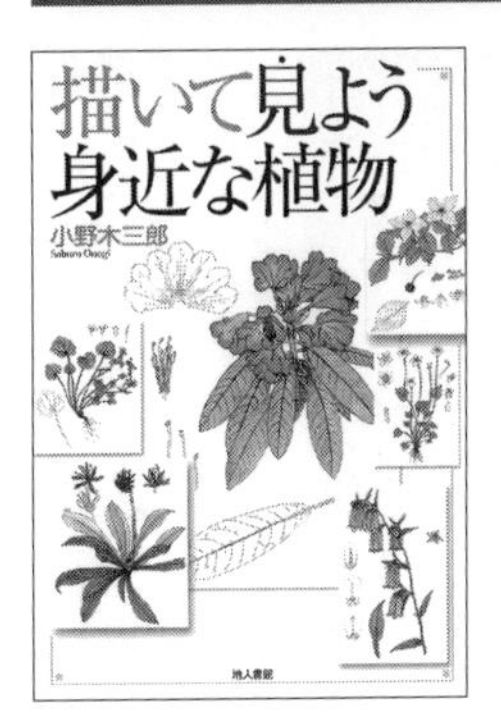

描いて見よう身近な植物

小野木三郎 著

四六判／二四〇頁／本体一八〇〇円(税別)

植物のことをよく知るためにはスケッチすること，つまり「描いて，見る」ことが効果的である．ありのままを正確に写すことに専念し，我流，個性的な描き方で十分だ．本書は著者が定年退職後に描いた600枚以上の植物画から59枚を選び，その植物にまつわるエピソードや自然観察や自然保護についてのエッセイを添えた．

残しておきたいふるさとの野草

稲垣栄洋 著／三上修 絵

四六判／二四〇頁／本体一八〇〇円(税別)

田んぼ一面に咲き誇るレンゲ．昔は春になればあちらこちらで見られるありふれた風景だったが，今ではめっきり見かけなくなってしまった．ふるさとの風景を彩ってきた植物が危機に瀕している．本書では，遠い万葉や紫式部の時代から人々とともにある，これからもぜひ残しておきたいなつかしい野草の姿を紹介する．

サクラソウの目 第2版

繁殖と保全の生態学

鷲谷いづみ 著

四六判／二四八頁／本体二〇〇〇円(税別)

絶滅危惧植物となってしまったサクラソウを主人公に，野草の暮らしぶりや花の適応進化，虫や鳥とのつながりを生き生きと描き出し，野の花と人間社会の共存の方法を探っていく．第2版では，大型プロジェクトによるサクラソウ研究の分子遺伝生態学的成果を加え，保全生態学の基礎解説も最新の記述に改めた．

ほんとの植物観察

1 ヒマワリは日に回らない

2 庭で，ベランダで，食卓で

室井綽・清水美重子 著

B5判／各一六八頁／本体各一八〇〇円(税別)

アジサイ，アサガオなど身近な植物について，それぞれ数枚のスケッチを載せ，その中から「うそ」と「ほんと」のものを見分けることによって，草花や樹木にもっと親しんでもらおうというもの．何十年も観察を続けてきた著者が全力を注いだ挿画は極めて精緻．2巻では園芸植物のほか，野菜や果物にまで観察対象を広げた．

●ご注文は全国の書店、あるいは直接小社まで

㈱地人書館　〒162-0835 東京都新宿区中町15　TEL 03-3235-4422　FAX 03-3235-8984
E-mail=chijinshokan@nifty.com　URL=http://www.chijinshokan.co.jp